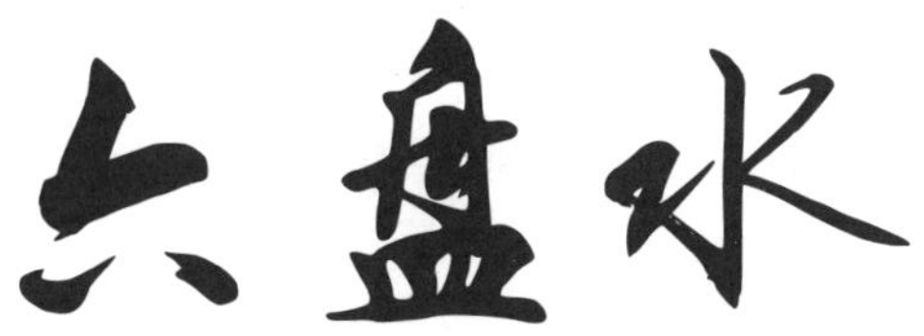

药用蕨类植物

向　红　主编

科学出版社

北　京

内 容 简 介

本书是一部系统介绍六盘水药用蕨类植物资源的专著。全书共收载六盘水药用蕨类植物29科82属245种（含变种及变型）。科系统按照*Flora of China*（2013）蕨类植物分类系统排列，科下属、种按照英文字母顺序排列，便于查找。每一物种一般均有中文名、拉丁学名、主要形态特征、生境及分布、药用部位、功能主治等，描述力求简明，其中插入了191幅拍摄的彩色照片，还编制了六盘水药用蕨类植物科、属检索表，方便识别不同种类。

本书资料翔实，是一部科学、严谨的学术专著，可供高等院校相关专业的师生，以及从事药用植物科研、教学、生产、资源保护与利用等的人员参考。

图书在版编目（CIP）数据

六盘水药用蕨类植物 / 向红主编. —北京：科学出版社，2020.3
ISBN 978-7-03-064142-7

Ⅰ. ①六… Ⅱ. ①向… Ⅲ. ①药用植物－蕨类植物－研究－六盘水 Ⅳ. ①R282.71

中国版本图书馆CIP数据核字（2020）第011449号

责任编辑：马 俊 白 雪 付丽娜 / 责任校对：郑金红
责任印制：肖 兴 / 封面设计：金舵手世纪

科学出版社 出版
北京东黄城根北街16号
邮政编码：100717
http://www.sciencep.com

三河市春园印刷有限公司 印刷
科学出版社发行 各地新华书店经销

*

2020年3月第 一 版 开本：720×1000 1/16
2020年3月第一次印刷 印张：10 1/2 插页：16
字数：252 000

定价：128.00 元

（如有印装质量问题，我社负责调换）

《六盘水药用蕨类植物》编委名单

主　编　向　红

副主编　左经会　林长松　廖　雯

编　委　（按姓氏笔画排序）

王绪英　左经会　匡其羽　向　红　向　荣

林长松　谢　斐　廖　雯

前　言

中国凉都·六盘水位于贵州省西部，地处乌蒙山脉的南端，平均海拔在1400～1900m，境内属于典型的喀斯特地貌，山高谷深，雨量充沛，气候温和，地形起伏较大，局部地区气候差异明显，地理环境复杂，形成了复杂多样的小生境，适宜不同植物生长，孕育了丰富的植物资源。

编写本书的目的，在于弄清六盘水药用蕨类植物资源，为广大从事药用植物科研、教学、生产、资源保护与利用等的人员提供翔实的基础资料；为合理开发利用和保护资源提供依据；为中药材产业的发展提供保障。

《六盘水药用蕨类植物》一书，得到六盘水市中药现代化计划项目、贵州省科学技术基金项目和贵州省普通高等学校特色重点实验室建设项目的资助，从2012年开始筹划，到2019年编写成书，历时7年。其间，我们历尽艰辛，深入六盘水各市、县、区的众多乡镇，深入崇山峻岭、沟谷、村寨，走访乡村药材市场，通过采集标本、拍摄照片掌握了六盘水药用蕨类植物资源的第一手资料，共采集标本400余份，拍摄图片600余张。通过查阅文献资料核实，六盘水有药用蕨类植物29科82属245种（含变种及变型），约占贵州药用蕨类植物总数（429种）的57%；其中列入珍稀濒危保护植物的有13种，中国特有种34种（其中贵州特有种1种）；少数民族药用蕨类植物有102种。

本书内容简介、前言、石松科至岩蕨科共20科由向红教授完成；肾蕨科至水龙骨科共4科由左经会教授完成；鳞毛蕨科、肿足蕨科由谢斐副教授完成；蹄盖蕨科至乌毛蕨科共3科由匡其羽硕士完成；《六盘水药用蕨类植物》科、属检索表由廖雯高级实验师编制；中文名索引由向荣主任医师完成；拉丁学名索引由王绪英教授完成；彩色照片由向红教授、左经会教授、林长松博士收集整理。

本书在编写过程中，得到贵州工程应用技术学院骆强教授和六盘水师范学院杨友联博士、杨再超博士、张书东博士等的大力支持与帮助；另外，六盘水师范学院生物科学与技术学院历届学生姚奎、雷军、朱静、覃惠迪、肖韦亮、田华松、伍廷辉等参与了部分资料的整理和标本的采集制作，在此一并表示深深的谢意！

由于水平所限，调查尚不够深入，难免有不足和遗漏，尚祈广大读者不吝指正。

编　者

2019年2月25日

于中国凉都·六盘水

目　录

前言

六盘水药用蕨类植物科、属检索表

1. 水生植物；孢子二型。

  2. 浅水生或沼生植物；根状茎长而横走；叶一型，叶片由 4 片倒三角形小叶组成，形如“田”字（蘋科 Marsileaceae）…………………………………………………… 蘋属 **Marsilea** L.

  2. 水面漂浮植物；茎横走，纤细；叶微小如鳞片，二列互生，每叶有上下 2 裂片（槐叶蘋科 Salviniaceae）…………………………………………………………… 满江红属 **Azolla** Lam.

1. 陆生或附生植物；孢子一型或二型。

  3. 叶细小或退化，远不及茎发达，鳞片形、钻形，结构简单，具中脉或没有叶脉；孢子囊生于叶腋，或在枝顶形成穗状。

    4. 地上茎细长直立，圆柱形，中空有节；叶退化，无叶绿素，形成膜质的齿鞘围于各节基（木贼科 Equisetaceae）…………………………………………………… 木贼属 **Equisetum** L.

    4. 茎叶不同于上述情形。

      5. 主茎或枝上具根托；叶在基部上面有叶舌；孢子二型，即有大孢子和小孢子之分（卷柏科 Selaginellaceae）………………………………… 卷柏属 **Selaginella** P. Beauv.

      5. 主茎或枝上无根托；叶在基部上面无叶舌；孢子一型或同型（石松科 Lycopodiaceae）。

        6. 主茎直立或下垂，有规则的等位二叉分枝；孢子囊生于枝顶叶腋，略呈穗状 ……………………………………………………………… 马尾杉属 **Phlegmariurus** Holub

        6. 主茎匍匐或攀援，不为等位的二叉分枝；孢子囊在枝顶形成明显的孢子囊穗。

          7. 攀援藤本，主茎长达数米；孢子囊穗多数，呈圆锥状穗序 ………………………………………………………………… 藤石松属 **Lycopodiastrum** Holub ex R. D. Dixit

          7. 不为攀援藤本，主茎匍匐或少为直立；孢子囊穗单生、二叉或呈总状穗。

            8. 茎直立；侧枝下部不分枝，顶部二叉分枝；孢子囊穗单生于小枝顶端 ……………………………………………… 笔直石松属 **Dendrolycopodium** A. Haines

            8. 茎横卧；侧枝一至多回二叉分枝；孢子囊穗单生或聚生于孢子枝顶端 ……………………………………………………………………… 石松属 **Lycopodium** L.

  3. 叶远比茎发达，形状多样，结构复杂，具有明显的中脉；孢子囊聚生，形成囊群，孢子囊群的形态、大小和它们在叶上的分布各式各样。

    9. 孢子囊壁厚，由数层细胞组成，无环带（瓶尔小草科 Ophioglossaceae）。

      10. 不育叶为单叶，叶脉网状；能育叶线形，不分枝 …… 瓶尔小草属 **Ophioglossum** L.

10. 不育叶二至三回羽状，叶脉分离；能育叶羽状，分枝 … 阴地蕨属 **Botrychium** Sw.

9. 孢子囊壁薄，由单层细胞组成，有环带或环带不发达。

11. 植株全体无鳞片也无毛。

12. 叶一型；叶为二至四回羽状；叶柄基部不膨大，两侧无翅或气囊体；叶轴上常有大芽胞（碗蕨科 Dennstaedtiaceae）………………… 稀子蕨属 **Monachosorum** Kunze

12. 叶或羽片二型；叶柄基部膨大，两侧具翅或气囊体。

13. 叶一回羽状，叶柄基部背面具瘤状气囊体；能育叶的羽片极狭缩，孢子囊成熟时满布叶下（瘤足蕨科 Plagiogyriaceae）… 瘤足蕨属 **Plagiogyria**（Kunze）Mett.

13. 不育叶一至二回羽状，叶柄基部具翅；能育叶或羽片突化为穗状孢子囊序（紫萁科 Osmundaceae）。

14. 能育叶与不育叶同生于一叶；如不同生于一叶，则不育叶为二回羽状 ……………………………………………………………………… 紫萁属 **Osmunda** L.

14. 能育叶与不育叶分开，不育叶为二回羽状深裂 ……………………………………………………………………… 桂皮紫萁属 **Osmundastrum** C. Presl

11. 植株多少有毛或鳞片，或仅幼时有黏质绒毛，不久消失。

15. 植株通体无鳞片而有毛。

16. 叶膜质，由单层细胞构成，二至四回羽裂；囊群盖成为管状、漏斗状或两瓣状囊苞；囊托伸长，常突出于叶缘之外（膜蕨科 Hymenophyllaceae）。

17. 囊苞两瓣状 ………………………………… 膜蕨属 **Hymenophyllum** Sm.

17. 囊苞管状或漏斗状 ………………………… 瓶蕨属 **Vandenboschia** Copel.

16. 植物体不是上述情形。

18. 叶强度二型；能育叶的变质羽片卷成筒状（球子蕨科 Onocleaceae）……………………………………………………… 东方荚果蕨属 **Pentarhizidium** Hayata

18. 叶一型或二型；若为二型，能育叶不是上述情形。

19. 大型缠绕、攀援植物；孢子囊群呈穗状，突出于叶边之外；环带生于孢子囊顶端（海金沙科 Lygodiaceae） ………………… 海金沙属 **Lygodium** Sw.

19. 不为缠绕、攀援植物；孢子囊群生于叶缘、叶缘内或叶背，从不突出于叶边之外；环带不为顶生。

20. 叶片一至多回等位二叉分枝；孢子囊群无盖（里白科 Gleicheniaceae）……………………………………………… 芒萁属 **Dicranopteris** Bernh.

20. 叶片羽状；孢子囊群有盖或无盖。

21. 孢子囊群无盖，圆形，生于小脉顶端（碗蕨科 Dennstaedtiaceae）……………………………………………………… 姬蕨属 **Hypolepis** Bernh.

21. 孢子囊群有盖。
22. 大型树状蕨类，根状茎密生金黄色长柔毛；叶片两面光滑；囊群盖蚌壳状（金毛狗科 Cibotiaceae）………… 金毛狗属 **Cibotium** Kaulf.
22. 植株不为树状蕨类，根状茎上毛不为金黄色；叶片上多少有毛；囊群盖不为蚌壳状（碗蕨科 Dennstaedtiaceae）。
23. 孢子囊群沿叶缘的一条边脉着生，汇合成线形；囊群盖由变质的叶边反卷而成，连续不断 ………… 蕨属 **Pteridium** Gled. ex Scop.
23. 孢子囊群生于小脉顶端，彼此分离。
24. 孢子囊群生于叶缘；囊群盖碗形 …碗蕨属 **Dennstaedtia** Bernh.
24. 孢子囊群生于叶缘内；囊群盖半杯形或肾形 …………………………………………………………… 鳞盖蕨属 **Microlepia** C. Presl
15. 植株至少在根状茎上和幼叶的叶柄基部有鳞片。
25. 孢子囊群生于叶缘；囊群盖由叶边反卷而成，开向主脉（凤尾蕨科 Pteridaceae）。
26. 羽片或小羽片扇形或对开式；叶脉二叉分枝；囊群盖上有叶脉……………………………………………………………………………………铁线蕨属 **Adiantum** L.
26. 羽片或小羽片不为扇形或对开式；叶脉羽状，少有网状；囊群盖上无叶脉。
27. 叶缘有连接各小脉的边脉，孢子囊群生于边脉上，线形；囊群盖线形，连续不断，边缘全缘；叶柄、叶轴禾秆色，稀栗褐色 ……凤尾蕨属 **Pteris** L.
27. 叶缘通常无边脉，孢子囊群生于小脉顶端，幼时圆形而分离，成熟时彼此相连成线形；叶柄、叶轴深栗色或栗黑色，稀禾秆色。
28. 叶片背面被白色或黄色蜡质粉末 ……………粉背蕨属 **Aleuritopteris** Fée
28. 叶片背面无蜡质粉末。
29. 叶三至四回羽状细裂；裂片小，能育羽片或裂片形如荚果 …………………………………………………………………… 金粉蕨属 **Onychium** Kaulf.
29. 植株不是上述情形。
30. 囊群盖不连续，彼此分离，呈半圆形或长圆形 …………………………………………………………………… 碎米蕨属 **Cheilanthes** Sw.
30. 囊群盖连续，线形，偶中断 ……………粉背蕨属 **Aleuritopteris** Fée
25. 孢子囊群生于叶缘内或叶背。
31. 孢子囊群生于叶缘内；具囊群盖，并朝外开向叶边。
32. 附生植物；根状茎上密被盾状着生的阔鳞片；叶柄基部有关节（骨碎补科 Davalliaceae）……………………………… 小膜盖蕨属 **Araiostegia** Copel.
32. 土生植物；根状茎上的鳞片钻形；叶柄基部无关节（鳞始蕨科 Lindsaeaceae）。

33. 叶一至二回羽状，末回羽片或裂片基部常不对称；孢子囊群横生于两条至多条小脉顶端 ………………………………………………………………………香鳞始蕨属 **Osmolindsaea**（K. U. Kramer）Lehtonen et Christenh.

33. 叶三至四回细羽裂，末回裂片楔形或线形；孢子囊群纵生于1条小脉顶端 ……………………………………………………… 乌蕨属 **Odontosoria** Fée

31. 孢子囊群生于叶背；若具囊群盖，则不开向叶边。

34. 孢子囊群圆形。

35. 孢子囊群有盖。

36. 囊群盖下位，球形或坛形。

37. 小型植物；一回羽状；叶柄上部有关节（岩蕨科 Woodsiaceae）………………………………………………………… 岩蕨属 **Woodsia** R. Br.

37. 大中型植物；三至四回羽状；叶柄上部无关节（鳞毛蕨科 Dryopteridaceae）………………………………… 鳞毛蕨属 **Dryopteris** Adans.

36. 囊群盖上位，形状不为上述情形。

38. 囊群盖肾形、圆肾形，缺刻状着生。

39. 叶一回羽状；羽片以关节着生于叶轴，基部上侧多少呈耳状；叶脉分离（肾蕨科 Nephrolepidaceae）… 肾蕨属 **Nephrolepis** Schott

39. 叶一至多回羽状；羽片不以关节着生于叶轴；叶脉分离或网状。

40. 叶柄基部横切面有两条扁阔的维管束。

41. 植株遍体或至少在叶轴、羽轴上面有白色或灰白色针状毛。

42. 叶柄基部膨大成纺锤形，隐没于成簇的红棕色鳞片中（肿足蕨科 Hypodematiaceae）… 肿足蕨属 **Hypodematium** Kunze

42. 叶柄基部不膨大，也无上述鳞片覆盖（金星蕨科 Thelypteridaceae）。

43. 叶脉分离。

44. 羽轴上面圆而隆起；小脉先端不达叶边；囊群盖小，淡绿色 … 凸轴蕨属 **Metathelypteris**（H. Itô）Ching

44. 羽轴上面凹陷成一条纵沟；叶脉伸达叶边；囊群盖大，棕色。

45. 叶轴下面的羽片着生处不具疣状气囊体；裂片基部一对叶脉伸达不具软骨质的缺刻以上的叶边；叶为草质，下面往往有橙红色的球形腺体………………………………… 金星蕨属 **Parathelypteris**（H. Itô）Ching

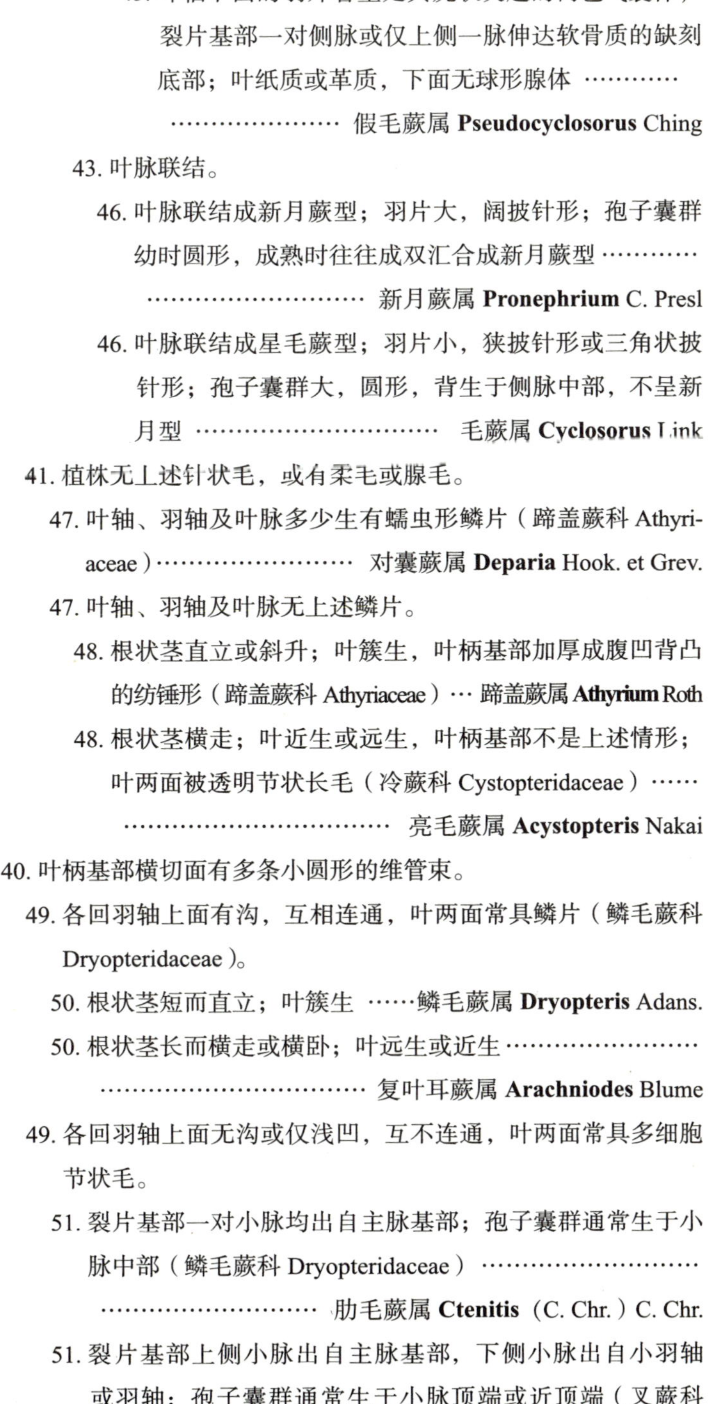

45. 叶轴下面的羽片着生处具疣状突起的褐色气囊体；裂片基部一对侧脉或仅上侧一脉伸达软骨质的缺刻底部；叶纸质或革质，下面无球形腺体 ……………………………… 假毛蕨属 **Pseudocyclosorus** Ching

43. 叶脉联结。

46. 叶脉联结成新月蕨型；羽片大，阔披针形；孢子囊群幼时圆形，成熟时往往成双汇合成新月蕨型 ………………………………… 新月蕨属 **Pronephrium** C. Presl

46. 叶脉联结成星毛蕨型；羽片小，狭披针形或三角状披针形；孢子囊群大，圆形，背生于侧脉中部，不呈新月型 ………………………… 毛蕨属 **Cyclosorus** Link

41. 植株无上述针状毛，或有柔毛或腺毛。

47. 叶轴、羽轴及叶脉多少生有蠕虫形鳞片（蹄盖蕨科 Athyriaceae）…………………… 对囊蕨属 **Deparia** Hook. et Grev.

47. 叶轴、羽轴及叶脉无上述鳞片。

48. 根状茎直立或斜升；叶簇生，叶柄基部加厚成腹凹背凸的纺锤形（蹄盖蕨科 Athyriaceae）… 蹄盖蕨属 **Athyrium** Roth

48. 根状茎横走；叶近生或远生，叶柄基部不是上述情形；叶两面被透明节状长毛（冷蕨科 Cystopteridaceae）……………………………………… 亮毛蕨属 **Acystopteris** Nakai

40. 叶柄基部横切面有多条小圆形的维管束。

49. 各回羽轴上面有沟，互相连通，叶两面常具鳞片（鳞毛蕨科 Dryopteridaceae）。

50. 根状茎短而直立；叶簇生 ……鳞毛蕨属 **Dryopteris** Adans.

50. 根状茎长而横走或横卧；叶远生或近生 ……………………………………………… 复叶耳蕨属 **Arachniodes** Blume

49. 各回羽轴上面无沟或仅浅凹，互不连通，叶两面常具多细胞节状毛。

51. 裂片基部一对小脉均出自主脉基部；孢子囊群通常生于小脉中部（鳞毛蕨科 Dryopteridaceae）……………………………………………… 肋毛蕨属 **Ctenitis**（C. Chr.）C. Chr.

51. 裂片基部上侧小脉出自主脉基部，下侧小脉出自小羽轴或羽轴；孢子囊群通常生于小脉顶端或近顶端（叉蕨科 Tectariaceae）……………………………… 叉蕨属 **Tectaria** Cav.

38. 囊群盖圆形，盾状着生（鳞毛蕨科 Dryopteridaceae）。

52. 叶一回羽状；叶脉网状，主脉两侧各有 2～8 行短阔的网眼……
…………………………………………… 贯众属 **Cyrtomium** C. Presl

52. 叶一至三回羽状；叶脉分离，偶见主脉两侧有一行狭长网眼 …
……………………………………………… 耳蕨属 **Polystichum** Roth

35. 孢子囊群无盖或囊群盖发育不良而早落。

53. 叶轴顶端具有能延续生长的芽，其两侧有一至数对二回羽状深裂的羽片（里白科 Gleicheniaceae）… 里白属 **Diplopterygium**（Diels）Nakai

53. 植株不是上述情形。

54. 植株有积聚腐殖质的特化叶，或叶片基部扩大成阔耳状，以积聚腐殖质（水龙骨科 Polypodiaceae）。

55. 叶一型，叶片基部扩大成阔耳状 …连珠蕨属 **Aglaomorpha** Schott

55. 叶二型，积聚腐殖质的不育叶形状如槲叶或铙钹，呈干膜质或硬革质 ………………………………… 槲蕨属 **Drynaria**（Bory）J. Sm.

54. 植株不是上述情形。

56. 叶柄基部无关节。

57. 叶片遍体或至少各回羽轴上面有灰白色针状毛（金星蕨科 Thelypteridaceae）。

58. 叶片一回羽状；叶脉网结成斜方形网眼 ……………………
………………………………… 新月蕨属 **Pronephrium** C. Presl

58. 叶片一至四回羽裂；叶脉分离。

59. 叶片卵状三角形，三至四回羽裂；羽轴上有多细胞长针毛；孢子囊上无刚毛 … 针毛蕨属 **Macrothelypteris**（H. Itô）Ching

59. 叶片长圆形、披针形；二回羽裂；孢子囊上常有刚毛。

60. 叶片下面有边缘睫状的小鳞片；侧生羽片与叶轴合生
……………………卵果蕨属 **Phegopteris**（C. Presl）Fée

60. 叶片下面无鳞片；侧生羽片彼此分离。

61. 羽片基部下侧有褐色气囊体；孢子囊上的刚毛钩状
……………………… 钩毛蕨属 **Cyclogramma** Tagawa

61. 羽片无气囊体；孢子囊上的刚毛直，或无刚毛 ……
………………… 方秆蕨属 **Glaphyropteridopsis** Ching

57. 植株无上述针状毛，有时疏生淡黄色头状腺体（冷蕨科 Cystopteridaceae）……………………羽节蕨属 **Gymnocarpium** Newman

56. 叶柄基部有关节（水龙骨科 Polypodiaceae）。

62. 孢子囊群幼时有盾状或伞形隔丝覆盖。
63. 叶为扇形鸟足状掌裂 ………… 扇蕨属 **Neocheiropteris** Christ
63. 叶为单叶，全缘或波状。
64. 叶一型。
65. 孢子囊群在主脉两侧常为不整齐的2～3行排列；侧脉明显 ………………………… 盾蕨属 **Neolepisorus** Ching
65. 孢子囊群在主脉两侧各为整齐的1行排列；侧脉不明显 ……………………… 瓦韦属 **Lepisorus**（J. Sm.）Ching
64. 叶二型、近二型或叶形多变。
66. 叶肉质；孢子囊群大，在主脉两侧各为整齐的1行 ……………………………… 伏石蕨属 **Lemmaphyllum** C. Presl
66. 叶草质至纸质；孢子囊群小而星散分布 ………………… 鳞果星蕨属 **Lepidomicrosorium** Ching et K. H. Shing
62. 孢子囊群幼时无隔丝覆盖。
67. 叶为单叶，边缘全缘或波状。
68. 叶密被星状毛；圆形孢子囊群紧密排列似布满叶背 ……………………………………………… 石韦属 **Pyrrosia** Mirb.
68. 叶上无星状毛；孢子囊群不布满叶背。
69. 主脉两侧各有1行排列整齐的孢子囊群；侧脉明显 ……………………………………………… 修蕨属 **Selliguea** Bory
69. 主脉两侧有多行孢子囊群散生，若不是1或2行，则排列不整齐；侧脉不明显 ……… 星蕨属 **Microsorum** Link
67. 叶为一回羽状深裂或一回羽状。
70. 羽片以关节着生于叶轴 ……………………………………………………… 节肢蕨属 **Arthromeris**（T. Moore）J. Sm.
70. 羽片或裂片无关节。
71. 叶片羽状深裂；叶脉全部联结成细密网眼。
72. 根状茎肉质，肥厚，具卵形鳞片；裂片全缘 ……………………………… 瘤蕨属 **Phymatosorus** Pic. Serm.
72. 根状茎细长，不为肉质，具披针形鳞片；裂片边缘常具缺刻或锯齿 ………………… 修蕨属 **Selliguea** Bory
71. 叶片一回羽状，或羽状深裂至全裂；仅主脉两侧各有1或2行网眼。

73. 叶片羽状深裂，羽片间有狭翅相连；狭翅上常有一与叶轴平行的狭长网眼 … 水龙骨属 **Polypodiodes** Ching

73. 叶片至少下部为羽状，羽片以无翅叶轴彼此分开 ……………………… 拟水龙骨属 **Polypodiastrum** Ching

34. 孢子囊群长形或线形。

74. 孢子囊群有盖。

75. 叶柄基部横切面有两条扁阔的维管束；孢子囊群与主脉斜交。

76. 两条维管束向上汇合成“U”形；鳞片不透明。

77. 叶脉联结成网状（肠蕨科 Diplaziopsidaceae）…………………………………………………………………… 肠蕨属 **Diplaziopsis** C. Chr.

77. 叶脉分离（蹄盖蕨科 Athyriaceae）。

78. 孢子囊群通常生于叶脉背部，呈圆形，有圆肾形囊群盖，以弯缺处着生 ………………………… 安蕨属 **Anisocampium** C. Presl

78. 孢子囊群通常生于叶脉上侧或双生于一脉上下两侧，呈新月形、弯钩形或线形，囊群盖与孢子囊同形，以内侧着生。

79. 叶为单叶或奇数一回羽状，顶生羽片与侧生羽片同形 ………………………………………………… 双盖蕨属 **Diplazium** Sw.

79. 叶为一至三回羽状，叶片先端羽状分裂。

80. 叶为二回羽状深裂；至少叶轴、羽轴下面有多细胞节状毛 ……………………………… 对囊蕨属 **Deparia** Hook. et Grev.

80. 叶为各种羽裂；叶轴、羽轴下面无多细胞节状毛。

81. 叶柄基部常加厚成腹凹背凸的纺锤形；孢子囊群不双生于一脉 ………………………… 蹄盖蕨属 **Athyrium** Roth

81. 叶柄基部不加厚成纺锤形；孢子囊群常见双生于一脉 ……………………………………… 双盖蕨属 **Diplazium** Sw.

76. 两条维管束向上汇合成“X”形；鳞片透明（铁角蕨科 Aspleniaceae）…………………………………………………… 铁角蕨属 **Asplenium** L.

75. 叶柄基部横切面有多条圆形维管束；孢子囊群贴近主脉或羽轴并与之平行（乌毛蕨科 Blechnaceae）。

82. 叶脉分离；叶革质；孢子囊群线形，连续不断 …………………………………………………………………… 荚囊蕨属 **Struthiopteris** Scop.

82. 叶脉网状；叶纸质或革质；孢子囊群长圆形，不连续 …………………………………………………………………… 狗脊属 **Woodwardia** Sm.

74. 孢子囊群无盖。

83. 孢子囊群沿小脉分布，若叶脉网状，则沿网眼分布。
84. 植株遍体或至少叶轴和羽轴上有灰白色针状毛（金星蕨科 Thelypteridaceae）。
85. 叶柄淡禾秆色；侧生羽片与叶轴合生下延；叶轴、羽轴下面具鳞片 ……………………………卵果蕨属 **Phegopteris**（C. Presl）Fée
85. 叶柄通常紫色或红棕色；侧生羽片不下延；叶轴、羽轴下面光滑或有毛而无鳞片 …………… 紫柄蕨属 **Pseudophegopteris** Ching
84. 植株遍体无灰白色针状毛，或有柔毛或腺毛。
86. 叶片上面有肉质刺或羽片基部具关节；孢子囊群长圆形。
87. 叶轴及各回羽轴相交处有一肉质角状扁粗刺；羽片无关节（蹄盖蕨科 Athyriaceae）……………… 角蕨属 **Cornopteris** Nakai
87. 叶轴及各回羽轴相交处无肉质刺；羽片以关节着生（冷蕨科 Cystopteridaceae）……………羽节蕨属 **Gymnocarpium** Newman
86. 叶片上面无肉质刺，羽片基部也无关节；孢子囊群线形（凤尾蕨科 Pteridaceae）。
88. 叶一至二回羽状，软革质，下面密生鳞片或长绢毛 ……………………………………… 金毛裸蕨属 **Paragymnopteris** K. H. Shing
88. 叶一至三回羽状，草质或纸质，下面光滑或具短柔毛 ……………………………………………… 凤了蕨属 **Coniogramme** Fée
83. 孢子囊群不沿小脉分布，也不沿网眼分布。
89. 叶柄基部有关节；叶为单叶至一回羽状（水龙骨科 Polypodiaceae）……………………………………… 薄唇蕨属 **Leptochilus** Kaulf.
89. 叶柄基部无关节；叶为单叶。
90. 叶为条带状或线状；孢子囊群与主脉平行，具带状或棒状隔丝（凤尾蕨科 Pteridaceae）…………… 书带蕨属 **Haplopteris** C. Presl
90. 叶为披针形；孢子囊群与主脉斜交，无隔丝（水龙骨科 Polypodiaceae）……………………剑蕨属 **Loxogramme**（Blume）C. Presl

一

石松科

Lycopodiaceae

（一）笔直石松属 **Dendrolycopodium** A. Haines

笔直石松（玉柏石松、伸筋草） **Dendrolycopodium verticale**（L. B. Zhang）L. B. Zhang & X. M. Zhou　彩片 1

【主要形态特征】 多年生土生植物。匍匐茎地下生，棕黄色，光滑或被少量的叶；侧枝斜立，高 15～50cm，下部不分枝，单干，顶部二叉分枝，分枝密接；叶螺旋状排列，稍疏，斜立或近平伸，线状披针形，长 3～4mm，宽约 0.6mm，基部楔形，下延，无柄，先端渐尖，具短尖头，边缘全缘，革质，中脉略明显；孢子囊穗单生于小枝顶端，直立，圆柱形，无柄，长 2～3cm，直径 4～5mm；孢子叶阔卵状，长约 3mm，宽约 2mm，先端急尖，边缘膜质，具啮蚀状齿，纸质；孢子囊生于孢子叶腋，内藏，圆肾形，黄色。

【生境及分布】 产于盘州（保基、普古）、水城（玉舍）、钟山（韭菜坪、凉都森林公园），生于海拔 1000～3000m 的灌丛下、草丛中，以及针阔混交林下或岩壁阴湿处。分布于山西、陕西、安徽、浙江、江西、湖南、湖北、四川、重庆、贵州、云南、西藏、台湾。

【药用部位、功能主治】 全草入药。有祛风散寒、通经活络、调经的功效；主治风湿痹痛、关节肿痛。

【附注】《全国中草药汇编》收载品种。

（二）藤石松属 **Lycopodiastrum** Holub ex R. D. Dixit

藤石松（吊壁伸筋草、舒筋草） **Lycopodiastrum casuarinoides**（Spring）Holub ex R. D. Dixit　彩片 2

【主要形态特征】 大型土生蕨类。地下茎长而匍匐，地上主茎木质藤状，伸长攀援达数米，圆柱形，具疏叶；叶螺旋状排列，贴生，卵状披针形至钻形，基部突出，弧形，无柄，先端渐尖，具一膜质、长 2～5mm 的长芒或芒脱落；不育枝柔软，黄绿色，圆柱状，小枝扁平状，密生；能育枝柔软，红棕色，小枝扁平，多回二叉分枝；孢子囊穗每 6～26 个一组生于多回二叉分枝的孢子枝顶端，排列成圆锥形，具直立的总柄和小柄，弯曲，红棕色；孢子叶宽卵形，覆瓦状排列，先端急尖，具膜质长芒，边缘具不规则钝齿，厚膜质；孢子囊生于孢子叶腋，内藏，圆肾形，黄色。

【生境及分布】 产于盘州（保基、坪地、普古），生于海拔 100～3100m 的林下、林缘、灌丛下或沟边。分布于浙江、江西、湖南、湖北、四川、重庆、贵州、云南、西藏、福建、台湾、广东、广西、海南、香港。

【药用部位、功能主治】 全草入药。有祛风活血、消肿止痛的功效；主治风湿关节痛、腰腿痛、跌打损伤、疮疡肿毒、烧烫伤。

【附注】《全国中草药汇编》《贵州省中药材、民族药材质量标准》收载品种；贵州彝族用药。

（三）石松属 Lycopodium L.

1. 扁枝石松（地刷子石松、舒筋草） Lycopodium complanatum L. 彩片 3

【主要形态特征】 土生蕨类。主茎匍匐状，长达 100cm，侧枝近直立，高达 15cm，多回不等位二叉分枝，小枝明显扁平状；叶 4 行排列，密集，三角形，长 1～2mm，宽约 1mm，基部贴生在枝上，无柄，先端尖锐，略内弯，边缘全缘，中脉不明显，草质；孢子囊穗（1）2～5（6）个生于长 10～20cm 的孢子枝顶端，圆柱形，长 1.5～3.0cm，淡黄色；孢子叶宽卵形，覆瓦状排列，长约 2.5mm，宽约 1.5mm，先端急尖，尾状，边缘膜质，具不规则锯齿；孢子囊生于孢子叶腋，内藏，圆肾形，黄色。

【生境及分布】 产于六枝（关寨）、盘州（保基、普古、乌蒙大草原）、水城（玉舍）、钟山（韭菜坪），生于海拔 700～2900m 的林下、灌丛下或山坡草地。分布于黑龙江、吉林、辽宁、内蒙古、河南、新疆、安徽、江苏、浙江、江西、湖南、湖北、四川、重庆、贵州、云南、西藏、福建、台湾、广东、广西、海南。

【药用部位、功能主治】 全草、孢子入药。有祛风散寒、舒经活血、通经、消炎的功效；主治风湿骨痛、月经不调、跌打损伤、烧烫伤。

【附注】《全国中草药汇编》《贵州省中药材、民族药材质量标准》收载品种；贵州彝族用药。

2. 石松（伸筋草、过山龙、宽筋藤） Lycopodium japonicum Thunb. 彩片 4

【主要形态特征】 土生植物。匍匐茎地上生，二至三回分叉，绿色，被稀疏的叶；侧枝直立，高达 40cm，多回二叉分枝，稀疏，压扁状（幼枝圆柱状）；叶螺旋状排列，密集，上斜，披针形或线状披针形，长 4～8mm，宽 0.3～0.6mm，基部楔形，下延，无柄，先端渐尖，具透明发丝，边缘全缘，草质，中脉不明显；孢子囊穗（3）4～8 个集生于长达 30cm 的总柄，总柄上苞片螺旋状稀疏着生，薄草质，形状如叶片；孢子囊穗不等位着生，直立，圆柱形，长 2～8cm，直径 5～6mm，具 1～5cm 长的小柄；孢子叶阔卵形，长 2.5～3.0mm，宽约 2mm，先端急尖，具芒状长尖头，边缘膜质，具啮蚀状齿，纸质；孢子囊生于孢子叶腋，略外露，圆肾形，黄色。

【生境及分布】 产于六枝（关寨、郎岱）、盘州（保基、大山、坪地、普古）、水城（比德、玉舍）、钟山（保华、凉都森林公园、月照），生于海拔 100～3300m 的林下、灌丛下、草坡、路边或岩石上。分布于湖北、四川、云南、西藏、台湾等地。

【药用部位、功能主治】 全草、孢子入药。有祛风散寒、通经活络、调经的功效；全草主治风寒湿痹、四肢麻木、跌打损伤、月经不调、外伤出血，孢子主治小儿湿疹。

【附注】《中国药典》《全国中草药汇编》收载品种；贵州彝族、苗族、布依族、仡佬族用药。

（四）马尾杉属 Phlegmariurus Holub

福氏马尾杉 Phlegmariurus fordii（Baker）Ching

【主要形态特征】 附生蕨类。茎簇生，成熟枝下垂，一至多回二叉分枝，长 20～30cm；叶螺旋状排列，因基部扭曲而呈二列状，营养叶（至少近基部叶片）抱茎，椭圆披针形，长 1.0～1.5cm，基部圆楔形，下延，无柄，无光泽，先端渐尖，中脉明显，革质，全缘；孢子囊穗比不育部分细瘦，顶生；孢子叶披针形或椭圆形，长 4～6mm，宽约 1mm，基部楔形，先端钝，中脉明显，全缘；孢子囊着生在孢子叶腋，肾形，2 瓣开裂，黄色。

【生境及分布】 产于水城（营盘）、钟山（韭菜坪），生于海拔 100～1700m 的竹林下阴处、山沟阴岩壁、灌木林下岩石上。分布于浙江、江西、湖南、四川、重庆、贵州、云南、福建、台湾、广东、广西、海南、香港。

【药用部位、功能主治】 全草入药。有消肿止痛、清热解毒的功效；主治关节疼痛、跌打损伤、四肢麻木、咳嗽、气喘、尿路感染。

【附注】《新华本草纲要》收载品种。

二
卷柏科
Selaginellaceae

卷柏属 Selaginella P. Beauv.

1. 大叶卷柏（贵州卷柏、峨眉卷柏） Selaginella bodinieri Hieron.

【主要形态特征】 直立或近直立，具横走的地下根状茎和游走茎，根托生于茎的下部，自主茎分叉处下方生出；主茎自中下部以上羽状分枝，茎近四棱柱形，具沟槽，侧枝6～7对，二回羽状分枝，小枝背腹压扁；叶交互排列，二型，主茎上的叶大于分枝上的，长圆形，斜伸，边缘具睫毛，分枝上的腋叶卵圆形到三角形，边缘具细齿，中叶斜卵形，排列紧密，边缘具细齿，或基部有睫毛，侧叶长圆状卵形或长圆形，全缘；孢子叶穗紧密，四棱柱形，单生于小枝顶端，孢子叶二型或略二型，上侧的孢子叶宽卵圆形，边缘具短睫毛或具细齿，略龙骨状，下侧的孢子叶宽卵形，边缘具细齿或睫毛，龙骨状，大孢子叶分布于孢子叶穗下部的下侧；大孢子黄白色，每个孢子囊内4枚；小孢子浅黄色。

【生境及分布】 产于钟山（韭菜坪），生于海拔（330～）700～1800（～2050）m的林下或岩石上。分布于湖南、湖北、四川、重庆、贵州、云南、广西。

【药用部位、功能主治】 全草入药。有舒筋活血、清热利湿、抗癌的功效；主治跌打损伤。

【附注】 中国特有种。《新华本草纲要》收载品种。

2. 蔓生卷柏（澜沧卷柏） Selaginella davidii Franch. 彩片5

【主要形态特征】 茎匍匐；根托在主茎上断续着生；主茎多回分枝，近四棱柱形，侧枝4～9对，二回羽状分枝；叶交互排列，二型，具白边，边缘具细齿，分枝上的腋叶卵形，边缘具细齿或睫毛，中叶卵圆形，覆瓦状排列，背部略呈龙骨状，先端具芒，基部心形，边缘具短缘毛，侧叶卵形，外展或略反折，先端急尖，具细齿，上侧基部边缘具细齿或睫毛；孢子叶穗紧密，四棱柱形，单生于小枝顶端，孢子卵形，边缘具细齿或短缘毛，具白边，先端有尖头或具芒；大孢子浅黄色，每囊 4 枚；小孢子橘黄色。

【生境及分布】 产于六枝（关寨）、盘州（坪地、乌蒙），生于海拔 600～1900m 的山坡林下、山谷、河谷、路边和石上。分布于河北、天津、北京、山西、山东、河南、陕西、宁夏、甘肃、安徽、江苏、浙江、江西、湖南、湖北、四川、重庆、贵州、云南、西藏、福建、广东、广西。

【药用部位、功能主治】 全草入药。有祛风散寒、除湿消肿的功效；主治风湿疼痛、痈肿溃疡等。

【附注】 中国特有种。《新华本草纲要》收载品种。

3. 薄叶卷柏（地柏、独立金鸡、地柏桠） **Selaginella delicatula** （Desv. ex Poir.）Alston

【主要形态特征】 直立，基部横卧，基部有游走茎；根托于主茎中下部分叉处下方生出；主茎自中下部以上羽状分枝，茎卵圆柱状或近四棱柱形，侧枝 5～8 对，一回羽状分枝；主茎上的叶排列稀疏，一型，分枝上的叶交互排列，二型，边缘全缘，具狭窄的白边，中叶窄椭圆形或镰形，排列紧密，先端渐尖或急尖，基部斜，侧叶长圆状卵形或长圆形，紧接或覆瓦状，先端急尖或具短尖头，具微齿；孢子叶穗紧密，四棱柱形，单生于小枝顶端，孢子叶一型，宽卵形，具白边，大孢子叶分布于孢子叶穗中部的下侧；大孢子白色，每囊 4 枚；小孢子淡黄色。

【生境及分布】 产于盘州（保基），生于海拔 100～1000m 的阴湿林下或岩石上。分布于安徽、浙江、江西、湖南、湖北、四川、重庆、贵州、云南、福建、台湾、广东、广西、海南。

【药用部位、功能主治】 全草入药。有清热解毒、祛风退热、活血调经的功效；主治小儿惊风、麻疹、跌打损伤、月经不调、烧烫伤。

【附注】《新华本草纲要》收载品种。

4. 深绿卷柏（金鳞草、地柏草、石上柏） **Selaginella doederleinii** Hieron.

【主要形态特征】 近直立，基部横卧；根托达植株中部，通常由茎上分枝的腋处下面生出；茎从下部开始羽状分枝，主茎卵圆形或近方形，侧枝 3～6 对，多回羽状分枝；叶交互排列，二型，分枝上的腋叶狭卵圆形到三角形，边缘有细齿，中叶卵形，背部有明显龙骨状隆起，先端具芒，边缘具细齿，侧叶长圆状镰形，先端平或近尖或具短尖头，边缘有细齿；孢子叶穗紧密，四棱柱形，单个或成对生于小枝顶端，孢子叶一型，卵状三角形，龙骨状，边缘有细齿，先端渐尖；孢子叶穗上大孢子叶、小孢子叶相间排列，或大孢子叶分布于基部的下侧；大孢子白色，每囊 4 枚；小孢子橘黄色。

【生境及分布】 产于盘州（普古、乌蒙），生于海拔 200～1000（～1350）m 林下。分布于安徽、浙江、江西、湖南、湖北、四川、重庆、贵州、云南、福建、台湾、广东、广西、海南、香港、澳门。

【药用部位、功能主治】 全草入药。有消炎解毒、祛风消肿、止血生肌的功效；主治风湿疼痛、风热咳喘、肝炎、乳蛾、痈肿溃疡、烧烫伤。

【附注】《全国中草药汇编》收载品种。

5. 异穗卷柏 **Selaginella heterostachys** Baker

【主要形态特征】 直立或匍匐；根托沿匍匐茎断续着生，仅生于直立茎下部，自茎分叉处下方生出；茎羽状分枝，圆柱状，具沟槽，侧枝 3～5 对，一至二回羽状分枝；叶交互排列，二型；分枝的腋叶卵形或长圆形，边缘有细齿；中叶卵形，先端具尖头或短芒，边缘具微齿；侧叶卵圆形，先端急尖，边缘有细齿；孢子叶穗紧密，背腹压扁，单生于小枝顶端；孢子叶明显二型，上侧的孢子叶卵状，边缘具缘毛或细齿，先端具尖头到芒；下侧的孢子叶卵状披针形，边缘具缘毛，先端具长尖头，龙骨状，脊上具睫毛；大孢子叶分布于孢子叶穗两侧的基部，或大孢子叶、小孢子叶相间排列；大孢子橘黄色；小孢子橘黄色。

【生境及分布】 产于盘州（坪地、乌蒙），生于海拔 300～1300m 的山坡、草地、路边、田坎或沟边。分布于河南、甘肃、安徽、浙江、江西、湖南、四川、重庆、贵州、云南、福建、台湾、广东、广西、海南、香港、澳门。

【药用部位、功能主治】 全草入药。有解毒、止血的功效；主治蛇咬伤、外伤出血。

【附注】 中国特有种。《新华本草纲要》收载品种。

6. 兖州卷柏（金不换、地柏拟） **Selaginella involvens**（Sw.）Spring 彩片 6

【主要形态特征】 直立，具横走的地下根状茎和游走茎；根托只生于匍匐的根状茎和游走茎；茎圆柱状，光滑无毛，从中部以上开始分枝，侧枝 7～12 对，二至三回羽状分枝，小枝较密、排列规则；主茎上的叶覆瓦状，略一型，分枝上的叶二型，腋叶卵圆形到三角形，边缘有细齿，中叶卵状三角形或卵状椭圆形，覆瓦状排列，背部略呈龙骨状，先端具长尖头或短芒，边缘具细齿，侧叶卵圆形到三角形，先端稍尖或具短尖头，边缘具细齿；孢子叶穗紧密，四棱柱形，单生于小枝顶端；孢子叶一型，卵状三角形，边缘具细齿，先端渐尖，锐龙骨状；大孢子叶、小孢子叶相间排列，或大孢子叶位于中部的下侧；大孢子淡黄色，每囊 4 枚；小孢子黄色。

【生境及分布】 产于六枝（关寨）、盘州（保基）、水城（玉舍）、钟山（明湖），生于海拔 700～2000m 的疏林下岩石边或偶在林中附生于树干上。分布于河南、陕西、甘肃、安徽、浙江、江西、湖南、湖北、四川、重庆、贵州、云南、西藏、福建、台湾、广东、广西、海南、香港。

【药用部位、功能主治】 全草入药。有凉血、止血、化痰、定喘、利水消肿的功效；主治吐血、衄血、脱肛下血、痰嗽、哮喘、黄疸、水肿、淋病、带下、烫伤。

【附注】《新华本草纲要》《全国中草药汇编》收载品种。

7. 细叶卷柏（柏地丁、地柏枝） **Selaginella labordei** Hieron. ex Christ

【主要形态特征】 直立或基部横卧，具横走的地下根状茎和游走茎；根托生于茎的基部或匍匐根状茎处；主茎自中下部以上羽状分枝，茎圆柱状，具沟槽；侧枝 3～5 对，二至三回羽状分枝；叶交互排列，二型，边缘具白边，主茎上的叶排列较疏，二型，腋叶卵圆形，基部钝，边缘具细齿或短睫毛，中叶卵形，先端具芒，边缘具细齿或睫毛，侧叶卵状披针形或窄卵形到三角形，边缘具细齿或短睫毛；孢子叶穗紧密，背腹压扁，单生于小枝顶端；孢子叶二型，具白边，上侧的孢子叶卵状披针形，边缘具缘毛或细齿，先端渐尖，下侧的孢子叶卵圆形，边缘具细齿或短缘毛，先端具芒或尖头，龙骨状，大孢子叶和小孢子叶相间排列，或大孢子位于基部的下侧或上部的下侧；大孢子浅黄色或橘黄色，每囊 4 枚；小孢子橘红色或红色。

【生境及分布】 产于六枝（关寨）、盘州（乌蒙）、水城（玉舍），生于海拔 1000～3000m 的林下、灌丛、林缘、路边或洞口。分布于河南、陕西、甘肃、青海、安徽、浙江、江西、湖南、湖北、四川、重庆、贵州、云南、西藏、福建、台湾、广西。

【药用部位、功能主治】 全草入药。有清热利湿、消炎退热、止血、止喘的功效；主治伤风鼻塞、肝炎、胆囊炎、小儿高热惊厥、哮喘、浮肿、小儿疳积、口腔炎、鼻衄、月经过多、外伤出血、毒蛇咬伤、烧烫伤。

【附注】《新华本草纲要》收载品种；贵州彝族用药。

8. 江南卷柏（石柏、岩柏枝） **Selaginella moellendorffii** Hieron. 彩片 7

【主要形态特征】 直立，具一横走的地下根状茎和游走茎；根托只生于茎的基部；主茎中上部羽状分枝，茎圆柱状，侧枝 5～8 对，二至三回羽状分枝；主茎上的叶排列较疏，一型，分枝上的叶交互排列，二型，边缘具白边；分枝上的腋叶卵形，边缘有细齿；中叶卵圆形，覆瓦状排列，先端具芒，边缘有细齿；侧叶卵状三角形，先端急尖，边缘有细齿；孢子叶穗紧密，四棱柱形，单生于小枝顶端，孢子叶一型，卵状三角形，边缘有细齿，具白边，先端渐尖，龙骨状，大孢子叶分布于孢子叶穗中部的下侧；大孢子浅黄色，每囊 4 枚；小孢子橘黄色。

【生境及分布】 产于六枝（关寨）、盘州（普古）、水城（比德、玉舍）、钟山（明湖、南开、月照），生于海拔 100～1500m 的林下或溪边。分布于河南、陕西、甘肃、安徽、江苏、浙江、江西、湖南、湖北、四川、重庆、贵州、云南、福建、台湾、广东、广西、海南、香港。

【药用部位、功能主治】 全草入药。有清热利尿、活血消肿的功效；主治急性传染性肝炎、胸胁腰部挫伤、全身浮肿、血小板减少。

【附注】《新华本草纲要》《全国中草药汇编》收载品种；贵州彝族、苗族用药。

9. 伏地卷柏 Selaginella nipponica Franch. et Sav.

【主要形态特征】 植株匍匐生长；根托自茎分叉处下方生出；茎自近基部开始分枝，具沟槽，主茎分化不明显，分枝伏地，侧枝 3～4 对，分枝稀疏；叶交互排列，二型；分枝上的腋叶卵形，边缘有细齿；中叶卵形，先端具尖头和急尖，基部钝，侧叶宽卵形或卵状三角形，常反折，先端急尖；孢子叶穗疏松，常背腹扁平，孢子枝直立，单生于小枝顶端或呈 1～2（3）次分叉；孢子叶二型，与营养叶近似，排列一致，大孢子叶分布于孢子叶穗下部的下侧；大孢子橘黄色，每囊 4 枚；小孢子橘红色。

【生境及分布】 产于钟山（金盆），生于海拔 700～2600m 的山坡阔叶林下、溪边湿地或岩石上。分布于山西、山东、河南、陕西、甘肃、青海、安徽、江苏、上海、浙江、江西、湖南、湖北、四川、重庆、贵州、云南、西藏、福建、台湾、广东、广西、香港。

【药用部位、功能主治】 全草入药。有清热解毒、润肺止咳、舒筋活血、止血生肌的功效；主治痰喘咳嗽、淋证、吐血、痔疮出血、外伤出血、扭伤、烧烫伤。

【附注】《新华本草纲要》收载品种。

10. 地卷柏 Selaginella prostrata（H. S. Kung）Li Bing Zhang

【主要形态特征】 植株匍匐生长；根托自主茎分叉处下方生出；主茎通体分枝，呈明显“之”字形，圆柱状，略具沟槽，分枝无毛，背腹压扁；叶全部交互排列，二型，薄草质，主茎上的叶略大于分枝上的叶，分枝上的腋叶卵状披针形，边缘疏具长睫毛，中叶卵形，相互接近到紧接，先端具尖头到具芒，基部钝，边缘疏具长睫毛，侧叶斜卵圆形，外展或反折，先端急尖或渐尖，上侧边缘疏具睫毛；孢子叶穗紧密，背腹压扁，单生于小枝顶端；孢子叶明显二型，上侧的孢子叶卵圆形，边缘具睫毛，背部不呈龙骨状，先端渐尖；下侧的孢子叶宽，长圆状卵形，基部的较大，边缘具睫毛，背部不呈龙骨状，大孢子叶分布于孢子叶穗下部的下侧，或有时仅有一个大孢子叶；大孢子浅黄色或橙色，每囊 4 枚；小孢子橘红色。

【生境及分布】 产于盘州（乌蒙大草原），生于海拔 1500～2500m 的石缝中或林下苔藓石上。分布于陕西、湖南、四川、贵州、云南。

【药用部位、功能主治】 全草入药。有舒筋活络的功效；主治风湿关节痛、筋骨疼痛。

【附注】 中国特有种。

11. 垫状卷柏（还魂草、石莲花） **Selaginella pulvinata**（Hook. et Grev.）Maxim.

【主要形态特征】 旱生复苏植物，平时垫状贴生于地面。根托只生于茎的基部；主茎极短，自基部羽状分枝，侧枝 4～7 对，二至三回羽状分枝，小枝排列紧密；叶交互排列，二型，主茎上的叶略大于分枝上的叶，分枝上的腋叶卵圆形到三角形，边缘撕裂状并具睫毛，先端具芒，中叶狭卵形至披针形，先端具芒，侧叶矩圆形，先端具芒，基部边缘呈撕裂状，基部下侧边缘内卷；孢子叶穗紧密，四棱柱形，单生于小枝顶端；孢子叶一型，边缘撕裂状，具睫毛，大孢子叶分布于孢子叶穗下部；大孢子淡黄色近白色；小孢子浅黄色。

【生境及分布】 产于盘州（保基、乌蒙大草原）、钟山（南开），生于海拔 1000～3000m 的林下、灌丛下、荒坡石隙间或岩洞石壁上。分布于辽宁、河北、北京、山西、河南、陕西、甘肃、江西、湖南、湖北、四川、重庆、贵州、云南、西藏、福建、台湾、广西。

【药用部位、功能主治】 全草入药。有通经散血、止血生肌、活血祛淤、消炎退热的功效；主治闭经、子宫出血、胃肠出血、尿血、外伤出血、跌打损伤、骨折、小儿高热惊风。

【附注】《中国药典》《全国中草药汇编》收载品种；贵州彝族、侗族、苗族用药。

12. 疏叶卷柏 **Selaginella remotifolia** Spring

【主要形态特征】 植株匍匐生长，能育枝直立。根托由茎枝的分叉处上面生出；主茎自基部开始分枝，茎圆柱状，具沟槽，侧枝 5～10 对或更多，一至二回羽状分枝；叶交互排列，二型，主茎上的叶远生，较分枝上的大，分枝上的腋叶卵状披针形或椭圆形，边缘具微齿，中叶椭圆状披针形或卵状披针形，先端具长尖头，基部一侧明显呈耳状，边缘近全缘或具微齿，侧叶卵状披针形，先端急尖，边缘近全缘或具细齿；孢子叶穗紧密，四棱柱形，单生于枝顶；孢子叶一型，卵状披针形，边缘有细齿，龙骨状；通常只有一个大孢子叶位于孢子叶穗基部的下侧，其余均为小孢子叶；大孢子灰白色，每囊 1 枚发育；小孢子淡黄色。

【生境及分布】 产于六枝（关寨）、盘州（乌蒙）、水城（玉舍）、钟山（金盆、凉都森林公园、明湖、石龙），生于海拔600～2400m以下的林下石灰岩上、石洞内或酸性山地。分布于江苏、浙江、江西、湖南、湖北、四川、重庆、贵州、云南、福建、台湾、广东、广西、香港。

【药用部位、功能主治】 全草入药。有清热解毒、消炎止血、除湿利尿的功效；主治水火烫伤、虫蛇咬伤、蜂刺伤及出血、疮毒痈疖等。

13. 红枝卷柏（圆枝卷柏） Selaginella sanguinolenta（L.）Spring 彩片8

【主要形态特征】 匍匐生长，茎枝纤细，丛生；根托在主茎与分枝上断续着生，由茎枝的分叉处下面生出；茎圆柱状，红褐色或褐色，侧枝三至四回羽状分枝；叶覆瓦状排列，一型，叶质较厚，主茎上的叶略大于分枝上的叶，分枝上的腋叶狭椭圆形，边缘撕裂状，有睫毛，中叶卵状斜方形，边缘近全缘或撕裂状并具睫毛，侧叶长圆状倒卵形或倒卵形，先端短芒状或具小尖头，上侧边缘膜质近全缘，基部下侧下延，撕裂状并有睫毛；孢子叶穗紧密，四棱柱形，单生于小枝顶端，孢子叶与营养叶近似，一型，阔卵形，边缘略撕裂状并具睫毛，锐龙骨状，先端急尖，大孢子叶、小孢子叶在孢子叶穗下侧间断排列；大孢子浅黄色，每囊4枚；小孢子橘黄色。

【生境及分布】 产于盘州（丹霞、普古），生于海拔1100～2200m的荒坡、林缘、灌丛旁石隙或石上。分布于黑龙江、吉林、辽宁、内蒙古、河北、天津、北京、山西、河南、陕西、宁夏、甘肃、青海、新疆、湖南、四川、重庆、贵州、云南、西藏。

【药用部位、功能主治】 全草入药。有清热利湿、活血舒筋、止血止痢的功效；主治湿热痢疾、肠道出血、血痢。

【附注】《新华本草纲要》收载品种。

14. 翠云草（生扯拢、伸脚草） Selaginella uncinata（Desv. ex Poir.）Spring 彩片9

【主要形态特征】 主茎匍匐，多回分枝；根托只生于主茎的下部或沿主茎断续着生，自主茎分叉处下方生出；主茎近基部呈羽状分枝，圆柱状，具沟槽，先端鞭形，侧枝5～8对，二回羽状分枝，小枝排列紧密；叶交互排列，二型，边缘全缘，明显具白边，主茎上的叶排列较疏，较分枝上的大，分枝上的腋叶宽椭圆形或心形，边缘全缘，基部近心形，中叶卵圆形，先端长渐尖，基部钝，边缘全缘，侧叶长圆形，先端急尖或具短尖头，边缘全缘；孢子叶穗紧密，四棱柱形，单生于小枝顶端；孢子叶一型，卵状三角形，边缘全缘，具白边，先端渐尖，龙骨状，大孢子叶分布于孢子叶穗中部；大孢子灰白色或白色，每囊4枚，仅1枚发育；小孢子淡黄色。

【生境及分布】 产于盘州（保基、普古）、钟山（明湖），生于海拔 150～1100m 的山坡、林缘或溪边。分布于陕西、安徽、浙江、江西、湖南、湖北、四川、重庆、贵州、云南、福建、台湾、广东、广西、香港。

【药用部位、功能主治】 全草入药。有清热解毒、利湿通络、化痰止咳、止血的功效；主治黄疸、痢疾、高热惊厥、胆囊炎、水肿、泄泻、吐血、便血、风湿关节痛、乳痈、烧烫伤。

【附注】 中国特有种。《新华本草纲要》《全国中草药汇编》收载品种；贵州彝族、侗族、苗族用药。

15. 剑叶卷柏 *Selaginella xipholepis* Baker

【主要形态特征】 匍匐生长；根托沿匍匐茎与分枝断续着生，在直立茎上只生于下部，自茎的分叉处下方生出；茎圆柱状，直立能育茎自下部开始分枝，侧枝 2～3 对，1～2 次分叉，分枝稀疏；叶全部交互排列，二型，边缘略具白边，分枝上的腋叶三角形，边缘睫毛状，中叶宽卵圆形，叶背呈龙骨状，先端具尖头到芒，基部边缘具长睫毛，侧叶卵状披针形，先端急尖或渐尖，上侧基部边缘具长睫毛，先端具细齿，下侧基部边缘具细齿；孢子叶穗紧密，背腹压扁，单生于小枝顶端或成对着生；孢子叶二型，上侧的孢子叶长圆状镰形，边缘具细齿，锐龙骨状，先端具长尖头，下侧的孢子叶卵状披针形，边缘有细齿，锐龙骨状，大孢子叶分布于孢子叶穗中部，与小孢子叶相间排列；大孢子淡黄色，每囊 4 枚；小孢子棕红色。

【生境及分布】 产于盘州（普古），生于海拔 2200m 左右的林下、灌丛下、溪边、路边、山顶石上或岩洞内。分布于江西、贵州、福建、广东、广西、香港。

【药用部位、功能主治】 全草入药。有清热利湿、通经活络的功效；主治肝炎、胆囊炎、痢疾、肠炎、肺痈、风湿关节痛、烧烫伤。

【附注】 中国特有种。

三
木贼科
Equisetaceae

木贼属 Equisetum L.

1. 披散木贼（披散问荆、散生木贼） Equisetum diffusum D. Don 彩片 10

【主要形态特征】 中小型植物。根状茎横走，直立或斜升，黑棕色，节和根密生黄棕色长毛或光滑无毛；地上枝当年枯萎，枝一型，高 10～30（70）cm，中部直径 1～2mm，节间长 1.5～6.0cm，绿色，但下部 1～3 节节间黑棕色，无光泽，分枝多；主枝有脊 4～10 条，脊的两侧隆起成棱伸达鞘齿下部，每棱各有一行小瘤伸达鞘齿，鞘筒狭长，下部灰绿色，上部黑棕色；鞘齿 5～10 枚，披针形，先端尾状，革质，黑棕色，有一深纵沟贯穿整个鞘背，宿存；侧枝纤细，较硬，圆柱状，有脊 4～8 条，脊的两侧有棱及小瘤，鞘齿 4～6 个，三角形，革质，灰绿色，宿存；孢子囊穗圆柱状，长 1～9cm，直径 4～8mm，顶端钝，成熟时柄伸长，柄长 1～3cm。

【生境及分布】 产于六枝（关寨）、盘州（乌蒙）、水城（比德、玉舍）、钟山（保华、明湖、南开），生于海拔 280～2200m 的路边、水边、旷地或瀑布旁等潮湿地。分布于甘肃、江苏、上海、湖南、四川、重庆、贵州、云南、西藏、广西。

【药用部位、功能主治】 全草入药。有清热利尿、解表散寒、明目退翳、接骨的功效；主治小儿疳积、感冒发热、石淋、疝气、月经过多、衄血、目翳、跌打骨折、关节痛。

【附注】《新华本草纲要》收载品种；贵州苗族用药。

2. 犬问荆 Equisetum palustre L.

【主要形态特征】 中小型植物。根状茎直立和横走，黑棕色，节和根光滑或具黄棕色长毛；地上枝当年枯萎，枝一型，高 20～50（60）cm，中部直径 1.5～2.0mm，节间长 2～4cm，绿色，但下部 1～2 节节间黑棕色，无光泽，常在基部形成丛生状；

主枝有脊4～7条，脊的背部弧形，光滑或有小横纹；鞘筒狭长，下部灰绿色，上部淡棕色，鞘齿4～7枚，黑棕色，披针形，先端渐尖，边缘膜质，鞘背上部有一浅纵沟，宿存；侧枝较粗，长达20cm，圆柱状至扁平状，有脊4～6条，光滑或有浅色小横纹，鞘齿4～6枚，披针形，薄革质，灰绿色，宿存；孢子囊穗椭圆形或圆柱状，长0.6～2.5cm，直径4～6mm，顶端钝，成熟时柄伸长，柄长0.8～1.2cm。

【生境及分布】 产于盘州（保基、普古），生于海拔200～4000m的水田、沟边或阴湿地。分布于黑龙江、吉林、辽宁、内蒙古、河北、北京、山西、河南、陕西、宁夏、甘肃、青海、新疆、江西、湖南、湖北、四川、重庆、贵州、云南、西藏。

【药用部位、功能主治】 全草入药。有清热利尿、舒筋活血、明目止血的功效；主治尿道炎、肠出血、痔出血、咯血。

【附注】《新华本草纲要》收载品种；贵州苗族用药。

3. 节节草（节节木贼） **Equisetum ramosissimum** Desf.

【主要形态特征】 小型植物。根状茎直立，横走或斜升，黑棕色，节和根疏生黄棕色长毛或光滑无毛；地上枝多年生，枝一型，高20～60cm，中部直径1～3mm，节间长2～6cm，绿色，主枝多在下部分枝，常形成簇生状；主枝有脊5～14条，脊的背部弧形，有一行小瘤或有浅色小横纹，鞘筒狭长达1cm，下部灰绿色，上部灰棕色，鞘齿5～12枚，三角形，灰白色或少数中央为黑棕色，边缘（有时上部）为膜质，背部弧形，宿存，齿上气孔带明显；侧枝较硬，圆柱状，有脊5～8条，脊上平滑或有一行小瘤或有浅色小横纹，鞘齿5～8个，披针形，革质但边缘膜质，上部棕色，宿存；孢子囊穗短棒状或椭圆形，长0.5～2.5cm，中部直径0.4～0.7cm，顶端有小尖突，无柄。

【生境及分布】 产于六枝（关寨）、盘州（普古）、水城（玉舍）、钟山（保华、明湖），生于海拔100～3300m的潮湿路旁、砂地、荒原或溪沟边。分布于黑龙江、吉林、辽宁、内蒙古、河北、天津、北京、山西、山东、河南、陕西、宁夏、甘肃、青海、新疆、安徽、江苏、上海、浙江、江西、湖南、湖北、四川、重庆、贵州、云南、西藏、福建、台湾、广东、广西、海南。

【药用部位、功能主治】 全草入药。有疏风散热、解肌退热的功效；主治尖锐湿疣、牛皮癣疾病。

【附注】《新华本草纲要》《全国中草药汇编》收载品种；有毒植物；贵州苗族用药。

4. 笔管草（纤弱木贼、笔筒草） **Equisetum ramosissimum** subsp. **debile**（Roxb. ex Vaucher）Hauke **彩片11**

【主要形态特征】 大中型植物。根状茎直立和横走，黑棕色，节和根密生黄棕色长毛或光滑无毛；地上枝多年生，枝一型，高可达60cm或更高，中部直径3～7mm，节间长3～10cm，绿色，成熟主枝有分枝，但分枝常不多；主枝有脊10～20条，脊的背部弧形，有一行小瘤或有浅色小横纹，鞘筒短，下部绿色，顶部略为黑棕色，鞘齿10～22枚，狭三角形，上部淡棕色，膜质，早落或有时宿存，下部黑棕色革质，扁平，两侧有明显的棱角，齿上气孔带明显或不明显；侧枝较硬，圆柱状，有脊8～12条，脊上有小瘤或横纹，鞘齿6～10个，披针形，较短，膜质，淡棕色，早落或宿存；孢子囊穗短棒状或椭圆形，长1～2.5cm，中部直径0.4～0.7cm，顶端有小尖突，无柄。

【生境及分布】 产于六枝（关寨、郎岱、陇脚）、盘州（保基、普古、乌蒙）、水城（野钟）、钟山（金盆、明湖），生于海拔0～3200m的河边或溪沟边。分布于山东、河南、陕西、甘肃、安徽、江苏、上海、浙江、江西、湖南、湖北、四川、重庆、贵州、云南、西藏、福建、台湾、广东、广西、海南、香港、澳门。

【药用部位、功能主治】 全草入药。有疏风止泪退翳、清热利尿、祛痰止咳的功效；主治目赤肿痛、角膜薄翳、肝炎、咳嗽、支气管炎、泌尿系感染、小便热涩疼痛、尿路结石。

【附注】《新华本草纲要》收载品种；贵州彝族、侗族、苗族用药。

四
瓶尔小草科
Ophioglossaceae

（一）阴地蕨属 Botrychium Sw.

1. 薄叶阴地蕨（西南阴地蕨、一朵云） Botrychium daucifolium Wall. ex Hook. et Grev.

【主要形态特征】 根状茎短粗而直立，具粗壮的肉质根；总叶柄多汁，嫩草质，无毛或稍有毛，叶片五角形，顶端短渐尖头，三回羽状，羽片5～7对，互生，基部一对羽片最大，三角形，近渐尖头，二回羽状，一回小羽片4～5对，互生，下先出，基部下方一片较大，阔披针形，有柄，深羽裂，其余裂片同形而较小，末回裂片长圆形，基部合生，边缘有三角形的锯齿；向上的羽片渐小，为阔披针形或长圆形，一回深羽裂，顶端以下的羽片基部合生下延；叶为薄草质，叶轴、羽轴上有疏生长毛，叶脉明显；孢子叶自总叶柄中部以上生出，高出营养叶，孢子囊穗二至三回羽状圆锥状，分枝松散；孢子囊球形，淡黄色。

【生境及分布】 产于水城（玉舍），生于海拔500～1600m的阴湿山坡林下、灌丛下或河谷地带。分布于浙江、江西、湖南、四川、重庆、贵州、云南、台湾、广东、广西、海南。

【药用部位、功能主治】 全草、根状茎入药。有清肺止咳、解毒消肿的功效；主治肺热咳嗽、乳痈、跌打肿痛、蛇犬咬伤。

【附注】 珍稀濒危蕨类植物。《新华本草纲要》《贵州省中药材、民族药材质量标准》收载品种；贵州土家族用药。

2. 华东阴地蕨（日本阴地蕨） Botrychium japonicum（Prantl）Underw.

【主要形态特征】 根状茎短而直立，肉质根粗壮；总叶柄短，无毛，叶片略呈五角形，先端短渐尖，三回羽状；羽片4～6对，对生或近对生，基部一对最大，略呈三角形，基部心脏形，渐尖头，二回羽状深裂；一回小羽片4～5对，基部一对较大，长圆形，渐尖头，有柄，一回羽状，其上各对渐短，羽状深裂或浅裂；末回小羽片椭圆形，基部合生，边缘有整齐的尖锯齿；叶为草质，干后为绿色，叶脉明显，直达锯齿；孢子叶自总叶柄基部生出，远高过营养叶，孢子囊穗二至三回羽状，分枝松散，圆锥状，穗轴略被毛；孢子囊球形，黄色。

【生境及分布】 产于盘州（普古）、水城（野鸡坪），生于海拔1000～1300m的林下或林缘草丛中。分布于安徽、江苏、浙江、江西、湖南、贵州、福建、台湾、广东。

【药用部位、功能主治】 全草、根状茎入药。有清热解毒、镇惊、平肝散结、消肿止痛、润肺祛痰的功效；主治目赤肿痛、小儿高热抽搐、咳嗽、吐血、瘰疬、痈疮。

【附注】《新华本草纲要》收载品种；贵州土家族用药。

3. 绒毛阴地蕨（一朵云、独蕨、绒毛蕨萁） **Botrychium lanuginosum** Wall. ex Hook. et Grev.

【主要形态特征】 根状茎短粗而直立，根肉质，成簇，粗而长；总叶柄粗肥多汁，密生早落的灰白色长绒毛；营养叶为五角状的三角形，顶端渐尖头，三至四回羽裂；侧生羽片6～8对，基部的1～2对对生，基部一对羽片最大，三角形，二至三回羽状；一回小羽片6～9对，有长柄，基部下方一片最大，卵状三角形，其余各对较小，均有明显的柄，一至二回羽状；二回小羽片仍以基部下方一片较大，其余各对向上逐渐缩小，仍有短柄；末回小羽片卵形或卵状三角形，边缘有粗大的重锯齿；叶薄草质，叶轴、羽轴有灰白色长毛，叶脉不明显；孢子囊穗自第一对羽片以上的叶轴生出，比不育叶片短，孢子囊穗呈圆锥状，二至三回羽状，小穗张开，穗轴上有绒毛。

【生境及分布】 产于六枝（关寨），生于海拔1800～2600m的山地常绿杂木林下。分布于湖南、四川、贵州、云南、西藏、台湾、广西。

【药用部位、功能主治】 全草、根状茎入药。有清热解毒、止咳平喘的功效；全草主治虚痨咳嗽、病后声哑、疮疡肿毒、虫蛇咬伤，根状茎主治产后体虚、肝肾虚弱、疮毒、淋巴结肿。

【附注】 珍稀濒危蕨类植物。贵州彝族、土家族用药。

4. 阴地蕨（一朵云、花蕨） **Botrychium ternatum**（Thunb.）Sw. 彩片12

【主要形态特征】 根状茎短而直立，有一簇粗健肉质根；总叶柄短，细瘦，淡白色，叶片阔三角形，短尖头，三至四回羽裂，侧生羽片3～4对，有柄，基部一对最大，阔三角形，短尖头，二回羽状；一回小羽片3～4对，有柄，基部下方一片较大，一回羽状；末回小羽片为长卵形至卵形，基部下方一片较大，有短柄，其余羽片较小，边缘有不整齐的细而尖的锯齿密生；叶厚草质，干后为绿色，遍体无毛，表面皱凸不平；孢子叶有长柄，远远超出营养叶之上，孢子囊穗为圆锥状，二至三回羽状，分枝疏松，略张开，无毛；孢子囊球形，黄色。

【生境及分布】 产于盘州（乌蒙大草原）、水城（野鸡坪），生于海拔 400～1000m 的丘陵地灌丛阴处。分布于辽宁、山东、河南、陕西、安徽、江苏、浙江、江西、湖南、湖北、四川、重庆、贵州、福建、台湾、广东、广西。

【药用部位、功能主治】 全草入药。有清热解毒、平肝熄风、止咳、止血、明目去翳的功效；主治小儿高热惊搐、肺热咳嗽、咯血、百日咳、癫狂、痫疾、疮疡肿毒、瘰疬、毒蛇咬伤、目赤火眼、目生翳障。

【附注】《全国中草药汇编》《贵州省中药材、民族药材质量标准》收载品种；贵州彝族、侗族、苗族、土家族、仡佬族用药。

5. 蕨萁（绒毛蕨萁） **Botrychium virginianum**（L.）Sw. **彩片 13**

【主要形态特征】 根状茎短而直立，根肉质，长而粗健，成簇；总叶柄多汁，草质，光滑无毛；叶片阔三角形，顶端为短尖头，三回羽状，基部四回羽裂；侧生羽片 6～8 对，对生或近对生，基部一对最大，长卵形，向基部稍狭；一回小羽片上先出，有短柄，短尖头，二回羽状；一回小羽片长圆披针形，渐尖头，有短柄，一回羽状或二回羽裂；二回小羽片长圆披针形，无柄，以狭翅沿中肋两侧下沿，深羽裂；末回裂片狭长圆形，有长而粗的尖锯齿，每齿有 1 小脉；叶为薄草质，几光滑或光滑，干后绿色，叶脉可见；孢子叶自不育叶片的基部抽出，孢子囊穗二至三回羽状，呈圆锥状，成熟后高出于不育叶片之上，直立；孢子囊球形。

【生境及分布】 产于水城（比德、营盘），生于海拔 1400～1900m 的溪边、阴湿林下、林缘。分布于山西、河南、陕西、甘肃、安徽、浙江、湖南、湖北、四川、重庆、贵州、云南、西藏。

【药用部位、功能主治】 全草、根入药。有清热解毒、祛风定惊的功效；主治肺痈、疮毒、蛇虫咬伤、小儿急惊风、瘰疬、风湿痹痛、跌打损伤。

【附注】《新华本草纲要》《全国中草药汇编》收载品种；贵州侗族、土家族用药。

（二）瓶尔小草属 Ophioglossum L.

1. 柄叶瓶尔小草（钝头瓶尔小草、一支箭） **Ophioglossum petiolatum** Hook.

【主要形态特征】 根状茎短而直立，圆柱形，根肉质，粗壮，成簇生长；叶单生，营养叶草质，卵形或宽卵形，先端钝圆而具小尖突，基部圆形，多少下延成柄状，网状脉相当明显；孢子叶自营养叶基部生出，高出营养叶，孢子囊穗线形。

【生境及分布】 产于盘州（保基、乌蒙大草原），生于海拔 600～2300m 的山坡灌丛旁或草丛中。分布于安徽、江西、湖北、四川、贵州、云南、福建、台湾、广东、广西、海南。

【药用部位、功能主治】 全草入药。有清热解毒、活血散淤的功效；主治乳瘤、疔疮、癣痒、跌打损伤、淤血肿痛。

【附注】《新华本草纲要》《全国中草药汇编》收载品种；贵州苗族、布依族用药。

2. 狭叶瓶尔小草（一叶草、狭叶箭蕨） **Ophioglossum thermale** Kom.

【主要形态特征】 根状茎细短，直立，有一簇细长不分枝的肉质根，向四面横走如匍匐茎，在先端发生新植物；叶单生或 2～3 叶同自根部生出，总叶柄纤细，绿色或下部埋于土中，呈灰白色；营养叶为单叶，每梗一片，倒披针形或长圆倒披针形，向基部为狭楔形，无明显的柄，全缘，先端微尖或稍钝；叶草质，淡绿色，具不明显的网状脉；孢子叶自营养叶基部生出，高出营养叶，孢子囊穗狭线形，先端尖，由 15～28 对孢子囊组成，孢子灰白色，近于平滑。

【生境及分布】 产于盘州（乌蒙大草原）、钟山（韭菜坪），生于海拔 3000m 以下的林下和山坡阴凉稍潮湿的土中。分布于黑龙江、吉林、辽宁、内蒙古、河北、山东、河南、陕西、安徽、江苏、江西、湖南、湖北、四川、重庆、贵州、云南、台湾、广西。

【药用部位、功能主治】 全草入药。有清热解毒、活血化淤的功效；主治跌打损伤。

【附注】 珍稀濒危蕨类植物。《全国中草药汇编》收载品种；贵州彝族、布依族、侗族用药。

3. 瓶尔小草（一支箭、蛇吐须） **Ophioglossum vulgatum** L.

【主要形态特征】 根状茎短而直立，具长而粗的肉质根，呈簇生；叶通常单生，总叶柄深埋土中，下半部为灰白色，较粗大；营养叶为卵状长圆形或狭卵形，先端钝圆或急尖，基部圆或楔形，变狭并稍下延，但不呈柄状；叶微肉质到草质，全缘，网状脉明显；孢子叶较粗健，自营养叶基部生出，孢子囊穗线形，先端尖，远超出于营养叶之上。

【生境及分布】 产于盘州（保基、英武），生于海拔 3000m 的林下。分布于河南、陕西、江苏、浙江、江西、湖南、湖北、四川、重庆、贵州、云南、西藏、福建、台湾、广东、广西、海南、香港、澳门。

【药用部位、功能主治】 全草入药。有清热解毒、消肿止痛的功效；主治小儿肺炎、脘腹胀痛、毒蛇咬伤、疔疮肿毒，外用治急性结膜炎、角膜薄翳、眼睑缘炎。

【附注】《全国中草药汇编》《贵州省中药材、民族药材质量标准》收载品种；贵州彝族、侗族、苗族、布依族、仡佬族用药。

五
紫萁科
Osmundaceae

（一）紫萁属 **Osmunda** L.

1. 绒紫萁（绒蕨） **Osmunda claytoniana** L. 彩片 14

【主要形态特征】 根状茎短而粗壮，直立；叶簇生，一型；叶柄红棕色或棕禾秆色，叶片长圆形，幼时通体被淡棕色绒毛，二回羽状深裂；羽片 18～25 对，对生或近对生，无柄，披针形，急尖头，基部近截形，向顶部的羽片逐渐缩短；裂片 14～18 对，彼此接近，长圆形，圆头，全缘；叶纸质，干后黄绿色，叶轴上多少有淡红色绒毛；叶脉纤细，羽状，侧脉二叉，小脉达于叶边，两面明显；能育羽片 3～6 对，生于叶片中部，裂片卷缩成线状，暗棕色，被淡红色绒毛，孢子囊密生于背侧。

【生境及分布】 产于水城（野鸡坪、玉舍）、钟山（凉都森林公园），生于海拔 1650～2200m 的山坡草地或林缘。分布于辽宁、湖南、湖北、四川、重庆、贵州、云南、西藏、台湾。

【药用部位、功能主治】 根状茎入药。有清热解毒、舒筋活络的功效；主治筋骨疼痛。

2. 紫萁（紫萁贯众、飞蛾七） **Osmunda japonica** Thunb. 彩片 15

【主要形态特征】 根状茎短而粗，直立；叶簇生，二型；叶柄禾秆色，幼时密被绒毛，叶片为三角状卵形，二回羽状；羽片 3～8 对，对生，卵形或长圆形，基部一对稍大，有柄，斜展，奇数羽状；小羽片 5～9 对，对生或近对生，无柄，长圆形或长圆披针形，先端钝，基部圆形，顶生的同形，边缘有均匀的细锯齿；叶为纸质至近革质，干后棕绿色，幼时被棕色棉毛；叶脉两面明显，羽状，侧脉二叉，小脉达于锯齿；孢子叶稍高于不育叶，二回羽状，羽片和小羽片均短缩，小羽片变成线形，孢子囊沿中肋两侧背面密生。

【生境及分布】 产于盘州（坪地）、水城（野鸡坪、玉舍）、钟山（凉都森林公园、明湖），生于海拔 2500m 以下林下溪边的酸性土壤。分布于山东、河南、陕西、甘肃、安徽、江苏、上海、浙江、江西、湖南、湖北、四川、重庆、贵州、云南、西藏、福建、台湾、广东、广西、香港。

【药用部位、功能主治】 根状茎、叶柄残基入药。有清热解毒、利湿散淤、止血的功效；主治痢疾、崩漏、白带。

【附注】《全国中草药汇编》《贵州省中药材、民族药材质量标准》收载品种；贵州彝族、侗族、苗族用药。

（二）桂皮紫萁属 Osmundastrum C. Presl

桂皮紫萁（分株紫萁） Osmundastrum cinnamomeum（L.）C. Presl 彩片 16

【主要形态特征】 根状茎短粗而直立；叶簇生，二型；不育叶柄坚挺，禾秆色或淡棕色，叶片长圆形或长圆披针形，渐尖头，二回羽状深裂；羽片 20 对或更多，对生或互生，披针形，渐尖头，基部截形，无柄，羽状深裂达羽轴，裂片 11～15 对，长圆形，圆头，开展，密接，全缘；叶为薄纸质，干后为黄绿色，幼时密被灰棕色绒毛；中脉明显，侧脉羽状，每脉二叉分枝，纤细，两面可见；孢子叶二回羽状，遍体密被灰棕色绒毛，叶片强度紧缩，裂片缩成线形，背面满布暗棕色的孢子囊，孢子囊生于小羽轴两侧。

【生境及分布】 产于盘州（乌蒙）、水城（比德、野鸡坪），生于海拔 1000～2600m 的沼泽地或潮湿山谷。分布于黑龙江、吉林、辽宁、安徽、浙江、江西、湖南、四川、重庆、贵州、云南、福建、台湾、广东、广西。

【药用部位、功能主治】 根状茎入药。有清热解毒、止血、镇痛的功效；主治流感、痢疾、血痢、外伤出血、小便不利。

【附注】《新华本草纲要》《全国中草药汇编》收载品种。

六
膜蕨科
Hymenophyllaceae

（一）膜蕨属 Hymenophyllum Sm.

1. 蕗蕨（栗色路蕨） Hymenophyllum badium Hook. et Grev.

【主要形态特征】 根状茎铁丝状，长而横走，褐色，下面疏生粗纤维状的根；叶远生；叶柄褐色，两侧有翅，下延近叶柄基部；叶片披针形至卵状披针形或卵形，三回羽裂；羽片 10～12 对，互生，有短柄，开展，三角状卵形至斜卵形，基部斜楔形，密接；小羽片 3～4 对，互生，无柄，开展，长圆形，基部下侧下延，密接；末回裂片 2～6 个，互生，长圆形或阔线形；叶膜质，褐色或绿褐色，无毛，叶轴及各回羽轴均有阔翅；叶脉羽状，两面明显隆起，褐色，末回裂片有小脉 1 条；孢子囊群大，多数，生于末回羽片顶端；囊苞圆形或扁圆形，两瓣，全缘或波状，囊托不伸出囊苞之外。

【生境及分布】 产于水城（玉舍），生于海拔 600～1600m 的密林下溪边潮湿的岩石上。分布于浙江、江西、湖南、湖北、四川、重庆、贵州、云南、西藏、福建、台湾、广东、广西、海南、香港。

【药用部位、功能主治】 全草入药。有清热解毒、生肌止血的功效；主治水火烫伤、痈疖肿毒、外伤出血。

【附注】《新华本草纲要》收载品种；贵州侗族用药。

2. 华东膜蕨（小叶膜蕨） Hymenophyllum barbatum（Bosch）Baker

【主要形态特征】 根状茎纤细，横走，棕褐色，疏被淡褐色的柔毛或几光滑，疏生纤维状的根；叶远生；叶柄丝状，略粗于根状茎，棕褐色，无翅，几光滑；叶片长圆形，二回羽裂；羽片长圆倒卵形，4～6 对，密接或稍呈覆瓦状，互生，无柄，基部稍狭而为楔形，上部多少深裂为 4～6 个裂片；末回裂片线形，单一或分叉，圆头，边缘有尖齿；叶为薄膜质，半透明，干后呈淡褐色，无毛；叶轴黑褐色，全部有宽翅，叶轴及羽轴均稍曲折；叶脉叉状分枝，黑褐色，两面明显隆起，与叶轴及羽轴上面同被淡褐色的柔毛，末回裂片有小脉 1 条；孢子囊着生在叶片上部，位于短裂片上；囊苞长圆形至长圆卵形，圆头，先端有不整齐的小尖齿，基部的裂片稍缩狭。

【生境及分布】 产于盘州（保基、普古、淤泥），生于海拔 800～2300m 的林下树干上或阴暗岩石上。分布于河南、陕西、安徽、浙江、江西、湖南、湖北、四川、重庆、贵州、福建、台湾、广东、广西、海南。

【药用部位、功能主治】 全草入药。有止血的功效；主治外伤出血。

【附注】《新华本草纲要》《中华本草》收载品种。

3. 长柄蕗蕨（多果蕗蕨） **Hymenophyllum polyanthos**（Sw.）Sw.

【主要形态特征】 根状茎纤细，长而横走，褐色，下面疏生纤维状的根；叶远生；叶柄细长，圆柱形，深褐色，无翅或有翅，翅易脱落；叶片宽卵形至长圆形或卵状披针形，先端长渐狭，基部近心脏形，三回羽裂；羽片 10～15 对，互生，有短柄，开展，三角状卵形至长圆形，先端钝，基部斜楔形，密接或互相重叠，上部的羽片逐渐缩小；小羽片 4～6 对，互生，无柄，开展，长圆形至阔楔形，先端钝至近截形，基部下侧下延，各回小羽片以狭翅相连；末回裂片 2～6 个，线形至长圆状线形，先端钝头或有浅缺刻，全缘；叶膜质，半透明，干后呈褐色或绿褐色；叶脉叉状分枝，两面稍隆起，褐色，末回裂片有小脉 1 条；孢子囊群生于中部以上末回裂片顶端；囊苞三角状卵形，两瓣，全缘，囊托不伸出囊苞之外。

【生境及分布】 产于水城（玉舍）、钟山（金盆），生于海拔 800～1900m 的溪边、阴湿林下，附生石上、树干上。分布于甘肃、安徽、浙江、江西、湖南、四川、贵州、福建、台湾、广东、广西、香港。

【药用部位、功能主治】 全草入药。有清热解毒、生肌止血的功效；主治痈疖、疮疥、烫火伤、肿毒、外伤出血。

【附注】《新华本草纲要》收载品种；贵州侗族用药。

（二）瓶蕨属 **Vandenboschia** Copel.

南海瓶蕨（漏斗瓶蕨） **Vandenboschia striata**（D. Don）Ebihara

【主要形态特征】 根状茎长而横走，黑褐色，坚硬，密被黑褐色多细胞节状毛，下面疏生纤维状的根；叶远生，二列；叶柄上面有浅沟，基部被节状毛，两侧有翅下延几达基部；叶片阔披针形至卵状披针形，先端长渐尖，三至四回羽裂；羽片互生，有短柄，斜卵形至卵状披针形，先端渐尖，基部斜楔形；一回小羽片互生，无柄，长圆卵形，彼此以狭翅相连，一至二回羽裂；末回裂片很短，长圆线形，先端钝，全缘；叶膜质，干后为暗绿褐色；叶脉羽状，绿褐色，两面均隆起，末回裂片有小脉 1 条；孢子囊群生于末回裂片顶端或裂片腋间；囊苞管状，口部稍膨大；囊托丝状，突出。

【生境及分布】 产于盘州（乌蒙）、钟山（金盆），生于海拔 400～2700m 的常绿阔叶林下、树干下或溪边阴湿岩石上。分布于河南、浙江、江西、湖南、四川、贵州、云南、福建、台湾、广东、广西、海南。

【药用部位、功能主治】 全草入药。有健脾开胃、止血的功效；主治消化不良、外伤出血。

【附注】《新华本草纲要》收载品种。

七
里白科
Gleicheniaceae

（一）芒萁属 Dicranopteris Bernh.

1. 大芒萁（大羽芒萁） Dicranopteris ampla Ching et P. S. Chiu　彩片 17

【主要形态特征】 植株高 1～1.5m。根状茎长而横走，坚硬，木质，红棕色，被棕色节状毛；叶远生；叶柄圆柱形，暗棕色，光滑，叶轴 3～4 次假二叉分枝；顶芽被锈色或枣红色节状毛，芽苞阔卵形，边缘具不规则的粗牙齿；除末回叶轴外，在各回分枝处两侧均有一对托叶状羽片，羽片羽状深裂；末回分枝顶部羽片呈披针形或长圆形，先端渐尖，尾头，篦齿状深裂几达羽轴；裂片披针形至线形，先端圆，常微凹，基部汇合，基部上侧的数对裂片短缩为三角形，全缘或浅波状，具软骨质的狭边；叶革质，上面深绿色，下面灰绿色，无毛；中脉下面凸起，侧脉明显，每组 5～7 分枝，小脉并行，直达叶缘；孢子囊群圆形，沿中脉两侧为不规则的 2～3 行。

【生境及分布】 产于盘州（保基），生于海拔 400～1000m 的山坡向阳处、土坡疏林下或林缘。分布于江西、贵州、云南、西藏、广东、广西、海南、香港。

【药用部位、功能主治】 嫩苗、髓心入药。有解毒、止血的功效；主治蜈蚣咬伤、鼻衄、外伤出血。

2. 芒萁（蕨萁、铁芒萁、狼萁草） Dicranopteris pedata（Houtt.）Nakaike　彩片 18

【主要形态特征】 植株通常高 45～80（120）cm。根状茎长而横走，坚硬，密被暗棕色节状毛；叶远生；叶柄圆柱形，棕禾秆色，叶轴一至三回二叉分枝；顶芽被深棕色节状毛，芽苞卵形，边缘具不规则裂片或粗牙齿；各回分叉处两侧均各有一对托叶状的羽片，宽披针形；一回羽轴被暗棕色毛，末回羽片披针形或宽披针形，向顶端变狭，尾状，基部上侧变狭，篦齿状深裂几达羽轴；裂片线状披针形，顶钝，常微凹，羽片基部上侧的数对裂片极短，三角形至长圆形；叶为纸质，上面黄绿色或绿色，沿羽轴被锈色毛，后变无毛，下面灰白色，沿中脉及侧脉疏被锈色毛；侧脉两面隆起，明显，小脉直达叶缘；孢子囊群圆形，在主脉两侧各成一行。

【生境及分布】 产于六枝（关寨、郎岱）、盘州（保基、大山、普古）、水城（比德、玉舍）、钟山（凉都森林公园、明湖、南开），生于海拔 2000m 以下的红壤丘陵荒坡或马尾松林下。分布于山西、河南、甘肃、安徽、江苏、浙江、江西、湖北、湖南、湖北、四川、重庆、贵州、云南、福建、台湾、广东、广西、香港、澳门。

【药用部位、功能主治】 幼叶及叶柄、根状茎、全草入药。幼叶及叶柄有化淤止血、清热利尿、解毒消肿的功效；主治崩漏、带下、跌打损伤、外伤出血、热淋涩痛、小儿腹泻、烧烫伤、毒虫咬伤。根状茎有清热利湿、化淤止血、止咳的功效；主治湿热臌胀、小便涩痛、阴部湿痒、跌打肿痛、外伤出血、血崩、肺热咳嗽。全草有清热止血、止咳、利尿的功效；主治肺热咳嗽、衄血、崩漏、小便涩痛、烧烫伤、外伤出血、蛇虫咬伤。

【附注】《新华本草纲要》《全国中草药汇编》收载品种；贵州侗族用药。

（二）里白属 Diplopterygium（Diels）Nakai

里白（大蕨萁） *Diplopterygium glaucum*（Thunb. ex Houtt.）Nakai 彩片 19

【主要形态特征】 根状茎横走，被棕色披针形鳞片；叶远生；叶柄光滑，暗棕色，叶轴一至三回二叉分枝；顶芽密被鳞片，芽苞二回羽状细裂；羽片对生，具短柄，长圆形，中部最宽，向顶端渐尖，基部稍变狭，二回羽状深裂；小羽片多数，互生，平展，无柄，线状披针形，顶端渐尖，基部截形，羽状深裂；裂片多数，互生，平展，宽披针形，钝头，基部汇合，边缘全缘；叶草质，上面绿色，无毛，下面灰白色，沿小羽轴及中脉疏被锈色短星状毛，后变无毛；羽轴棕绿色，上面平，两侧有边，下面圆，光滑；中脉上面平，下面凸起，侧脉两面可见，叉状分枝，直达叶缘；孢子囊群圆形，中生，生于上侧小脉上，由 3～4 个孢子囊组成。

【生境及分布】 产于盘州（保基、大山、普古）、水城（比德、玉舍）、钟山（凉都森林公园、月照），生于海拔 1500m 的林下或沟边。分布于安徽、江苏、浙江、江西、湖南、湖北、四川、重庆、贵州、云南、福建、台湾、广东、广西、香港。

【药用部位、功能主治】 根状茎入药。有行气止血、化淤接骨的功效；主治胃脘痛、鼻衄、跌打损伤、骨折。

【附注】《新华本草纲要》收载品种。

八
海金沙科
Lygodiaceae

海金沙属 Lygodium Sw.

海金沙（左转藤、黑须草） Lygodium japonicum（Thunb.）Sw. 彩片 20

【主要形态特征】 植株攀援生长。根状茎横走；叶近生；叶轴具狭边；叶三回羽状；羽片多数，对生于叶轴上的短距两侧，下部不育羽片三角形，二回羽状；一回羽片2～4对，互生，有柄，基部一对卵圆形，奇数一回羽状；二回小羽片2～3对，卵状三角形，具短柄或无柄，互生，掌状三裂；末回羽片1～2对，卵形，基部楔形或心脏形，叶缘有不规则的浅圆锯齿；能育羽片生于叶轴上部，与不育羽片相似；叶纸质，叶柄、羽轴和叶脉上略有短毛；主脉明显，侧脉纤细，二至三回二叉分枝，直达锯齿；孢子囊穗在叶边呈流苏状，线状。

【生境及分布】 产于六枝（关寨、毛口）、盘州（保基）、水城（营盘、玉舍）、钟山（月照），生于海拔300～1500m的向阳路旁或山坡疏灌丛中。分布于河南、陕西、甘肃、安徽、江苏、上海、浙江、江西、湖南、湖北、四川、重庆、贵州、云南、西藏、福建、台湾、广东、广西、海南、香港、澳门。

【药用部位、功能主治】 孢子、地上部分入药。有清热利湿、通淋止痛的功效；主治热淋、石淋、砂淋、血淋、膏淋、尿道涩痛。

【附注】《中国药典》《全国中草药汇编》收载品种；贵州侗族、苗族、布依族、土家族、仡佬族用药。

九
蘋科
Marsileaceae

蘋属 Marsilea L.

蘋（苹、四瓣草、田字草） **Marsilea quadrifolia** L.

【主要形态特征】 根状茎细长横走，不规则分枝，先端被淡棕色毛，茎节远离，向上发出一至数枚营养叶；叶柄细长柔软，叶片由 4 片倒三角形的小叶组成，呈“田”字形，小叶外缘半圆形，两侧通直，基部楔形，全缘，幼时被毛；叶草质；叶脉从小叶基部向上呈放射状分叉，组成狭长网眼，无内藏小脉；能育叶特化成孢子果，孢子果双生或单生于短柄上，而柄着生于叶柄基部，长椭圆形，幼时被毛，褐色，木质，坚硬，每个孢子果内含多数孢子囊，大小孢子囊同生于孢子囊托上，一个大孢子囊内只有一个大孢子，而小孢子囊内有多数小孢子。

【生境及分布】 产于六盘水市各县（市、区），生于水田、池沼、沟渠、湿地中。分布于黑龙江、吉林、辽宁、内蒙古、河北、天津、北京、山西、山东、河南、陕西、甘肃、青海、新疆、江苏、上海、浙江、江西、湖南、湖北、四川、重庆、贵州、云南、福建、广东、广西、海南、香港、澳门。

【药用部位、功能主治】 全草入药。有清热、利水、解毒、止血的功效；主治风热目赤、肾炎、肝炎、疟疾、消渴、吐血、衄血、热淋、尿血、痈疮、瘰疬。

【附注】《全国中草药汇编》收载品种；贵州彝族用药。

十

槐叶蘋科

Salviniaceae

满江红属 **Azolla** Lam.

满江红（红浮漂） **Azolla pinnata** subsp. **asiatica** R. M. K. Saunders et K. Fowler　彩片 21

【主要形态特征】 小型漂浮植物。植物体呈圆形或三角状；根状茎细长横走，茎羽状分枝，向下生须根，向上生叶；叶小，鳞片状，无柄，互生，覆瓦状排列成两行，叶片深裂为背裂片和腹裂片，背裂片长圆形或卵形，肉质，绿色，营光合作用，在秋后常变为紫红色，边缘无色透明，上表面密被乳状瘤突；腹裂片贝壳状，无色透明，多少饰有淡紫红色，斜沉水中，营吸收作用；孢子果双生于沉水的裂片上，大孢子果体积小，长卵形，小孢子果体积远较大，圆球形，顶端有短喙，果壁薄而透明。

【生境及分布】 产于钟山（明湖），生于水田和静水沟塘中。分布于辽宁、河北、山西、山东、河南、安徽、江苏、浙江、江西、湖南、湖北、四川、贵州、云南、福建、台湾、广东、广西。

【药用部位、功能主治】 全草入药。有祛风除湿、解表透疹的功效；主治麻疹不透、风湿关节痛、荨麻疹、皮肤瘙痒、水肿。

【附注】《全国中草药汇编》收载品种；贵州彝族用药。

十一
瘤足蕨科
Plagiogyriaceae

瘤足蕨属 Plagiogyria（Kunze）Mett.

1. 华中瘤足蕨　Plagiogyria euphlebia（Kunze）Mett.　彩片 22

【主要形态特征】 根状茎粗壮，圆柱形，直立或斜升；叶簇生，二型；不育叶柄横切面呈方形，膨大的基部背侧有 1～2 对气囊体，向上光滑；叶片长圆形，基部不变狭，奇数一回羽状，羽片近对生或互生，有短柄，线状披针形，渐尖头，边缘有钝锯齿，基部为短楔形，顶生羽片与侧生羽片同形，几乎同大，基部常有 1～2 个圆形裂片；基部 1～2 对羽片同大或略短，平展，有较长的柄，边缘有浅波状的疏而低的齿牙，先端有钝锯齿；叶坚纸质，光滑，干后褐绿色或棕绿色；叶脉稀疏，略斜上，单一或二叉，直达叶边，两面明显隆起；能育叶较高，叶片一回羽状，羽片收缩成线形，有长柄，成熟孢子囊布满背面。

【生境及分布】 产于水城（玉舍）、钟山（凉都森林公园、明湖、石龙），生于海拔 900～1900m 的山坡林下、林缘或河谷路边。分布于甘肃、安徽、浙江、江西、湖南、湖北、四川、重庆、贵州、云南、福建、台湾、广东、广西。

【药用部位、功能主治】 根状茎、全草入药。有清热解毒、消肿止痛的功效；主治流行性感冒。

【附注】 民间草药。

2. 华东瘤足蕨（日本瘤足蕨）　Plagiogyria japonica Nakai　彩片 23

【主要形态特征】 根状茎短粗而直立，圆柱状；叶簇生，二型；不育叶柄横切面为近四方形，暗褐色，仅基部背侧有 1～2 对气囊体，向上光滑；叶片长圆形，一回羽状，羽片互生，狭长圆披针形，无柄，短渐尖头，基部近圆楔形，下侧楔形，上侧略与叶轴合生，略上延，基部羽片不缩短或略短，基部为短楔形，向顶部的羽片略缩短，合生，顶生羽片特长，与其下的较短羽片合生；叶边有疏钝的锯齿，向顶端的锯齿较粗；叶为纸质，两面光滑，干后黄绿色，叶轴下面扁圆，上面两侧各有一条狭边；中脉隆起，两侧小脉明显，二叉分枝，直达锯齿；能育叶高与不育叶相等或过之，柄远较长，叶片奇数一回羽状，羽片收缩成线形，有短柄，成熟孢子囊布满其背面。

【生境及分布】 产于钟山（金盆、月照），生于海拔 1450m 以下的林下沟内。分布于安徽、江苏、浙江、湖南、湖北、四川、重庆、贵州、云南、福建、台湾、广东、广西、海南。

【药用部位、功能主治】 根状茎入药。有清热解毒、消肿止痛的功效；主治外感风热、头痛、咳嗽、跌打损伤。

【附注】《新华本草纲要》收载品种。

3. 耳形瘤足蕨（斗鸡草） **Plagiogyria stenoptera**（Hance）Diels 彩片 24

【主要形态特征】 根状茎直立。叶簇生，二型；不育叶柄草质，横切面为三棱形，仅基部有一对气囊体；叶片披针形，羽状深裂，向两端渐变狭，顶端为尾头，基部突然变狭，羽状深裂几达叶轴，羽片互生，平展，彼此接近，中部的最长，披针形，从基部向外逐渐变狭，顶部渐尖，边缘下部为全缘，上半部有细锯齿；羽片向基部逐渐缩短，向下有 2～10 对羽片突然收缩成为长半圆形互生的小耳片；叶为草质，干后绿色或黄绿色，叶轴下面为锐龙骨状，上面有一深阔沟；叶脉明显，羽状，侧脉纤细，达于锯齿；能育叶柄较长，一回羽状，羽片强度收缩成线形，彼此远离，有短柄，下部常有数对缩小成耳状的不育小羽片，孢子囊群满布羽片下面。

【生境及分布】 产于六枝（关寨）、水城（玉舍）、钟山（凉都森林公园、明湖），生于海拔 700～1800m 的河谷、路边、灌丛下或密林下。分布于湖南、湖北、四川、重庆、贵州、云南、台湾、广西。

【药用部位、功能主治】 根状茎、全草入药。有清热解毒、发表止咳的功效；主治外感风寒表证。

【附注】《新华本草纲要》收载品种。

十二
金毛狗科
Cibotiaceae

金毛狗属 Cibotium Kaulf.

金毛狗（金毛狗脊、狗脊） Cibotium barometz（L.）J. Sm.

【主要形态特征】 根状茎粗壮而横卧，密生金黄色或棕花色长柔毛；叶丛生；叶柄长达 1～2m，基部被金黄色长柔毛，上部光滑；叶片大，卵形至阔卵形，三回羽裂；羽片长圆形，有柄，互生，远离，二回羽裂，小羽片线状披针形，互生，开展，有短柄，长渐尖，基部圆截形，羽状深裂几达小羽轴；末回裂片线状镰刀形，边缘有浅锯齿，先端锐尖；叶革质或厚纸质，干后上面褐色，下面灰蓝色，两面光滑；叶脉羽状，侧脉分叉，两面隆起；孢子囊群生于末回能育裂片，通常 1～5 对，生于小脉顶端，囊群盖坚硬，棕褐色，两瓣状，内瓣较外瓣小，形如蚌壳，露出孢子囊群。

【生境及分布】 产于盘州（保基、普古）、水城（玉舍），生于海拔 600～1250m 的山脚沟边或林下阴处酸性土壤。分布于河南、浙江、江西、湖南、湖北、四川、重庆、贵州、云南、西藏、福建、台湾、广东、广西、海南、香港、澳门。

【药用部位、功能主治】 根状茎入药。有补肝肾、强腰膝、舒经络、祛风湿的功效；主治腰腿酸痛、手足麻木、半身不遂、白带遗精、血崩等。

【附注】 珍稀濒危蕨类植物。《中国药典》《全国中草药汇编》收载品种；贵州侗族、苗族、布依族、土家族用药。

十三
鳞始蕨科
Lindsaeaceae

（一）乌蕨属 Odontosoria Fée

乌蕨（乌韭、金鸡尾） Odontosoria chinensis（L.）J. Sm. 彩片 26

【主要形态特征】 根状茎短而横走，密被深棕色钻形鳞片；叶近生或丛生；叶柄禾秆色至棕禾秆色，上面有浅沟，有光泽；叶片卵形至披针形，先端渐尖，基部不变狭，四回羽状深裂；羽片互生，有短柄，斜展，卵状披针形，下部三回羽状；末回小羽片倒披针形，先端截形，有齿牙，基部楔形，下延；叶坚草质，干后棕褐色，通体光滑；叶脉上面不明显，下面明显，在小裂片上为二叉分枝；孢子囊群边缘着生，每裂片上一枚或二枚，顶生于1～2条细脉上，囊群盖灰棕色，革质，倒卵形或杯形，与叶缘等长，全缘或多少啮蚀状，宿存。

【生境及分布】 产于六枝（关寨、郎岱）、盘州（保基、坪地、普古）、水城（比德、玉舍）、钟山（金盆、凉都森林公园、明湖、月照），生于海拔200～1900m的酸性山地的林下或路边。分布于河南、甘肃、安徽、江苏、上海、浙江、江西、湖南、湖北、四川、重庆、贵州、云南、西藏、福建、台湾、广东、广西、海南、香港、澳门。

【药用部位、功能主治】 根状茎、全草入药。有清热解毒的功效；主治感冒发热、咳嗽、扁桃体炎、腮腺炎、肠炎、痢疾、肝炎、砷中毒。

【附注】《全国中草药汇编》《贵州省中药材、民族药材质量标准》收载品种；贵州苗族用药。

（二）香鳞始蕨属 Osmolindsaea（K. U. Kramer）Lehtonen et Christenh.

香鳞始蕨（陵齿蕨、猪毛七） Osmolindsaea odorata（Roxb.）Lehtonen et Christenh.

【主要形态特征】 根状茎横走，密被棕色线状钻形鳞片；叶近生；叶柄栗褐色或基部栗褐色向上禾秆色，有光泽，下边圆形，上边有沟；叶片线状披针形，基部不变狭或稍狭，先端渐尖，一回羽状；羽片 15～30 对，互生，开展，有短柄，对开式，斜三角形，下缘直，近先端处上弯，上缘有缺刻；叶草质，干后绿色；叶轴禾秆色，光滑，下面圆形，上面有沟；叶脉二叉分枝，下面不显，上面略显；孢子囊群沿羽片上级着生，每缺刻有一个囊群，横跨于 2 或 3 条小脉顶端，囊群盖横线形，边缘啮蚀状。

【生境及分布】 产于盘州（保基、普古）、钟山（金盆），生于海拔 500～2000m 的酸性山地阴湿林下、林缘、溪边。分布于浙江、江西、湖南、四川、贵州、云南、西藏、福建、台湾、广东、广西、海南。

【药用部位、功能主治】 全草入药。有利尿、止血的功效；主治小便不畅、尿血、吐血。

【附注】《新华本草纲要》收载品种。

十四
凤尾蕨科
Pteridaceae

（一）铁线蕨属 Adiantum L.

1. 毛足铁线蕨（毛脚铁线蕨） **Adiantum bonatianum** Brause

【主要形态特征】 根状茎长而横走，被黑色披针形鳞片和棕色、多细胞的长毛；叶近生；叶柄栗褐色至栗紫色，有光泽，基部密被与根状茎相同的鳞片和多细胞的长茸毛，干后易被擦落，在叶柄表皮上留下小疣状突起，有粗糙感，向上光滑；叶片阔卵形，渐尖头，基部圆楔形，三至四回羽状；羽片 5～8 对，互生，基部 1～2 对羽片最大，三角状卵形，二至三回羽状；末回小羽片彼此接近且略重叠，扇形，顶部圆形，具密芒状三角形锯齿，全缘，基部阔楔形，具栗红色的短柄；叶薄草质，草绿色，两面均无毛；叶轴及各回羽轴均与叶柄同色；叶脉多回二歧分叉，直达锯齿尖端，两面明显；孢子囊群每羽片 2～5 枚，囊群盖圆形或圆肾形，前缘呈深缺刻状，褐色，膜质。

【生境及分布】 产于盘州（保基）、钟山（金盆、韭菜坪），生于海拔 1400～2200m 的高中山区林下或林缘石隙。分布于湖南、四川、贵州、云南。

【药用部位、功能主治】 全草入药。有清热解毒、利尿通淋的功效；主治痢疾、尿路感染、白浊、乳腺炎。

【附注】 珍稀濒危蕨类植物。中国特有种。《新华本草纲要》收载品种；贵州土家族用药。

2. 团羽铁线蕨（团叶铁线蕨、翅柄铁线蕨、猪鬃七） **Adiantum capillus-junonis** Rupr. **彩片 25**

【主要形态特征】 根状茎短而直立，连同叶柄基部被褐色披针形鳞片；叶簇生；叶柄纤细如铁丝，深栗色，有光泽，光滑；叶片披针形，奇数一回羽状；羽片 4～8 对，互生，具明显的柄，羽片团扇形或近圆形，基部对称，圆楔形或圆形，两侧全缘，上缘圆形，能育羽片不育边缘具细齿牙，不育羽片上缘具细齿牙；叶草质，草绿色，两面均无毛，羽轴及羽柄均为栗色，有光泽；叶轴先端常延伸成鞭状，能着地生根，行无性繁殖；叶脉分离，扇状分枝，两面均明显；孢子囊群每羽片 1～5 枚，长圆形或长条形，囊群盖同形，上缘平直，纸质，棕色，宿存。

【生境及分布】 产于六枝（关寨）、盘州（保基、普古）、水城（比德）、钟山（南开、月照），生于海拔 300～2500m 的石灰岩地区溪边、林缘、石灰岩洞口内外的石隙或石上。分布于辽宁、河北、天津、北京、山西、山东、河南、甘肃、湖南、四川、重庆、贵州、云南、台湾、广东、广西、香港。

【药用部位、功能主治】 根状茎、全草入药。有清热解毒、利尿、止咳的功效；主治小便不利、血淋、痢疾、咳嗽、瘰疬、毒蛇咬伤、烫火伤。

【附注】《贵州省中药材、民族药材质量标准》收载品种；贵州彝族、侗族、苗族、布依族、土家族用药。

3. 铁线蕨（猪鬃草、肺心草） **Adiantum capillus-veneris** L. 彩片 27

【主要形态特征】 根状茎长而横走，连同叶柄基部被棕色披针形鳞片；叶远生或近生；叶柄纤细，栗黑色，有光泽，光滑；叶片卵状三角形，尖头，基部楔形，二至三回羽状；羽片 3～5 对，互生，有柄，奇数一回羽状，末回小羽片斜扇形或近斜方形，上缘具 2～4 浅裂或深裂成条状的裂片，不育裂片先端具阔三角形的小锯齿或具啮蚀状的小齿，能育裂片先端截形、直或略下陷，全缘或两侧具有啮蚀状的小齿，顶生小羽片扇形，基部为狭楔形；叶草质，两面均无毛；叶轴、各回羽轴和小羽柄均与叶柄同色，往往略向左右曲折；叶脉分离，扇状分枝，两面均明显；孢子囊群每羽片 3～10 枚，横生于能育小羽片的上缘，囊群盖圆形或圆肾形，上缘平直，淡黄绿色，老时棕色，膜质，全缘，宿存。

【生境及分布】 产于盘州（保基）、水城（比德）、钟山（凉都森林公园、明湖），生于海拔 2800m 下的溪边岩缝或村舍旁墙基。分布于河北、天津、北京、山西、河南、陕西、甘肃、新疆、安徽、江苏、浙江、江西、湖南、湖北、四川、重庆、贵州、云南、西藏、福建、台湾、广东、广西、海南、香港、澳门。

【药用部位、功能主治】 全草入药。有清热解毒、利湿消肿、利尿通淋的功效；主治痢疾、瘰疬、肺热咳嗽、肝炎、淋证、毒蛇咬伤、跌打损伤。

【附注】《贵州省中药材、民族药材质量标准》收载品种；贵州彝族、侗族、苗族、布依族、土家族用药。

4. 白背铁线蕨（猪鬃刚、猪鬃草） **Adiantum davidii** Franch.

【主要形态特征】 根状茎长而横走，连同叶柄基部被深褐色、有光泽的卵状披针形鳞片；叶远生；叶柄深栗色，有光泽，光滑；叶片三角状卵形，渐尖头，三回羽状；羽片3～5对，互生，有柄，基部一对最大，长三角形，二回羽状；小羽片4～5对，互生，向上渐变小；末回小羽片彼此密接且略复叠，扇形，上缘圆形，具三角形锯齿，齿端具软骨质的短芒刺，基部楔形，具纤细的栗色短柄；叶草质，上面草绿色，下面灰绿色或灰白色；叶轴及各回羽轴与叶柄同色，光滑，叶脉分离，扇状分枝，两面均明显；孢子囊群每一末回小羽片通常1枚，横生于小羽片顶部弯缺内，囊群盖肾形或圆肾形，上缘浅凹，褐色，纸质，全缘。

【生境及分布】 产于钟山（韭菜坪），生于海拔1100～3400m的溪旁岩石上。分布于河北、山西、山东、河南、陕西、宁夏、甘肃、湖北、四川、重庆、贵州、云南。

【药用部位、功能主治】 全草入药。有清热解毒、利水通淋的功效；主治痢疾、尿路感染、血淋、乳糜尿、睾丸炎、乳腺炎。

【附注】 中国特有种。《新华本草纲要》收载品种；贵州彝族、土家族用药。

5. 普通铁线蕨（爱氏铁线蕨、小猪鬃草） **Adiantum edgeworthii** Hook. 彩片28

【主要形态特征】 根状茎短而直立，连同叶柄基部被黑褐色披针形鳞片；叶簇生；叶柄栗色，有光泽，光滑；叶片线状披针形，先端渐尖，基部几不变狭，一回羽状；羽片10～30对，对开式，羽片近长方形，具极短的柄，上缘浅裂至中裂，下缘全缘；基部数对羽片与中部羽片同形而略缩小，且略反折，顶部羽片与中部的同形而渐次缩小，顶生羽片近扇形，上缘深裂，基部楔形；叶纸质，淡褐色或淡棕绿色，两面光滑；叶轴栗色，光滑，有光泽，先端常延伸成鞭状，能着地生根，行无性繁殖；叶脉多离，扇状分枝，两面明显；孢子囊群每羽片2～5枚，横生于裂片先端，圆形至长圆形，囊群盖同形，上缘平直，膜质，棕色，全缘。

【生境及分布】 产于盘州（保基、普古）、水城（比德）、钟山（金盆、月照），生于海拔700～2500m的山坡石上、石隙或土中。分布于辽宁、河北、天津、北京、山东、河南、陕西、甘肃、四川、重庆、贵州、云南、西藏、台湾、广西。

【药用部位、功能主治】 全草入药。有利尿通淋、止血的功效；主治热淋、血淋、刀伤出血。

【附注】《新华本草纲要》收载品种；贵州土家族用药。

6. 肾盖铁线蕨（团盖铁线蕨、小猪鬃七） **Adiantum erythrochlamys** Diels

【主要形态特征】 根状茎短而横走，连同叶柄基部被栗黑色、披针形；叶簇生或近生；叶柄栗色，有光泽，光滑；叶片披针状长三角形，先端渐尖，基部楔形，二至三回羽状；羽片4～8对，互生，一至二回羽状；末回小羽片狭扇形或倒卵形，基部狭楔形，不育小羽片的上缘有明显的波状圆齿，能育小羽片的上缘中央具阔而深的缺刻，两侧也具明显的波状圆齿；叶纸质，黄绿色或褐绿色，两面无毛；叶轴、各回羽轴和小羽柄与叶柄同色，光滑；叶脉分离，扇状分枝，两面均明显；孢子囊群每羽片上 1 枚，横生于每小羽片上缘的阔而深的缺刻内，囊群盖圆形或圆肾形，上缘呈深缺刻状，褐色，近革质。

【生境及分布】 产于盘州（保基、乌蒙），生于海拔 600～3500m 的林下溪旁岩石上或石缝中。分布于河南、陕西、甘肃、湖南、湖北、四川、重庆、贵州、云南、西藏、台湾。

【药用部位、功能主治】 全草入药。有利水通淋、清热解毒的功效；主治小便淋沥涩痛、瘰疬、溃疡。

【附注】 中国特有种。贵州土家族用药。

7. 扇叶铁线蕨（过坛龙） *Adiantum flabellulatum* L.

【主要形态特征】 根状茎短而直，密被棕色、有光泽的钻状披针形鳞片；叶簇生；叶柄紫黑色，有光泽，基部被与根状茎上同样的鳞片，向上光滑，上面有纵沟 1 条，沟内有棕色短硬毛；叶片扇形，二至三回不对称的二叉分枝，通常中央的羽片较长，两侧的与中央羽片同形而略短，中央羽片线状披针形，奇数一回羽状；小羽片 8～15 对，互生，平展，具短柄，中部以下的小羽片大小几相等，对开式的半圆形（能育的）或为斜方形（不育的），基部为楔形，外缘和上缘近圆形，能育部分具浅缺刻；裂片全缘，不育部分具细锯齿，顶部小羽片与下部的同形而略小；叶干后近革质，绿色或常为褐色，两面均无毛；各回羽轴及小羽柄均为紫黑色，有光泽，上面均密被红棕色短刚毛，下面光滑；叶脉多回二歧分叉，直达边缘，两面均明显；孢子囊群每羽片 2～5 枚，横生于裂片上缘和外缘，以缺刻分开，囊群盖半圆形或长圆形，上缘平直，革质，褐黑色，全缘，宿存；孢子具不明显的颗粒状纹饰。

【生境及分布】 产于盘州（保基、普古），生于海拔 100～1100m 的酸性山地林下、林缘、荒坡。分布于安徽、浙江、江西、湖南、湖北、四川、重庆、贵州、云南、福建、台湾、广东、广西、海南、香港、澳门。

【药用部位、功能主治】 全草、根状茎入药。有清热解毒、舒筋活络、利湿化痰、散淤消肿的功效；主治痢疾、肠炎、流感发热、尿路结石、肝炎。

【附注】 贵州苗族、侗族用药。

8. 白垩铁线蕨 *Adiantum gravesii* Hance　彩片 29

【主要形态特征】 根状茎短而直立，连同叶柄基部被深棕色至棕色鳞片，鳞片线状披针形；叶簇生；叶柄纤细，深棕色至紫棕色，有光泽，光滑；叶片长圆形或卵状披针形，奇数一回羽状；羽片2～5对，互生，阔倒卵形至倒卵形，圆头，中央具1浅阔缺刻，全缘，基部圆楔形或近圆形，两侧呈微波状，有短柄，柄端具关节，干后羽片易从关节脱落而柄宿存，顶生羽片与侧生同形而稍大；叶厚纸质，上面淡灰绿色，下面灰白色，两面均无毛；羽轴、小羽柄和叶柄同色，有光泽；叶脉二歧分叉，直达软骨质的边缘，两面均可见；孢子囊群每羽片1枚，囊群盖肾形或新月形，上缘呈弯凹，棕色，革质，宿存。

【生境及分布】 产于钟山（月照），生于海拔620～1500m湿润的岩壁、石缝或山洞中的白垩土上。分布于浙江、湖南、湖北、四川、贵州、云南、广东、广西。

【药用部位、功能主治】 全草入药。有利水通淋、清热解毒的功效；主治热淋、血淋、水肿、乳痈、膀胱炎、吐血。

【附注】 民间草药。

9. 假鞭叶铁线蕨（马来铁线蕨） Adiantum malesianum J. Ghatak 彩片30

【主要形态特征】 根状茎短而直立，连同叶柄基部被棕色鳞片，鳞片披针形，边缘具锯齿；叶簇生；叶柄深棕色，有光泽，连同叶轴被棕色节状长毛；叶片线状披针形，向顶端渐变狭，基部不变狭，一回羽状；羽片10～25对，对开式，无柄，上缘和外缘深裂，基部一对羽片不缩小，近团扇形，多少反折向下，顶生羽片近倒三角形，上缘圆形并深裂；叶厚纸质，褐绿色，上面疏被短刚毛，下面密被棕色多细胞的硬毛和方向朝外缘的白色短刚毛；羽轴与叶柄同色，密被同样的长硬毛，叶轴先端往往延长成鞭状，落地生根，行无性繁殖；叶脉分离，扇形分枝，下面不明显，上面显著隆起；孢子囊群近圆形至长圆形，囊群盖圆肾形，上缘平直，上面被密毛，棕色，纸质，全缘。

【生境及分布】 产于盘州（保基）、钟山（金盆、月照），生于海拔200～1400m的石灰岩山地林下、林缘、山坡、河谷的石上或石隙。分布于江西、湖南、湖北、四川、重庆、贵州、云南、台湾、广东、广西、海南、香港、澳门。

【药用部位、功能主治】 全草入药。有清热解毒、利水通淋的功效；主治淋证、水肿、乳痈、疮毒。

【附注】 民间草药；贵州土家族用药。

10. 灰背铁线蕨（铁杆猪毛七） Adiantum myriosorum Baker

【主要形态特征】 根状茎直立或横卧，连同叶柄基部被棕色、阔披针形鳞片；叶近生；叶柄乌木色，有光泽，光滑；叶片阔扇形，叶轴二叉分枝，每枝上侧有4～6片羽片，羽片线状披针形，一回羽状；小羽片20～40对，排列紧密，长三角形至斜长圆形，基部斜切，上缘浅裂，先端具三角形的尖锯齿；叶草质或纸质，两面光滑，下面为明显灰白色；孢子囊群近圆形，每小羽片 3～6 枚，囊群盖圆肾形或长圆形。

【生境及分布】 产于盘州（乌蒙）、钟山（金盆），生于海拔 850～1950m 的林下、灌木丛下、溪石边或滴水岩旁。分布于河南、陕西、甘肃、安徽、浙江、湖南、湖北、四川、重庆、贵州、云南、西藏、台湾。

【药用部位、功能主治】 全草入药。有清热、利水、活血的功效；主治小便癃闭、跌打损伤、烫伤、冻疮。

【附注】 珍稀濒危蕨类植物。民间草药；贵州土家族用药。

11. 半月形铁线蕨（菲岛铁线蕨、黑龙丝） Adiantum philippense L. 彩片 31

【主要形态特征】 根状茎短而直立，连同叶柄基部被褐色、披针形鳞片；叶簇生；叶柄栗色，有光泽，光滑；叶片长圆披针形，奇数一回羽状；羽片 5～12 对，对开式，半月形或半圆肾形，彼此疏离，先端圆钝或向下弯，上缘圆形，基部不对称；能育叶的边缘近全缘或具 2～4 个浅缺刻，不育叶的边缘浅裂至中裂；上部羽片与下部羽片同形而略变小，顶生羽片扇形，略大于其下的侧生羽片；叶草质，草绿色或棕绿色，两面均无毛；羽轴、羽柄均与叶柄同色，有光泽，叶轴先端往往延长成鞭状，着地生根，行无性繁殖；叶脉分离，扇状分枝，两面均明显；孢子囊群线状长圆形，每羽片 2～6 枚，以浅缺刻分开，囊群盖同形，上缘平直或微凹，膜质，褐色或棕绿色。

【生境及分布】 产于盘州（保基、乌蒙）、水城（比德），生于海拔 300～2000m 的阴湿溪边林下酸性土壤上。分布于湖南、四川、贵州、云南、台湾、广东、广西、海南、香港。

【药用部位、功能主治】 全草入药。有清肺止咳、利水通淋、消痈下乳的功效；主治肺热咳嗽、小便淋痛、乳痈肿痛、乳汁不下。

【附注】《新华本草纲要》收载品种；贵州彝族、土家族用药。

12. 月芽铁线蕨（蜀铁线蕨） Adiantum refractum Christ 彩片 32

【主要形态特征】 根状茎横卧，连同叶柄基部被深棕色、披针形鳞片；叶近生；叶柄棕色至栗黑色，有光泽；叶片卵形至长卵形，二至三回羽状；羽片 5～10 对，一至二回奇数羽状；末回小羽片斜扇形，上缘浅裂至半裂，裂片全缘，基部常不对称，楔形至阔楔形，有短柄；顶生羽片或小羽片与侧生的同形；叶草质，两面无毛；叶轴及各回羽轴略呈左右曲折，连同小羽柄与叶柄同色；叶脉分离，扇状分枝，两面可见；孢子囊群圆肾形、长圆形至短线形，每小羽片上 2～5 枚，囊群盖同形。

【生境及分布】 产于六枝（关寨）、盘州（普古）、水城（玉舍）、钟山（金盆、韭菜坪、凉都森林公园），生于海拔 1100～2400m 的林下潮湿被苔岩石上。分布于陕西、浙江、湖南、湖北、四川、重庆、贵州、云南、西藏。

【药用部位、功能主治】 全草入药。有清热解毒、祛风除湿、利尿通淋的功效；主治肺热咳嗽、小便淋痛、乳痈肿痛。

【附注】 中国特有种。贵州土家族用药。

（二）粉背蕨属 Aleuritopteris Fée

1. 粉背蕨（假粉背蕨） Aleuritopteris anceps（Blanf.）Panigrahi 彩片 33

【主要形态特征】 根状茎短而直立，连同叶柄基部被披针形、黑棕色或深棕色、边缘淡棕色的鳞片；叶簇生；叶柄深棕色至紫棕色，有光泽，光滑；叶片三角状卵形至卵状披针形，基部最宽，三回羽状分裂；侧生羽片 5～8 对，对生或近对生，以无翅叶轴分开，基部一对羽片最大，斜三角形，二回羽裂，其基部下侧的一片小羽片最大，向上斜展，披针形，一回羽裂，末回裂片圆钝；叶纸质至薄革质，上面淡褐绿色，下面被白色粉末；羽轴、小羽轴与叶轴同色，光滑，叶脉两面均不显；孢子囊群成熟后汇合成线形，囊群盖断裂，膜质，棕色，边缘撕裂成睫毛状。

【生境及分布】 产于盘州（乌蒙）、水城（营盘）、钟山（月照），生于海拔 400～2000m 的山坡林下、林缘，土生或石生。分布于浙江、江西、湖南、四川、贵州、云南、福建、广东、广西、香港。

【药用部位、功能主治】 全草入药。有祛痰止咳、健脾利湿、活血止血的功效；主治咳嗽、泄泻、痢疾、消化不良、月经不调、吐血、便血、白带、淋证、跌打损伤、瘰疬。

【附注】《全国中草药汇编》收载品种。

2. 银粉背蕨（通经草、金丝草、铜丝草） Aleuritopteris argentea（S. G. Gmel.）Fée 彩片 34

【主要形态特征】 根状茎直立或斜升，连同叶柄基部被披针形、棕色鳞片；叶簇生；叶柄红棕色、有光泽，光滑；叶片五角形，长宽近相等，二至三回羽状分裂；羽片 2～5 对，基部一对羽片最大，三角形，其基部下侧一片裂片最大，长圆披针形，有裂片 3～4 对；末回裂片三角形或镰刀形，以圆缺刻分开；叶草质至薄革质，下面被乳白色或淡黄色粉末，裂片边缘有明显而均匀的细齿牙；叶轴、羽轴与叶柄同色，叶脉不明显；孢子囊群圆形，成熟后靠合呈线形，囊群盖膜质，全缘，连续。

【生境及分布】 产于六枝（关寨）、盘州（保基）、水城（玉舍）、钟山（保华、金盆、凉都森林公园、明湖），生于海拔 2600m 以下的石灰岩缝中或山坡岩石上。分布于全国各省区市。

【药用部位、功能主治】 全草入药。有补虚止咳、调经活血、消肿解毒、止血的功效；主治月经不调、闭经腹痛、肺结核咳嗽、咯血。

【附注】《新华本草纲要》《全国中草药汇编》收载品种；贵州侗族用药。

3. 裸叶粉背蕨 **Aleuritopteris duclouxii**（Christ）Ching 彩片 35

【主要形态特征】 根状茎短而直立或斜升，连同叶柄基部密被披针形鳞片，鳞片深棕色，具淡棕色狭边；叶簇生；叶柄乌木色或栗褐色，粗壮，光滑而有光泽；叶片五角形，二回羽状分裂；羽片 2 或 3 对，基部一对羽片最大，三角形，先端尾状上弯呈镰状，羽轴上侧全缘或只有少数短裂片，下侧裂片发达，基部一片裂片最大，全缘；叶革质，淡黄色，两面光滑，叶轴、羽轴与叶柄同色，叶脉分离，不明显；孢子囊群圆形，成熟后汇合成线形，囊群盖膜质，棕黄色，全缘，线形，不断裂。

【生境及分布】 产于六枝（大用）、盘州（保基）、水城（玉舍）、钟山（金盆、南开、明湖、月照），生于海拔 1200～2000m 的山坡石隙。分布于湖南、四川、贵州、云南、广西。

【药用部位、功能主治】 全草入药。有清热利尿、止血止咳的功效；主治咯血、吐血、刀伤。

【附注】 中国特有种。贵州民间草药。

4. 棕毛粉背蕨 **Aleuritopteris rufa**（D. Don）Ching 彩片 36

【主要形态特征】 根状茎短而直立，密被鳞片，鳞片披针形，深棕色，边缘棕色；叶簇生；叶柄短，暗褐色至乌木色，有光泽，连同叶轴、羽轴、主脉下面被棕色鳞片；叶片长圆披针形至狭卵形，二回羽状深裂；侧生羽片 4～8 对，基部一对羽片斜三角形或长圆披针形，一回羽状，羽轴下侧的小羽片较上侧的长，基部下侧一片尤长，裂片先端钝圆；叶草质或纸质，上面疏具柔毛，下面被硫黄色粉末，沿羽轴和主轴表面密被伏生的红棕色或灰色的节状毛，叶缘具圆齿和节状缘毛；叶脉不显；孢子囊群成熟后汇合成线形，囊群盖断裂，棕色，边缘撕裂成睫毛状。

【生境及分布】 产于盘州（普古）、水城（营盘）、钟山（南开），生于海拔 1400～2600m 的石灰岩河谷或岩洞内湿石上。分布于贵州、云南、广西。

【药用部位、功能主治】 全草入药。有活血化淤、利湿化痰的功效；主治月经不调、劳伤咳嗽、赤痢、便血、瘰疬。

【附注】 民间草药。

5. 绒毛粉背蕨（绒毛薄鳞蕨、小凤尾草） Aleuritopteris subvillosa（Hook.）Ching 彩片 37

【主要形态特征】 根状茎短而直立，连同叶柄基部被棕色鳞片，鳞片宽卵状披针形，边缘有微齿；叶簇生；叶柄栗红色或乌木色，有光泽；叶片长圆状披针形，三回羽状深裂；羽片 6～9 对，互生，基部一对羽片最大，三角形，二回羽状深裂；小羽片 4～5 对，基部以狭翅相连，羽轴基部下侧一片最大，长圆形、短尖头，羽状深裂，裂片三角形，先端圆，边缘波状；叶薄革质或草质，淡黄褐色，上面光滑，下面沿叶轴、羽轴及主脉有淡棕色绒毛；叶脉羽状，两面明显，叶轴与羽轴同色；孢子囊群成熟后呈线形，囊群盖草质，黄褐色，边缘波状，连续或偶尔中断。

【生境及分布】 产于盘州（坪地）、钟山（金盆、凉都森林公园），生于海拔 1600～2500m 的山坡路旁、林下岩石上或石缝中。分布于四川、贵州、云南、西藏。

【药用部位、功能主治】 全草入药。有清热解毒、利湿的功效；主治湿热黄疸、咽喉肿痛、泄泻、痢疾、小便涩痛。

【附注】 民间草药。

（三）碎米蕨属 Cheilanthes Sw.

1. 毛轴碎米蕨（舟山碎米蕨） Cheilanthes chusana Hook. 彩片 38

【主要形态特征】 根状茎短而直立，被披针形、栗黑色鳞片；叶簇生；叶柄亮栗色，密被红棕色鳞片，连同叶轴上面有纵沟，沟两侧有隆起的锐边；叶片披针形至狭椭圆状披针形，基部略狭，二回羽状全裂；羽片 10～20 对，斜展，三角状披针形，先端短尖或钝，基部上侧与羽轴并行，下侧斜出，深羽裂；裂片长圆形或长舌形，钝头，边缘有圆齿；叶草质，两面无毛，叶轴、羽轴与叶柄同色；叶脉分离，两面不显；孢子囊群圆形，生于小脉顶端，囊群盖椭圆形或圆肾形，黄绿色，宿存，彼此分离。

【生境及分布】 产于盘州（普古、乌蒙）、水城（营盘）、钟山（金盆），生于海拔 1600m 左右的路边或林缘，土生或石隙生。分布于河南、陕西、甘肃、安徽、江苏、浙江、江西、湖南、湖北、四川、重庆、贵州、福建、台湾、广东、广西、香港。

【药用部位、功能主治】 全草入药。有止泻利尿、清热解毒、止血散淤的功效；主治痢疾、小便痛、喉痛、蛇咬伤、痈疖肿疡。

【附注】《新华本草纲要》《全国中草药汇编》收载品种。

2. 旱蕨　**Cheilanthes nitidula** Wall. ex Hook.　彩片 40

【主要形态特征】 根状茎短而直立，密被线状披针形、亮黑色鳞片，鳞片有棕色狭边；叶簇生；叶柄栗黑色，有光泽，密被红棕色短刚毛；叶片长圆形至长圆三角形，先端羽裂渐尖，三回羽裂；羽片 3～5 对，基部一对最大，三角形，基部上侧与叶轴并行，下侧斜出，二回深羽裂；小羽片披针形，先端钝尖，基部与羽轴合生，全缘，羽轴下侧的远较上侧的长，基部一片尤长，羽状深裂达羽轴阔翅；裂片长圆形；基部以上羽片略渐缩短；叶薄革质，灰褐绿色，两面光滑，叶轴及羽轴上面和叶柄同色，密被棕色短刚毛；叶脉羽状，侧脉分叉，下面明显隆起，上面略可见；孢子囊群生圆形，生于小脉顶端，囊群盖线形，膜质，褐棕色。

【生境及分布】 产于盘州（保基），生于海拔 600～1400m 的疏林下、阳坡石上、石隙。分布于河南、甘肃、湖南、浙江、江西、湖南、湖北、四川、重庆、贵州、云南、西藏、福建、台湾、广东、广西。

【药用部位、功能主治】 全草入药。有渗湿利尿、祛风除湿、散淤止血的功效；主治泄泻、风湿麻木、月经不调、小便黄赤涩痛、外伤出血。

（四）凤了蕨属 Coniogramme Fée

1. 尖齿凤了蕨　**Coniogramme affinis**（C. Presl）Hieron.

【主要形态特征】 植株高 60～110cm。叶柄长 30～70cm，禾秆色基部疏被鳞片；叶片长卵形或卵状长圆形，二回羽状或基部三回羽状；羽片 5～8 对，基部一对卵圆形或长卵形，羽状（或二回羽状，有末回小羽片 1 或 2 对）；侧生小羽片 3～6 对，披针形，长渐尖头，基部为略不对称的圆楔形或近截形，有短柄或近无柄；顶生小羽片较大，基部有时叉裂，第二对羽片羽状或三出，上部的羽片单一，向上逐渐变短，披针形或阔披针形，羽片边缘有不甚均匀的、向前伸的尖细锯齿，齿缘为软骨质；侧脉顶端的水囊略加厚，伸达锯齿的下侧边，并多少与之靠合；叶干后草质，褐绿色，两面无毛；孢子囊群沿侧脉分布。

【生境及分布】 产于盘州（大山）、水城（比德），生于海拔 1600～3500m 的林下阴湿处或混交林、针叶林下。分布于黑龙江、吉林、辽宁、河南、陕西、甘肃、湖南、四川、重庆、贵州、云南、西藏。

【药用部位、功能主治】 根状茎、全草入药。有凉血解毒、舒筋的功效；主治痈肿疮毒、犬咬伤、腰膝酸软。

【附注】《中华本草》收载品种。

2. 普通凤了蕨（华凤丫蕨、中华凤丫蕨） Coniogramme intermedia Hieron. 彩片 39

【主要形态特征】 根状茎横走，密生披针形鳞片；叶近生；叶柄禾秆色或棕色，叶片卵状三角形或卵状长圆形，二回羽状；侧生羽片 3～8 对，基部一对最大，三角状长圆形，一回羽状，侧生小羽片 1～3 对，披针形，长渐尖头，基部圆形至圆楔形，第二对羽片三出或单一，第三对起羽片单一，基部呈略不对称的圆楔形，顶生羽片同形，较其下的大，基部常叉裂，羽片和小羽片边缘有斜上的锯齿；叶草质至纸质，上面暗绿色，下面较淡并有疏短柔毛；叶脉分离，侧脉二回分叉，顶端的水囊线形，略加厚，伸入锯齿，但不到齿缘；孢子囊群线形，沿侧脉和小脉着生。

【生境及分布】 产于盘州（大山、普古）、水城（比德、玉舍）、钟山（明湖），生于海拔 800～2700m 的路边、林下、林缘。分布于黑龙江、吉林、辽宁、内蒙古、河北、北京、河南、陕西、宁夏、甘肃、安徽、浙江、江西、湖南、湖北、四川、重庆、贵州、云南、西藏、福建、台湾、广东、广西、海南。

【药用部位、功能主治】 根状茎入药。有补肾除湿、理气止痛、清热解毒、消肿的功效；主治肾虚腰痛、白带异常、风湿性关节炎、跌打损伤、体虚浮肿、肾炎、无名毒疮。

【附注】《新华本草纲要》《全国中草药汇编》收载品种。

3. 凤了蕨（日本凤了蕨） Coniogramme japonica（Thunb.）Diels 彩片 41

【主要形态特征】 根状茎横卧，连同叶柄基部被鳞片；叶近生；叶柄禾秆色或栗褐色，光滑，叶片和叶柄等长或稍长，长圆三角形，二回羽状；侧生羽片通常 3～5 对，基部一对最大，卵圆三角形，一回羽状或三出，侧生小羽片 1～3 对，披针形，顶生小羽片远较侧生的大，阔披针形，通常向基部略变狭，基部为不对称的楔形或叉裂，第二对羽片三出、二叉或从这对起向上均为单一，顶羽片较其下的大，有长柄；羽片和小羽片边缘有向前伸的疏矮齿；叶纸质，上面暗绿色，下面淡绿色，两面无毛；叶脉网状，在羽轴两侧形成 2～3 行狭长网眼，网眼外的小脉分离，小脉顶端有纺锤形水囊，不达叶缘锯齿内；孢子囊群线形，沿叶脉分布，几达叶边。

【生境及分布】 产于盘州（大山）、水城（营盘），生于海拔 380～1300m 的湿润林下和山谷阴湿处。分布于河南、陕西、安徽、江苏、浙江、江西、湖南、湖北、四川、重庆、贵州、云南、福建、台湾、广东、广西。

【药用部位、功能主治】 根状茎、全草入药。有祛风除湿、散血止痛、清热解毒的功效；主治风湿关节痛、淤血腹痛、闭经、跌打损伤、目赤肿痛、乳痈、各种肿毒初起。

【附注】《全国中草药汇编》收载品种；贵州土家族用药。

4. 乳头凤了蕨 **Coniogramme rosthornii** Hieron. 彩片 42

【主要形态特征】 根状茎长而横走，连同叶柄基部被棕色披针形鳞片；叶远生；叶柄禾秆色或下部有棕色斑点；叶片通常短于叶柄，卵形，二回羽状；侧生羽片 4～6 对，下部的有柄，羽状，基部一对最大，卵状，侧生小羽片 1～3 对，披针形，先端尾状渐尖，基部圆楔形或近圆形，中部羽片单一，披针形或阔披针形，长渐尖头，向基部略较狭，圆楔形，有短柄，上部的羽片渐变小，无柄，顶生羽片与其下的羽片同形，各羽片、小羽片边缘有向前伸的尖锯齿；叶草质至纸质，上面褐绿色，仅沿羽轴有短毛，下面淡绿色，密生乳头状突起，突起上生灰白色短毛；叶脉分离，一至二回分叉；水囊细长，略加厚，伸达锯齿基部；孢子囊群线形，伸达近叶边处。

【生境及分布】 产于盘州（大山）、水城（比德、玉舍）、钟山（金盆、凉都森林公园），生于海拔 1000～3000m 的林下或石上。分布于河南、陕西、甘肃、湖南、湖北、四川、重庆、贵州、云南。

【药用部位、功能主治】 根状茎入药。有祛风止痛、舒筋活血、清热解毒的功效；主治泄泻、带下、风湿痹痛、疮毒、跌打损伤、肾虚腰痛。

【附注】 贵州仡佬族用药。

（五）书带蕨属 Haplopteris C. Presl

书带蕨（矮叶书带蕨、细叶书带蕨） **Haplopteris flexuosa**（Fée）E. H. Crane

【主要形态特征】 根状茎横走，密被黄褐色、具光泽、钻状披针形鳞片，鳞片先端纤毛状，边缘具睫毛状齿；叶近生或丛生；叶柄短，纤细，下部深褐色，上部褐棕色；叶片线形，基部渐狭，下延，先端渐尖，边缘全缘；叶薄革质，叶边反卷，遮盖孢子囊群；主脉在上面凹入，呈一狭缝，下面隆起，侧脉不明显；孢子囊群线形，生于叶缘内浅沟槽中，孢子囊群线与主脉间有明显的不育带；叶片下部和先端不育。

【生境及分布】 产于水城（玉舍），生于海拔 100～3200m 的林中树干上或岩石上。分布于甘肃、安徽、江苏、浙江、江西、湖南、湖北、四川、重庆、贵州、云南、西藏、福建、台湾、广东、广西、海南、香港。

【药用部位、功能主治】 全草入药。有清热息风、舒筋活络的功效；主治膀胱湿热、小便短赤、尿涩刺痛、小儿惊风。

【附注】《新华本草纲要》收载品种；贵州彝族、土家族用药。

（六）金粉蕨属 Onychium Kaulf.

1. 野雉尾金粉蕨（小野鸡尾、日本金粉蕨） **Onychium japonicum** （Thunb.）Kunze　彩片 43

【主要形态特征】根状茎长而横走，疏被棕色或红棕色、卵状披针形鳞片；叶远生；叶柄基部褐棕色，略有鳞片，向上禾秆色，光滑，叶片卵状三角形或卵状披针形，四回羽状细裂；羽片 12～15 对，互生，基部一对最大，长圆披针形或三角状披针形，先端渐尖，并具羽裂尾头，三回羽裂，各回小羽片均为上先出；末回能育小羽片线状披针形，有不育的急尖头；末回不育裂片短而狭，线形或短披针形，短尖头；叶草质或纸质，灰绿色或绿色，遍体无毛；叶轴和各回羽轴上面有浅沟，下面凸起；不育裂片仅有中脉一条，能育裂片有羽状脉并有边脉；孢子囊群成熟时线形，囊群盖线形或短长圆形，灰白色，膜质，全缘。

【生境及分布】产于六枝（关寨）、盘州（保基、大山、普古）、水城（比德、玉舍）、钟山（明湖、月照），生于海拔 1900m 以下的林下沟边或灌丛阴处。分布于河北、山东、河南、陕西、甘肃、安徽、江苏、上海、浙江、江西、湖南、湖北、四川、重庆、贵州、云南、福建、台湾、广东、广西、香港。

【药用部位、功能主治】根状茎、叶、全草入药。有清热解毒、止血、利湿的功效；主治风热感冒、咳嗽、咽痛、泄泻、痢疾、小便淋痛、湿热黄疸、吐血、咯血、便血、疮毒、跌打损伤、毒蛇咬伤、烫火伤。

【附注】《全国中草药汇编》收载品种；贵州彝族、土家族用药。

2. 栗柄金粉蕨（黑足金粉蕨） **Onychium japonicum** var. **lucidum**（D. Don）Christ　彩片 44

【主要形态特征】根状茎横走，被深棕色披针形鳞片；叶近生或远生；叶柄基部栗色或棕色，光滑；叶片几与叶柄等长，卵状三角形或卵状披针形，四至五回羽状细裂，裂片较狭长；叶质较厚，灰绿色或绿色，羽轴坚挺；孢子囊盖线形或短长圆形，膜质，灰白色，全缘。

【生境及分布】产于六枝（关寨）、盘州（保基、大山、普古）、水城（营盘、玉舍）、钟山（凉都森林公园、明湖、月照），生于海拔 2750m 以下的山坡林下、林缘或路边。分布于陕西、甘肃、浙江、江西、湖南、湖北、四川、重庆、贵州、云南、西藏、福建、广东、广西。

【药用部位、功能主治】 全草入药。有清热解毒、利湿、止血的功效；主治黄疸型肝炎、流行性感冒、咳嗽、腮腺炎、扁桃体炎、乳腺炎、肠炎、痢疾，外用治跌打损伤、骨折、外伤出血、狂犬咬伤。

【附注】《新华本草纲要》《全国中草药汇编》收载品种；贵州彝族用药。

3. 蚀盖金粉蕨（狭叶金粉蕨、狭叶乌蕨） **Onychium tenuifrons** Ching

【主要形态特征】 根状茎短而横卧，被黄褐色披针形鳞片；叶簇生；叶柄禾秆色，基部疏生鳞片；叶片卵状至卵状披针形，三至四回羽状；羽片 8～10 对，卵形至披针形，基部一对最大，二至三回羽状；各回小羽片均为上先出，末回小羽片短线形或披针形，渐尖头或短尖头；叶纸质，褐绿色，两面光滑；叶脉微凸，侧脉斜上，在叶缘汇合；不育裂片仅有小脉一条，能育裂片有羽状脉并有边脉；孢子囊群生于侧脉顶端的连接脉上，孢子囊群线形，囊群盖狭，长圆形或线形，灰白色，膜质，边缘啮蚀状。

【生境及分布】 产于盘州（普古），生于海拔 1000～2100m 的山坡路边、林缘或灌丛下。分布于湖南、四川、重庆、贵州、云南。

【药用部位、功能主治】 全草入药。有清热解毒、消炎的功效；主治感冒、跌打肿痛、木薯中毒。

【附注】 贵州彝族用药；民间草药。

（七）金毛裸蕨属 **Paragymnopteris** K. H. Shing

金毛裸蕨（土知母、龙头凤尾） **Paragymnopteris vestita**（Hook.）K. H. Shing

【主要形态特征】 根状茎粗短，横卧或斜升，密被淡棕色披针形鳞片；叶近生至丛生；叶柄圆柱形，栗褐色，连同叶轴密被淡棕色长毛，叶片线状披针形，奇数一回羽状复叶；羽片 8～10 对，卵形至长卵形，基部圆形或浅心形，先端钝圆或短尖，全缘，互生；叶软革质，上面褐色，疏被灰棕色绢毛，下面密被棕黄色绢毛；叶轴及羽轴均密被同样的毛；叶脉羽状，侧分叉，往往在近叶边处连接成狭长斜上的网眼；孢子囊群沿侧脉着生，隐没在绢毛下，成熟时略可见。

【生境及分布】 产于盘州（保基），生于海拔 800～3000m 的山坡石隙。分布于河北、北京、山西、青海、四川、贵州、云南、西藏、台湾。

【药用部位、功能主治】 根状茎、全草入药。有退热、止痛的功效；主治伤寒高热、关节疼痛、胃痛。

【附注】 民间草药。

（八）凤尾蕨属 Pteris L.

1. 猪鬃凤尾蕨（猪鬣风尾蕨、锯锯草、猪毛草） Pteris actiniopteroides Chirst　彩片 45

【主要形态特征】 根状茎短而直立，先端被全缘的黑褐色鳞片；叶多数，簇生，一型或略呈二型，不育叶远短于能育叶；叶柄纤细，直立或开展，连同叶轴均为栗褐色，粗糙或偶有光滑；叶片长圆状卵形或阔三角形，一回羽状；不育叶片有侧生羽片 1 或 2 对，对生，略斜向上，二叉或基部一对为三叉，顶生三叉羽片的基部不下延或略下延，裂片狭线形，先端长渐尖，基部楔形，边缘有尖锯齿；能育叶片通常有侧生羽片 2～4 对，对生，略斜向上，基部一对为 2～4 叉并有短柄，向上渐变为单一而无柄，顶生三叉羽片的基部略下延或不下延，裂片狭线形，先端长渐尖，基部楔形，叶缘除不育的先端有尖锯齿外，余均全缘；叶干后厚纸质，暗绿色，无毛；主脉两面均隆起，浅禾秆色，基部有时为栗褐色，侧脉两面均明显，略斜展，单一或分叉，先端棕色的水囊直达叶边；孢子囊群狭线形，沿能育羽片的叶缘延伸，仅近基部及有锯齿的先端不育，囊群盖同形，灰白色，薄膜质，全缘。

【生境及分布】 产于盘州（大山、普古）、水城（比德），生于海拔 250～2000m 的山坡草地、灌木林下、岩壁上或旧墙上。分布于河南、陕西、甘肃、湖北、四川、重庆、贵州、云南、广西。

【药用部位、功能主治】 全草入药。有祛痰止咳、和胃止痛、利水消肿的功效；主治咳嗽痰多、胃脘疼痛、痢疾、水肿、小便不利。

【附注】 中国特有种。

2. 狭眼凤尾蕨　Pteris biaurita L.

【主要形态特征】 根状茎粗壮直立，先端密被褐色鳞片；叶簇生；叶柄禾秆色至浅绿色，上面有狭纵沟；叶片长圆状卵形，篦齿状二回深羽裂，或基部三回深羽裂；侧生羽片 6～10 对，斜展，对生，篦齿状深羽裂达羽轴两侧的阔翅，裂片镰状阔披针形至镰状长圆形，先端钝圆，全缘，顶生羽片与中部的侧生羽片同形，基部一对羽片的基部下侧有 1 或 2 片篦齿状深羽裂的小羽片；叶纸质，灰绿色，两面光滑；叶轴禾秆色，上面有狭纵沟，羽轴浅纵沟两旁有短刺；叶脉两面均明显，在羽轴两侧各形成 1 列狭长的并与羽轴平行的网眼；孢子囊群线形，囊群盖同形，浅褐色，膜质，全缘。

【生境及分布】 产于盘州（乌蒙）、钟山（金盆），生于海拔 400～1500m 的路边、沟边林缘。分布于贵州、云南、西藏、台湾、广东、广西、海南、香港。

【药用部位、功能主治】 全草入药。有收敛止血、止痢的功效；主治泄泻、痢疾、外伤出血。

【附注】《新华本草纲要》收载品种。

3. 欧洲凤尾蕨（凤尾蕨、凤尾草） **Pteris cretica** L.　彩片 46

【主要形态特征】 根状茎直立或斜升，密被黑褐色鳞片；叶簇生，二型或近二型；叶柄禾秆色，光滑；叶片卵圆形，一回羽状；不育叶的羽片 2～5 对，对生，斜向上，下部的有短柄，线状披针形，基部一对二叉（稀三叉），向上的无柄，狭披针形或披针形，叶缘有软骨质的边并有尖锯齿；能育叶的羽片 3～8 对，下部 1 或 2 对有短柄并为二叉，向上的无柄，线形，仅不育部分有尖齿，顶生三叉羽片的基部不下延或下延；叶纸质，绿色或灰绿色，无毛；叶轴禾秆色，光滑；叶脉明显，主脉下面隆起，侧脉两面均明显；孢子囊群线形，囊群盖同形，膜质，全缘。

【生境及分布】 产于六枝（关寨、郎岱）、盘州（保基、坪地、普古、乌蒙）、水城（比德、营盘、玉舍）、钟山（凉都森林公园、明湖、南开、石龙），生于海拔 400～3200m 的林下或石缝中。分布于山西、河南、陕西、甘肃、安徽、浙江、江西、湖南、湖北、四川、重庆、贵州、云南、西藏、福建、台湾、广东、广西。

【药用部位、功能主治】 全草入药。有清热解毒、利湿、消肿的功效；主治黄疸型肝炎、急性胆囊炎、扁桃体炎、支气管炎、痢疾、泌尿系统感染、肾炎水肿，外用治烧烫伤。

【附注】《全国中草药汇编》《贵州省中药材、民族药材质量标准》收载品种；贵州侗族、苗族、土家族、仡佬族用药。

4. 指叶凤尾蕨（掌羽凤尾蕨、金鸡尾） **Pteris dactylina** Hook.

【主要形态特征】 根状茎短而横卧，先端被黑褐色狭线形鳞片；叶簇生，不育叶与能育叶等长；叶柄纤细，禾秆色；叶片指状，羽片通常 5～7 片，均集生于叶柄顶端，中央一片较长，狭线形，基部不下延，两侧的羽片同形而稍呈镰刀状；能育羽片几全缘，仅顶部有细锯齿，不育羽片叶缘有细的尖锯齿；叶草质，灰绿色，光滑；叶脉羽状，主脉两面隆起，侧脉下面明显，单一或二叉；孢子囊群线形，沿叶缘延伸，仅羽片顶部不育，囊群盖线形，灰白色，膜质，近全缘。

【生境及分布】 产于钟山（韭菜坪、月照），生于海拔 1200～2500m 的荫蔽岩石上或石隙岩洞口。分布于湖南、四川、重庆、贵州、云南、西藏、台湾。

【药用部位、功能主治】 全草入药。有清热利湿、解毒的功效；主治肠炎、痢疾、流行性腮腺炎等。

【附注】《新华本草纲要》《全国中草药汇编》收载品种；贵州彝族用药。

5. 岩凤尾蕨（凤尾草、粗金鸡尾） **Pteris deltodon** Baker 彩片 47

【主要形态特征】 根状茎短而直立，先端被黑褐色鳞片；叶簇生，一型；叶柄基部褐色，向上为浅禾秆色，稍有光泽；叶片卵形至三角状卵形，三叉或为一回羽状；羽片 3～5 片，顶生羽片稍大，阔披针形，上部叶缘有三角形粗大锯齿，下部全缘；侧生羽片较短小，斜上，对生，镰状，基部钝圆而斜；不育羽片与能育羽片同形但较宽且短；叶纸质，褐绿色，无毛；叶脉羽状，侧脉很明显，单一或分叉；孢子囊群线形，生于羽片边缘的边脉上，囊群盖线形，膜质，灰白色，全缘。

【生境及分布】 产于盘州（普古、乌蒙）、水城（比德）、钟山（金盆、明湖），生于海拔 1500m 以下的阴湿的石灰岩上。分布于浙江、湖南、湖北、四川、重庆、贵州、云南、台湾、广东、广西。

【药用部位、功能主治】 全草入药。有清热利湿、敛肺止咳、定惊、解毒的功效；主治泄泻、痢疾、淋证、久咳不止、小儿惊风、疮疖、蛇虫咬伤。

【附注】《新华本草纲要》收载品种；贵州侗族用药。

6. 刺齿半边旗（刺齿凤尾蕨、半边旗） **Pteris dispar** Kunze

【主要形态特征】 根状茎短而斜升，连同叶柄基部被黑褐色鳞片，鳞片先端纤毛状并卷曲；叶簇生，近二型；叶柄栗红色，三棱形；叶片卵状长圆形至卵状披针形，二回深裂或二回半边深羽裂；顶生羽片披针形，篦齿状几达叶轴，裂片对生，阔披针形或线状披针形；侧生羽片 5～8 对，与顶生羽片同形，先端尾状渐尖，基部偏斜，裂片与顶生羽片的同形同大，但下侧的较上侧的略长；叶草质，光滑；叶轴栗红色，羽轴下面隆起，上面有沟，沟旁有啮蚀状的边；叶脉明显，侧脉二叉，小脉在不育部分直达锯齿尖头；孢子囊群线形，生于羽片边缘的边脉上，囊群盖线形，膜质，全缘。

【生境及分布】 产于盘州（普古），生于海拔 400～950m 的山坡、路边、沟边林下或灌丛下。分布于山东、河南、安徽、江苏、上海、浙江、江西、湖南、湖北、四川、重庆、贵州、福建、台湾、广东、广西、香港、澳门。

【药用部位、功能主治】 全草入药。有清热解毒、祛淤凉血的功效；主治痢疾、泄泻、风湿痹痛、跌打损伤、痈疮肿毒、毒蛇咬伤。

【附注】《新华本草纲要》收载品种。

7. 剑叶凤尾蕨（井边茜、小凤尾草） **Pteris ensiformis** Burm. f. 彩片 48

【主要形态特征】 根状茎斜升或横卧，被棕色鳞片；叶密生，二型；不育叶柄禾秆色，光滑；叶片长圆状卵形至披针形，二回羽状；羽片 2～4 对，对生，斜向上，上部的无柄，下部的有柄，小羽片 1～4 对，对生，斜展，长圆状倒卵形至披针形，基部下侧下延，上部及先端有尖齿，顶生羽片狭长；能育叶与不育叶相似而较大，叶柄长，羽片或小羽片狭长，仅先端有尖齿；叶干后草质，灰绿色至褐绿色，无毛；主脉两面隆起，侧脉密接，通常二叉；孢子囊群线形，囊群盖同形。

【生境及分布】 产于盘州（乌蒙）、水城（比德），生于海拔 150～1000m 的溪边阴处或林下湿地酸性石灰岩上。分布于浙江、江西、湖南、四川、重庆、贵州、云南、福建、台湾、广东、广西、海南、香港、澳门。

【药用部位、功能主治】 根状茎、全草入药。有清热解毒、利尿的功效；主治黄疸型肝炎、痢疾、乳腺炎、小便不利。

【附注】《新华本草纲要》《全国中草药汇编》收载品种；贵州侗族用药。

8. 傅氏凤尾蕨（金钗凤尾蕨） **Pteris fauriei** Hieron.　彩片 49

【主要形态特征】 根状茎短而斜升，先端密被披针形鳞片，鳞片中央深褐色，边缘棕色；叶簇生；叶柄下部暗褐色并被鳞片，向上与叶轴均为禾秆色，上面有狭纵沟；叶片卵形至卵状三角形，二回篦齿状深羽裂或基部三回深羽裂；侧生羽片 2～9 对，斜展，披针形，先端尾状渐尖，篦齿状深裂达羽轴；裂片镰状长圆形至披针形，全缘，最下一对羽片的基部下侧有 1 或 2 片篦齿状深裂的小羽片，顶生羽片与侧生羽片相似，但有长 2～4cm 的柄；叶纸质，光滑；羽轴上面狭沟两旁有针状扁刺，裂片主脉上面有长刺；孢子囊群线形，沿裂片边缘延伸，仅裂片先端不育，囊群盖线形，灰棕色，膜质，全缘，宿存。

【生境及分布】 产于盘州（普古、乌蒙）、钟山（金盆），生于海拔 1100m 以下酸性山地的常绿阔叶林下或溪边。分布于安徽、浙江、江西、湖南、四川、重庆、贵州、云南、西藏、福建、台湾、广东、广西、海南、澳门。

【药用部位、功能主治】 叶入药。有清热利湿、祛风定惊、敛疮止血的功效；主治风湿劳伤、腹泻、痢疾、小儿惊风、黄疸型肝炎。

【附注】《新华本草纲要》收载品种。

9. 狭叶凤尾蕨（亨利凤尾蕨） **Pteris henryi** Christ　彩片 50

【主要形态特征】 根状茎直立或斜升，密被黑褐色鳞片；叶簇生，近二型；叶柄禾秆色至栗褐色，光滑或略粗糙，有四棱；叶片卵形至长圆状卵形，一回羽状；羽片 1～4 对，对生，斜向上，线形，能育边缘全缘，不育边缘有浅锐锯齿，基部一对有短柄，通常三至四叉，向上的无柄，通常二至四叉，顶生羽片二至三叉；叶纸质，灰绿色，光滑；主脉两面均隆起，侧脉两面均明显；孢子囊群狭线形，沿能育羽片的叶缘延伸，近基部及有锯齿的先端不育，囊群盖线形，棕色，膜质，全缘。

【生境及分布】 产于盘州（保基）、水城（玉舍）、钟山（金盆），生于海拔 600～2000m 的石灰岩缝或旧墙上。分布于河南、陕西、甘肃、湖南、四川、重庆、贵州、云南、广西。

【药用部位、功能主治】 全草入药。有清热解毒、利尿、生肌的功效；主治烫火伤、狂犬咬伤、刀伤。

【附注】 中国特有种。《新华本草纲要》《全国中草药汇编》收载品种。

10. 井栏边草（凤尾草、井栏凤尾蕨） **Pteris multifida** Poir.　**彩片 51**

【主要形态特征】 根状茎直立，被黑褐色鳞片；叶簇生，二型；不育叶柄禾秆色或暗褐色而有禾秆色的边；叶片卵状长圆形，一回羽状；羽片 2～4 对，线状披针形，边缘具尖锯齿，下部羽片通常分叉，顶生羽片与侧生羽片同形，羽片的基部显著下延，在叶轴两侧形成狭翅；能育叶较大，叶柄较长，羽片 4～6 对，狭线形，仅不育部分具锯齿；叶草质，暗绿色，光滑；叶轴禾秆色，稍有光泽；主脉两面均隆起，侧脉明显。

【生境及分布】 产于六枝（关寨、郎岱）、水城（比德）、盘州（保基、普古）、钟山（金盆、明湖），生于海拔 1700m 以下阴湿的墙缝、井边、路旁或石灰岩上。分布于河北、天津、山东、河南、陕西、甘肃、安徽、江苏、上海、浙江、江西、湖南、湖北、四川、重庆、贵州、福建、台湾、广东、广西、海南、香港、澳门。

【药用部位、功能主治】 根状茎、全草入药。有清热利湿、解毒止痢、凉血止血的功效；主治痢疾、胃肠炎、肝炎、泌尿系感染、感冒发烧、咽喉肿痛、白带、崩漏、农药中毒，外用治外伤出血、烧烫伤。

【附注】《全国中草药汇编》收载品种；贵州彝族、侗族、苗族、土家族用药。

11. 栗柄凤尾蕨（五齿剑、五爪鸡草） **Pteris plumbea** Christ

【主要形态特征】 根状茎直立或偏斜，被黑棕色鳞片；叶簇生，近二型；叶柄四棱形，连同叶轴为栗色，边缘禾秆色，光滑；叶片长圆形或卵状长圆形，一回羽状；羽片 1 或 2 对，卵形至披针形，基部一对有栗色的短柄，通常二至三叉，边缘有钝齿，顶生羽片线状披针形，常与其下的侧生羽片合生而成三叉，基部下延，叶缘有软骨质的边，能育部分全缘，不育部分有锐锯齿；叶草质，灰绿色或上面为棕绿色；主脉两面均隆起，侧脉明显，单一或分叉。

【生境及分布】 产于盘州（普古）、钟山（金盆），生于海拔 200～700m 石灰岩地区疏林下的石隙中。分布于江苏、浙江、江西、湖南、贵州、福建、台湾、广东、广西、香港。

【药用部位、功能主治】 全草入药。有清热利湿、活血止血、止痢的功效；主治痢疾、刀伤出血、跌打损伤。

12. 半边旗（半边风药） *Pteris semipinnata* L. 彩片 52

【主要形态特征】 根状茎长而横走，先端及叶柄基部被褐色鳞片；叶簇生，近一型；叶柄连同叶轴均为栗红色；叶片长圆披针形，二回深裂；侧生羽片 4～7 对，对生，两侧极不对称，上侧全缘或仅近基部有一裂片，下侧篦齿状深羽裂几达羽轴；裂片 2～9 枚，镰刀状披针形，基部一片最长，不育裂片边缘有尖锯齿，能育裂片仅不育处有尖齿；顶生羽片阔披针形至长三角形，先端尾状，篦齿状深裂几达羽轴；叶草质，灰绿色；羽轴及裂片主脉下面隆起，上面有纵沟及小齿；侧脉明显，二叉或二回二叉，小脉通常伸达锯齿的基部。

【生境及分布】 产于盘州（普古），生于海拔 1150m 以下疏林下阴处、溪边或岩石旁的酸性土壤上。分布于河南、上海、浙江、江西、湖南、湖北、四川、重庆、贵州、云南、福建、台湾、广东、广西、海南、香港、澳门。

【药用部位、功能主治】 全草入药。有清热解毒、消肿止痛的功效；主治细菌性痢疾、急性肠炎、黄疸型肝炎、结膜炎，外用治跌打损伤、外伤出血、疮疡疖肿、湿疹、毒蛇咬伤。

【附注】《新华本草纲要》《全国中草药汇编》收载品种；贵州侗族用药。

13. 有刺凤尾蕨（刺脉凤尾蕨） *Pteris setulosocostulata* Hayata

【主要形态特征】 根状茎短而直立，木质，密被黑褐色鳞片；叶簇生；叶柄基部褐色并被鳞片，向上与叶轴均为禾秆色，光滑；叶片卵状长圆形，二回深羽裂或基部三回深羽裂；侧生羽片 9～16 对，对生，最下一对略有短柄，基部下侧有 2～4 片篦齿状羽裂的小羽片，向上的羽片无柄，线状披针形，篦齿状深裂几达羽轴；裂片长圆形，全缘，顶生羽片与侧生羽片相似；叶草质，暗绿色；主脉及羽轴下面隆起，上面有狭纵沟，沟两旁有针状长刺，侧脉两面均凸起，自基部二叉。

【生境及分布】 产于水城（营盘），生于海拔 1400～2500m 的山地林下。分布于四川、贵州、云南、西藏、台湾、广东。

【药用部位、功能主治】 全草入药。有清热解毒、祛淤凉血的功效；主治痢疾、泄泻、痄腮、风湿痹痛、跌打损伤、痈疮肿毒、毒蛇咬伤。

【附注】《新华本草纲要》收载品种。

14. 溪边凤尾蕨（溪凤尾蕨） *Pteris terminalis* Wall. ex J. Agardh 彩片 53

【主要形态特征】 植株高达 180cm。根状茎短而直立，先端被黑褐色鳞片；叶簇生；叶柄基部暗褐色，向上为禾秆色；叶片阔三角形，二回深羽裂；侧生羽片 5～10 对，互生或对生，有柄，斜展，长圆形至狭披针形，下部的较大，先端尾状，羽状深裂；裂片 20～25 对，镰状长披针形，先端渐尖，基部稍扩大，下侧下延，顶部不育叶缘有浅锯齿，顶生羽片与侧生羽片相似，较大；叶干后草质，暗绿色，无毛；叶轴上面有纵沟，羽轴下面隆起，上面有浅纵沟，沟两旁具粗刺；叶脉羽状，侧脉仅下面可见，通常二叉；孢子囊群线形。

【生境及分布】 产于盘州（大山、乌蒙）、水城（比德、玉舍）、钟山（金盆、南开），生于海拔 600～2700m 的溪边疏林下或灌丛中。分布于甘肃、浙江、江西、湖南、湖北、四川、重庆、贵州、云南、西藏、台湾、广东、广西。

【药用部位、功能主治】 全草入药。有清热解毒的功效；主治淋证、烧烫伤、黄疸型肝炎、肠炎、菌痢、吐血、便血、尿血、扁桃体炎、腮腺炎、痈肿疮毒。

【附注】《贵州省中药材、民族药材质量标准》收载品种。

15. 蜈蚣草（蜈蚣蕨、舒筋草） **Pteris vittata** L. 彩片 54

【主要形态特征】 根状茎短而直立，密被鳞片；叶簇生，一型；叶柄坚硬，深禾秆色至浅褐色，基部以上疏生鳞片；叶片倒披针形，一回羽状；侧生羽片 20～50 对，无柄，互生或近对生，中部羽片最长，狭线形，先端渐尖，基部扩大，两侧呈耳形，不与叶轴合生，不育叶缘有细而均匀的密锯齿，下部羽片较疏离，无柄，向下羽片逐渐缩短，基部羽片仅为耳形，顶生羽片与侧生羽片同形；叶薄革质，暗绿色，无光泽，无毛；叶轴禾秆色，疏被鳞片；主脉下面隆起并为浅禾秆色，侧脉纤细，密接，斜展，单一或分叉；在成熟的植株上除下部缩短的羽片不育外，几乎全部羽片均能育。

【生境及分布】 产于六枝（关寨、郎岱）、盘州（大山、普古、乌蒙）、水城（比德、野钟、营盘、玉舍）、钟山（凉都森林公园、明湖、月照），生于海拔 2000m 以下的路旁、桥边、石缝中或石灰岩山地上；是六盘水常见种类之一。分布于河南、陕西、甘肃、安徽、江苏、上海、浙江、江西、湖南、湖北、四川、重庆、贵州、云南、西藏、福建、台湾、广西、广东、海南、香港、澳门。

【药用部位、功能主治】 根状茎、全草入药。有祛风活血、解毒杀虫的功效；主治防治流行性感冒、痢疾、风湿疼痛、跌打损伤，外用治蜈蚣咬伤、疥疮。

【附注】《全国中草药汇编》《贵州省中药材、民族药材质量标准》收载品种；贵州侗族用药。

16. 西南凤尾蕨（三叉凤尾蕨） **Pteris wallichiana** J. Agardh 彩片 55

【主要形态特征】 根状茎粗短而直立，木质，先端被褐色鳞片；叶近生至簇生，一型；叶柄坚硬，栗红色，表面粗糙，上面有阔纵沟；叶片五角形，三至四回深羽裂，自叶柄顶端分为三大枝；中央枝长圆形，二回深羽裂，小羽片10～15对，对生，狭长圆披针形，篦齿状深裂，基部的小羽片略缩短，顶生小羽片的形状、大小及分裂度与上部的侧生小羽片相同，但其基部为楔形并有短柄，裂片20～30对，互生，长圆状披针形，不育部分边缘有浅钝齿；侧枝与中央枝相似并小于中央枝，侧枝通常再分一次枝；叶草质，羽轴、小羽轴和裂片主脉上具多细胞节状柔毛，小羽轴下面隆起，上面有浅纵沟，沟两旁有短刺；侧脉两面明显，沿小羽轴两侧各形成1列狭长的并与小羽轴平行的网眼。

【生境及分布】 产于盘州（保基、大山、乌蒙）、水城（玉舍）、钟山（月照），生于海拔800～2600m的沟谷林下。分布于江西、湖南、湖北、四川、重庆、贵州、云南、西藏、台湾、广东、广西、海南。

【药用部位、功能主治】 全草入药。有清热止痢、定惊、止血的功效；主治痢疾、小儿惊风、外伤出血。

【附注】《新华本草纲要》收载品种；贵州彝族用药。

十五
碗蕨科
Dennstaedtiaceae

（一）碗蕨属 Dennstaedtia Bernh.

1. 细毛碗蕨（篦子草） Dennstaedtia hirsuta（Sw.）Mett. ex Miq. 彩片 57

【主要形态特征】 植株高约 30cm，密生灰白色或浅褐色毛。根状茎短而横卧；叶近生；叶柄禾秆色；叶片长圆披针形，先端渐尖，二回羽裂；羽片 8～18 对，互生，具短柄，斜向上，羽状裂或深裂；裂片长圆形，上先出，边缘具缺刻，基部上侧一片较长并与叶轴平行；叶草质，干后绿色或黄绿色，两面密被灰色长毛；叶轴与叶柄同色，和羽轴均密被灰色毛；叶脉羽状分叉，每个小尖齿有小脉一条；孢子囊群圆形，生于裂片腋间小脉顶端，囊群盖浅碗形，黄绿色，有毛。

【生境及分布】 产于盘州（大山、乌蒙）、水城（比德）、钟山（凉都森林公园、月照），生于海拔 500～2100m 的山地溪沟边、路边或阳坡石缝中。分布于黑龙江、吉林、辽宁、陕西、甘肃、上海、浙江、江西、湖南、湖北、四川、重庆、贵州、台湾、广东、广西。

【药用部位、功能主治】 全草入药。有祛风除湿、通经活血的功效；主治风湿痹痛、筋骨劳伤疼痛。

【附注】 民间草药；贵州彝族用药。

2. 碗蕨 Dennstaedtia scabra（Wall. ex Hook.）T. Moore 彩片 58

【主要形态特征】 植株高达 1m。根状茎长而横走；叶疏生；叶柄红棕色或淡栗色，稍有光泽，下面圆形，上面有沟，和叶轴密被棕色毛；叶片卵状披针形或三角状长圆形，三至四回羽状深裂；羽片 10～20 对，长圆形或长圆状披针形，先端渐尖，斜向上，基部一对最大，二至三回羽状深裂；一回小羽片长圆形，上先出，基部上方一片几与叶轴平行，二回羽状深裂；二回小羽片阔披针形，基部有狭翅相连，先端钝或短尖，末回小羽片全缘或 1～2 裂，小裂片钝头，边缘无锯齿；叶坚草质，干后棕绿色，两面沿各羽轴及叶脉均被灰色透明的毛；叶脉羽状分叉，小脉不达叶边，每个小裂片有小脉一条；孢子囊群圆形，位于裂片的小脉顶端，囊群盖碗形，灰绿色，略有毛。

【生境及分布】 产于盘州（大山、普古）、水城（比德、玉舍）、钟山（凉都森林公园、月照），生于海拔 500～2400m 的林下或溪边。分布于浙江、江西、湖南、四川、重庆、贵州、云南、西藏、台湾、广东、广西。

【药用部位、功能主治】 根状茎、全草入药。有祛风解表的功效；主治风湿痹痛、筋骨劳伤疼痛。

【附注】《新华本草纲要》收载品种。

（二）姬蕨属 **Hypolepis** Bernh.

姬蕨（岩姬蕨） **Hypolepis punctata**（Thunb.）Mett.　彩片 59

【主要形态特征】 根状茎长而横走，密被棕色节状长毛；叶远生；叶柄基部暗褐色，向上为禾秆色，粗糙，腹面有沟，有灰白色节状毛；叶片卵状三角形，四回羽状深裂；羽片 8～16 对，基部一对通常最大，卵状披针形，三回羽裂；一回小羽片披针形或阔披针形，有柄；二回小羽片长圆形或长圆状披针形，先端圆而有齿，基部近圆形，下延，和小羽轴的狭翅相连，末回裂片长圆形，钝头，边缘有钝锯齿；叶坚草质或纸质，干后黄绿色或草绿色，通体具灰白色节状毛；叶脉羽状，末回羽片上的侧脉羽状分枝，小脉直达锯齿；孢子囊群圆形，生于小脉近顶端处，中脉两侧 1～4 对，无囊群盖，常被略反折的裂片覆盖。

【生境及分布】 产于六枝（关寨）、盘州（大山、普古）、水城（比德、玉舍）、钟山（金盆），生于海拔 500～2300m 的林下、路边、旷地、溪边或湿草地。分布于安徽、江苏、上海、浙江、江西、湖南、湖北、四川、重庆、贵州、云南、西藏、福建、台湾、广东、广西、海南、香港。

【药用部位、功能主治】 全草入药。有清热解毒、收敛止血的功效；主治烧烫伤、外伤出血。

【附注】《新华本草纲要》《全国中草药汇编》收载品种。

（三）鳞盖蕨属 **Microlepia** C. Presl

边缘鳞盖蕨（边缘鳞蕨） **Microlepia marginata**（Panzer.）C. Chr.　彩片 60

【主要形态特征】 根状茎长而横走，密被褐色节状毛；叶远生；叶柄深禾秆色，上面有纵沟，几光滑；叶片卵状披针形，先端渐尖，羽状深裂，基部不变狭，一回羽状；羽片 20～25 对，互生或下部近对生，线状披针形，基部不对称，上侧钝耳状，下侧楔形，边缘缺裂至浅裂；叶纸质，干后绿色；叶轴密被锈色开展的硬毛，在叶下面各脉及囊群盖上较稀疏，叶上面也多少有毛；侧脉明显，在裂片上为羽状，两面稍突起；孢子囊群圆形，每小裂片上 1～6 个，向边缘着生，囊群盖杯形，长宽几相等，上边截形，棕色，坚实，多少被短硬毛，距叶缘较远。

【生境及分布】 产于盘州（坪地）、水城（比德）、钟山（金盆、凉都森林公园、月照），生于海拔 300～1500m 的灌丛中或溪边。分布于河南、甘肃、安徽、江苏、上海、浙江、江西、湖南、湖北、四川、重庆、贵州、云南、福建、台湾、广东、广西、海南、香港。

【药用部位、功能主治】 地上部分入药。有清热解毒、祛风活络的功效；主治痈疮疖肿、风湿痹痛、跌打损伤。

【附注】《新华本草纲要》收载品种。

（四）稀子蕨属 Monachosorum Kunze

稀子蕨 Monachosorum henryi Christ

【主要形态特征】 根状茎粗而短，斜升；叶簇生，直立；叶柄禾秆色，草质，密被锈色贴生的腺状毛，后变光滑；叶片三角状长圆形，基部最宽，渐尖头，四回羽状深裂；羽片 15～20 对，互生，有柄，彼此密接或向上部几呈覆瓦状，基部一对最大，长圆形，渐尖头，三回羽状深裂；一回小羽片约 15 对，上先出，披针形，呈镰刀状，二回深羽裂；二回小羽片 8～12 对，平展，先端圆，基部不对称，下侧楔形，上侧截形，向上的小羽片与有极狭翅的小羽轴合生，裂片全缘或微刺头；叶薄草质，干后褐绿色或褐色；叶轴及羽轴有棕色腺毛，叶轴中部常有一至数枚珠芽生于腋间；叶脉分离，每裂片有小脉 1 条；孢子囊群圆形，小，每小裂片一个，近小脉顶部着生，位于裂片的中央，无盖。

【生境及分布】 产于盘州（保基），生于海拔 800～2100m 的谷底、溪边或密林下。分布于江西、湖南、四川、重庆、贵州、云南、西藏、台湾、广东、广西。

【药用部位、功能主治】 全草入药。有祛风除湿、止痛的功效；主治风湿痹痛、跌打伤痛、疝气疼痛。

【附注】《新华本草纲要》收载品种；贵州布依族用药。

（五）蕨属 **Pteridium** Gled. ex Scop.

1. 蕨（蕨菜、甜蕨） **Pteridium aquilinum** var. **latiusculum**（Desv.）Underw. ex A. Heller 彩片 56

【主要形态特征】 植株高可达 1m。根状茎长而横走，密被锈黄色柔毛；叶远生；叶柄褐棕色或棕禾秆色，光滑，上面有浅纵沟 1 条；叶片阔三角形至长圆三角形，先端渐尖，基部圆楔形，三回羽状；羽片 7～10 对，对生或近对生，斜展，基部一对最大，卵状三角形，二回羽状；一回小羽片长圆状披针形，略斜展，具短柄，末回小羽片或裂片长圆形，钝头或近圆头，无柄；叶干后近革质或纸质，暗绿色，上面光滑，下面在裂片主脉上多少被棕色或灰白色的疏毛或近无毛；叶脉羽状，侧脉分叉；孢子囊群沿叶边缘着生，线形，囊群盖 2 层，线形。

【生境及分布】 产于六枝（关寨、郎岱）、盘州（大山、坪地、普古、乌蒙）、水城（比德、玉舍）、钟山（凉都森林公园、明湖、南开、月照），生于海拔 2500m 以下的林缘、荒坡或酸性土地。分布于全国各地。

【药用部位、功能主治】 根状茎、全草入药。有清热利湿、消肿、安神的功效；主治发热、痢疾、湿热黄疸、高血压病、头昏失眠、风湿性关节炎、白带、痔疮、脱肛。

【附注】《全国中草药汇编》收载品种；贵州彝族、侗族、布依族用药。

2. 毛轴蕨（密毛蕨、毛蕨、苦蕨） **Pteridium revolutum**（Blume）Nakai 彩片 61

【主要形态特征】 植株高达 1.5m 以上。根状茎横走；叶远生；叶柄禾秆色或棕禾秆色，上面有纵沟 1 条，幼时密被灰白色柔毛；叶片阔三角形或卵状三角形，下面通常密生淡棕色至锈棕色节状毛，渐尖头，三回羽状；一回羽片对生，斜展，具柄，长圆形，二回羽状；末回小羽片或裂片，对生或互生，镰形或披针状镰形，略斜向上，先端钝或急尖，向基部逐渐变宽，无柄，与羽轴合生，彼此连接；叶近革质，边缘常反卷；叶轴、羽轴及小羽轴的下面和上面的纵沟内均密被灰白色或浅棕色柔毛，老时渐稀疏；叶脉上面凹陷，下面隆起；孢子囊群沿叶边着生形成线形，囊群盖 2 层，线形，外层为膜质假盖。

【生境及分布】 产于六枝（关寨、郎岱）、盘州（大山、普古）、水城（比德、玉舍）、钟山（明湖、月照），生于海拔 570～3000m 的坡阳处或山谷疏林中的林间空地。分布于河南、陕西、甘肃、浙江、江西、湖南、湖北、四川、重庆、贵州、云南、西藏、台湾、广东、广西。

【药用部位、功能主治】 根状茎入药。有祛风除湿、解热利尿、驱虫的功效；主治风湿关节痛、淋证、脱肛、疮毒、蛔虫病。

【附注】《新华本草纲要》《中国民族药志要》收载品种；贵州彝族、侗族、布依族用药。

十六
冷蕨科
Cystopteridaceae

（一）亮毛蕨属 Acystopteris Nakai

亮毛蕨（毛冷蕨、中华亮毛蕨） **Acystopteris japonica**（Luerss.）Nakai

【主要形态特征】 根状茎横走，连同叶柄基部疏被淡棕色披针形鳞片；叶近生，通体被无色、透明、有节的长柔毛；叶柄连同叶轴栗黑色至紫褐色，上面有一条纵沟，略有光泽；叶片阔卵形至卵状长圆形，短渐尖或渐尖头，基部圆心形，三回羽状至四回羽裂；羽片 10～15 对，长圆形或阔披针形，先端渐尖，基部近平截，水平开展或斜展，对生或近对生，一至二回羽状；小羽片 10～24 对，羽轴下侧的较上侧的略长，基部一对稍缩短；裂片 5～14 对，平展或略斜展，长圆形，钝头而有锯齿，两侧往往锐裂；叶草质；叶脉羽状，小脉单一，达于叶边锯齿；孢子囊群小，圆形，着生于裂片基部上侧小脉背部，在主脉两侧各排成整齐的一列，囊群盖小，膜质，卵圆形，易落。

【生境及分布】 产于水城（玉舍），生于海拔 400～2800m 的溪边林下或林缘，土生、石隙生。分布于浙江、江西、湖南、湖北、四川、重庆、贵州、云南、福建、台湾、广西。

【药用部位、功能主治】 根状茎入药。有解毒消肿的功效；主治疮疖肿瘤。

【附注】 民间草药。

（二）羽节蕨属 Gymnocarpium Newman

东亚羽节蕨（大山羽节蕨、羽节蕨） **Gymnocarpium oyamense**（Baker）Ching

【主要形态特征】 根状茎长而横走，连同叶柄基部被鳞片，鳞片棕色、披针形；叶远生；叶柄禾秆色，有光泽，下面圆，上面有纵沟，向上光滑；叶片卵状三角形，先端渐尖，基部心形，一回羽状深裂；裂片 6～10 对，对生，平展，阔披针状镰刀形，先端急尖或短尖，基部以阔翅彼此相连，边缘全缘或具浅圆齿，基部一对裂片常为阔披针形，向下斜展，顶部弯向上，边缘浅裂或粗齿；叶草质，上面绿色，下面呈灰绿色，光滑；叶轴基部与叶柄先端以关节相连；叶脉分离，侧脉单一；孢子囊群长圆形，生于裂片上的小脉中部，位于主脉两侧，呈不规则排列，无囊群盖。

【生境及分布】 产于水城（玉舍），生于海拔 300～2900m 的林下湿地或石上苔藓中。分布于河南、陕西、甘肃、安徽、浙江、江西、湖南、湖北、四川、重庆、贵州、云南、西藏、台湾。

【药用部位、功能主治】 全草入药。有清热解毒的功效；主治疮毒肿痛、蛇虫咬伤。

十七
肠蕨科
Diplaziopsidaceae

肠蕨属 Diplaziopsis C. Chr.

川黔肠蕨（肠蕨、贵州肠蕨） Diplaziopsis cavaleriana（Christ）C. Chr. 彩片 62

【主要形态特征】 根状茎短而直立，连同叶柄基部被鳞片，鳞片褐色、披针形；叶簇生；叶柄禾秆色至棕禾秆色，光滑；叶片披针形至阔披针形，基部常略变狭，一回羽状；羽片 6～15 对，三角状披针形，顶端渐尖，基部阔楔形至截形，边缘全缘至波状，互生，基部 1～3 对常缩短，顶生羽片比其下 1 对侧生羽片稍大，同形，基部不对称；叶薄草质，绿色至黄绿色，两面光滑；羽片的侧脉在粗壮的主脉两侧联结成 2～3 行斜方形网孔；孢子囊群粗线形，通常出自侧脉基部上侧，紧接主脉，略斜向上，囊群盖腊肠形，褐色，成熟时从上侧边向主脉张开，宿存。

【生境及分布】 产于水城（营盘），生于海拔 650～2010m 的植被保存良好的林下、林缘、溪边。分布于浙江、江西、湖南、湖北、四川、重庆、贵州、云南、福建、台湾、海南。

【药用部位、功能主治】 根状茎、全草入药。有凉血止血、祛风除湿的功效；主治吐血、外伤出血、风湿痹阻之关节不利。

【附注】 民间草药。

十八
铁角蕨科
Aspleniaceae

铁角蕨属 Asplenium L.

1. 狭翅巢蕨（狭基巢蕨、黔怒蕨） Asplenium antrophyoides Christ

【主要形态特征】 根状茎短而直立，连同叶柄基部被鳞片，鳞片披针形、褐棕色；叶簇生；叶柄极短或近无柄，禾秆色，上面皱缩成小纵沟，两侧有阔翅几达基部，向上光滑；叶片倒披针形，中部以上最宽，中部以下急剧变狭而长下延，先端短尾状，边缘全缘或波状，有软骨质的狭边；叶纸质至薄革质，暗绿色，两面光滑；主脉明显，禾秆色，下面较宽，侧脉两面明显，单一或分叉；孢子囊群线形，生于小脉的上侧，通常只生于叶片中部以上，叶片中部以下不育，囊群盖同形，浅棕色，膜质，全缘。

【生境及分布】 产于水城（玉舍），生于海拔300～1300m的石灰岩岩壁上或山沟密林中树干上。分布于湖南、四川、贵州、云南、福建、广东、广西。

【药用部位、功能主治】 全草入药。有清热解毒、利尿通淋的功效；主治热毒疮疡、无名肿毒、痈疽疖肿、虫蛇咬伤、水肿、热淋、石淋、血淋、风湿热痹。

【附注】 珍稀濒危蕨类植物。《新华本草纲要》收载品种。

2. 线裂铁角蕨（细叶铁角蕨、紫柄铁角蕨） Asplenium coenobiale Hance 彩片 63

【主要形态特征】 植株高10～30cm。根状茎直立，先端密被鳞片，鳞片线形，黑色，有棕色狭边和虹色光泽，厚膜质，边缘略有齿牙；叶簇生；叶柄圆形，有光泽，光滑；叶片长三角形，细裂，三回羽状；羽片12～16对，下部的对生，向上互生，斜展，有短柄或近无柄，基部一对略长，长三角形，尖头，基部圆截形，上侧覆盖叶轴，二回羽状；小羽片6～10对，互生，上先出，斜展，密集，基部一对较大，椭圆形，有短柄，羽状，末回小羽片2～4对，互生，斜向上，通常上侧的较大，二至三深裂，分裂度极纤细；不育裂片为狭线形，能育裂片较阔，全缘；叶薄草质，干后草绿色；叶轴中部以下为乌木色，中部以上为草绿色，光滑，上面有阔纵沟，羽轴与叶片同色，两面均隆起；叶脉两面均明显，隆起，每裂片有小脉 1 条，不达叶边；孢子囊群椭圆形，棕色，每能育裂片 1 枚，生于小脉中部或下部的上侧，囊群盖椭圆形，淡绿色，后变淡棕色，薄膜质，透明，全缘，开向叶边，宿存。

【生境及分布】 产于盘州（普古）、钟山（金盆），生于海拔 500～1900m 的石灰岩地区的林下、灌丛下石隙。分布于浙江、湖南、四川、重庆、贵州、云南、福建、台湾、广东、广西、海南。

【药用部位、功能主治】 全草入药。有祛风除湿、调经止痛的功效；主治风湿痹痛、小儿麻痹、月经不调。

【附注】 贵州仡佬族用药。

3. 水鳖蕨（荷叶对开盖蕨、水别蕨） Asplenium delavayi（Franch.）Copel.

【主要形态特征】 根状茎短小而直立，被鳞片，鳞片披针形，黑色，有粗筛孔，边缘具疏齿，膜质；叶簇生；叶柄栗黑色，有光泽，基部被鳞片，向上光滑，上面有纵沟；叶片圆形，大小差异较大，基部深心脏形，边缘全缘或略呈浅波状，略具粗短的节状缘毛；叶草质至厚纸质，两面光滑；叶脉纤细，不明显，扇形，无主脉，多回二叉分枝，小脉顶端分离或偶有联结成少数狭长网眼；孢子囊群线形，着生于第二回或第三回分叉小脉相对的两侧，成熟时汇合，囊群盖线形，浅棕色，膜质，相对开，宿存。

【生境及分布】 产于水城，生于海拔 600～1750m 的林下阴湿岩石上或岩洞脚下。分布于甘肃、四川、重庆、贵州、云南、西藏、广西。

【药用部位、功能主治】 全草入药。有清热利湿、润肺止咳的功效；主治肾炎水肿、肺热咳嗽、湿热痢疾。

【附注】 珍稀濒危蕨类植物。

4. 剑叶铁角蕨（铁郎鸡） Asplenium ensiforme Wall. ex Hook. et Grev.

【主要形态特征】 根状茎短而直立，连同叶柄基部密被鳞片，鳞片披针形，厚膜质，黑色至黑褐色；叶簇生；叶柄禾秆色；叶片披针形，先端长渐尖，基部渐狭，全缘；叶革质，上面光滑，下面疏被棕色的星芒状小鳞片，老时变光滑；主脉明显，下面显著地隆起，上面近圆形，有浅纵沟，侧脉斜向，不明显，二叉；孢子囊群线形，棕色，沿小脉着生，稍近主脉，囊群盖同形，淡黄棕色或淡棕绿色，后变褐色，厚纸质，全缘，开向主脉，宿存。

【生境及分布】 产于盘州（普古），生于海拔 840～2800m 的密林下岩石上或树干上。分布于江苏、江西、湖南、四川、贵州、云南、西藏、台湾、广东、广西。

【药用部位、功能主治】 全草入药。有活血祛淤、舒筋止痛的功效；主治闭经、跌打损伤、腰痛、风湿麻木。

【附注】 民间草药。

5. 云南铁角蕨 **Asplenium exiguum** Bedd. 彩片 64

【主要形态特征】 根状茎短而直立，先端密被鳞片，鳞片披针形，黑褐色，先端尾状；叶簇生；叶柄绿色或亮栗色，有光泽，上面有浅纵沟，疏被黑褐色纤维状小鳞片；叶片线形至线状披针形，先端深羽裂，或往往延伸成鞭状，着地生根，基部渐狭，二回羽裂；羽片 10～20 对，长圆形至三角状卵形，先端圆钝，顶端缺刻内往往有 1 个芽胞，基部不对称，上侧截形并与叶轴平行，下侧楔形，边缘深羽裂几达主脉，下部的向基部逐渐远离并缩小，渐变为扇形或耳形；裂片 2～4 对，线形或舌形，先端钝并有 2 或 3 个齿，边缘全缘；叶草质，两面光滑；叶轴淡禾秆色，或有时下部与叶柄同色，上面有狭纵沟；叶脉羽状，两面不显，侧脉分叉；孢子囊群椭圆形，棕色，生于小脉中部或下部，成熟后常布满羽片，囊群盖同形，膜质，全缘。

【生境及分布】 产于盘州（保基、大山、坪地）、水城（比德、营盘）、钟山（金盆、韭菜坪、月照），生于海拔 280～2200m 石灰岩地区的林下、路边、岩石缝隙中。分布于河北、山西、河南、陕西、湖南、四川、重庆、贵州、云南、西藏、台湾、广西。

【药用部位、功能主治】 全草入药。有清热解毒、利尿、通乳的功效；主治感冒高热、小儿惊风、膀胱炎、尿道炎、骨折。

【附注】《全国中草药汇编》收载品种。

6. 虎尾铁角蕨（缩羽铁角蕨、万年柏） **Asplenium incisum** Thunb. 彩片 65

【主要形态特征】 根状茎短而直立，连同叶柄基部被鳞片，鳞片披针形、黑褐色缘；叶簇生；叶柄绿色，或通常为栗色或红棕色，在上面两侧各有 1 条淡绿色的狭边，上面有浅阔纵沟；叶片阔披针形至线状披针形，先端渐尖，向下渐狭，二回羽裂至二回羽状；羽片 12～22 对，中部的较大，三角状披针形至披针形，下部羽片逐渐缩短，基部的呈半圆形或耳状；叶草质，草绿色，光滑；叶轴上部禾秆色，下部为栗色或红棕色，上面有浅纵沟，顶部两侧有线状狭翅；叶脉羽状，两面可见，侧脉二叉或单一；孢子囊群椭圆形，棕色，斜向上，沿侧脉着生，靠近主脉，囊群盖同形，薄膜质，全缘，开向主脉。

【生境及分布】 产于盘州（保基、普古）、水城（比德），生于海拔 500～2100m 的石隙山地的湿岩石上、田埂边或阳坡，通常土生。分布于黑龙江、吉林、辽宁、内蒙古、河北、山西、山东、河南、陕西、甘肃、安徽、江苏、上海、浙江、江西、湖南、湖北、四川、重庆、贵州、云南、福建、台湾、广东、广西。

【药用部位、功能主治】 全草入药。有清热解毒、平肝镇惊、祛湿止痛的功效；主治肝炎、小儿惊风、牙痛、毒蛇咬伤。

【附注】《新华本草纲要》《全国中草药汇编》收载品种。

7. 北京铁角蕨（铁杆地柏枝、小叶鸡尾草） **Asplenium pekinense** Hance　彩片 66

【主要形态特征】 根状茎短而直立，连同叶柄基部被鳞片，鳞片披针形、黑褐色；叶簇生；叶柄绿色，被黑褐色毛状小鳞片；叶片披针形至狭椭圆形，先端渐尖，基部略变狭，二回羽状或三回羽裂；羽片 8～11 对，中部的较大，基部羽片略缩短；小羽片 2 或 3 对，互生，上先出，基部上侧一片最大，紧靠叶轴，椭圆形；裂片舌形或线形，先端圆截形并有 2 或 3 个小齿牙，两侧全缘；叶草质，两面光滑；叶轴及羽轴与叶片同色，两侧有连续的线状狭翅，下部疏被黑褐色的纤维状小鳞片，向上光滑；叶脉羽状，上面隆起，小脉扇状二叉分枝；孢子囊群短线形，沿小脉着生，囊群盖同形，灰白色，膜质，边缘不整齐，开向羽轴或主脉。

【生境及分布】 产于盘州（保基）、水城（比德、玉舍）、钟山（金盆、凉都森林公园），生于海拔 500～2500m 的岩石上或石缝中。分布于辽宁、内蒙古、河北、天津、北京、山西、山东、河南、陕西、宁夏、甘肃、安徽、江苏、上海、浙江、湖南、湖北、四川、重庆、贵州、云南、西藏、福建、台湾、广东、广西。

【药用部位、功能主治】 全草入药。有止咳化痰、利膈、止泻、止血的功效；主治感冒咳嗽、肺结核、外伤出血。

【附注】《全国中草药汇编》收载品种。

8. 长叶铁角蕨（长生铁角蕨、盘龙莲） **Asplenium prolongatum** Hook.

【主要形态特征】 根状茎短而直立，先端密被鳞片，鳞片披针形，黑褐色，有棕色狭边；叶簇生；叶柄淡绿色，上面有纵沟；叶片长圆形，先端尾状渐尖，二回羽状；羽片 6～15 对，狭椭圆形，下部羽片通常不缩短，先端钝，基部不对称；小羽片狭线形，基部与羽轴合生并以阔翅相连，全缘；叶近肉质，两面光滑；叶轴顶端往往延长成鞭状，顶生芽胞，落地生根产生新株，羽轴上面隆起，两侧有狭翅；叶脉羽状，每小羽片或裂片有小脉 1 条；孢子囊群狭线形，深棕色，沿小脉着生，位于小羽片的中部上侧边，囊群盖同形，灰绿色，膜质，全缘。

【生境及分布】 产于钟山（金盆），生于海拔 150～1800m 的林中树干上或潮湿岩石上。分布于河南、甘肃、安徽、浙江、江西、湖南、湖北、四川、重庆、贵州、云南、西藏、福建、台湾、广东、广西、海南、香港。

【药用部位、功能主治】 全草入药。有活血散淤、祛风湿、通关节的功效；主治吐血、衄血、咳嗽痰多、黄肿、跌打损伤、筋骨疼痛。

【附注】《新华本草纲要》《全国中草药汇编》收载品种；贵州侗族用药。

9. 华中铁角蕨（地柏叶、地柏枝、金花草） Asplenium sarelii Hook. 彩片 67

【主要形态特征】 根状茎短而直立，先端密被鳞片，鳞片狭披针形，黑褐色，边缘有微齿牙；叶簇生；叶柄淡绿色，有毛状鳞片，上面有浅阔纵沟；叶片椭圆形，先端渐尖，基部通常不变狭，三回羽裂至三回羽状；羽片 8～12 对，基部一对最大或与第二对同大，卵状三角形，先端渐尖，基部不对称；小羽片 4 或 5 对，卵形；裂片楔形，顶端钝头或有小尖齿；叶草质至纸质，两面光滑；叶轴及各回羽轴两侧均有线形狭翅，叶轴两面显著隆起；叶脉羽状，两面明显，上面隆起，小脉伸达齿尖；孢子囊群短线形，棕色，生于小脉上部，囊群盖同形，灰绿色，膜质，边缘不整齐。

【生境及分布】 产于盘州（大山、普古）、水城（比德、营盘、玉舍）、钟山（凉都森林公园），生于海拔 500～2200m 的石灰岩潮湿岩壁上或石缝中。分布于黑龙江、吉林、辽宁、内蒙古、河北、北京、山西、山东、河南、陕西、甘肃、安徽、江苏、上海、浙江、江西、湖南、湖北、四川、重庆、贵州、云南、福建、广西。

【药用部位、功能主治】 全草入药。有清热解毒、止血、散淤生肌、利湿的功效；主治黄疸、流行性感冒、咳嗽、肠胃出血、白喉、刀伤出血、烧烫伤。

【附注】《新华本草纲要》《全国中草药汇编》收载品种；贵州彝族用药。

10. 铁角蕨（猪毛七、铁线蕨） Asplenium trichomanes L. 彩片 68

【主要形态特征】 根状茎短而直立，连同叶柄基部密被鳞片，鳞片线状披针形，厚膜质，黑褐色；叶簇生；叶柄栗褐色，有光泽，上面有 1 条阔纵沟，连同叶轴下部两边有棕色的膜质狭翅；叶片线状披针形至线形，先端渐尖，基部略变狭，一回羽状；羽片 20～30 对，椭圆形或卵形，先端钝圆，边缘有钝齿，基部不对称，下部羽片向下逐渐远离并缩小；叶纸质，两面光滑；叶轴栗褐色，有光泽，光滑，上面有平阔纵沟，下面圆形；叶脉羽状，两面均不明显，小脉二叉；孢子囊群短线形，黄棕色，通常生于上侧小脉，位于主脉与叶边之间，不达叶边，囊群盖同形，灰白色，后变棕色，膜质，全缘。

【生境及分布】 产于盘州（坪地、乌蒙）、水城（比德、玉舍）、钟山（金盆），生于海拔 320～2400m 的林下、山谷中的岩石上或石缝中。分布于吉林、河北、山西、河南、陕西、甘肃、新疆、安徽、江苏、浙江、江西、湖南、湖北、四川、贵州、云南、西藏、福建、台湾、广东、广西。

【药用部位、功能主治】 全草入药。有清热解毒、收敛止血、补肾调经、散淤利湿的功效；主治小儿高热、白带、月经不调，外用于烧烫伤、外伤出血、疔疮肿毒、毒蛇咬伤。

【附注】《全国中草药汇编》《贵州省中药材、民族药材质量标准》收载品种；贵州侗族、苗族用药。

11. 三翅铁角蕨 **Asplenium tripteropus** Nakai

【主要形态特征】 根状茎短而直立，连同叶柄基部密被鳞片，鳞片线状披针形，厚膜质，褐棕色，有棕色狭边，全缘；叶簇生；叶柄乌木色，有光泽，三角形，在上面两侧和下面的棱脊上各有 1 条棕色的膜质全缘阔翅；叶片长线形，两端渐狭，一回羽状；羽片 20～30 对，无柄，椭圆形，先端钝圆，基部不对称，边缘有细钝锯齿，下部数对羽片向下逐渐远离并缩小；叶纸质，两面光滑；叶轴乌木色，有光泽，光滑，三角形，在上面两侧及下面的棱脊上各有 1 条棕色的膜质全缘阔翅，叶轴顶部常有 1 或 2 个芽胞，能在母株上萌发；叶脉羽状，两面不显，小脉纤细，二叉；孢子囊群椭圆形，锈棕色，生于小脉上侧，位于主脉与叶边之间，囊群盖同形，膜质，灰绿色，全缘。

【生境及分布】 产于盘州（坪地），生于海拔 400～1350m 的林下潮湿岩石上或酸性土上。分布于山西、河南、陕西、甘肃、安徽、江苏、浙江、江西、湖南、湖北、四川、重庆、贵州、云南、福建、台湾。

【药用部位、功能主治】 全草入药。有舒筋活络、利水通淋的功效；主治腰痛、跌打损伤、小便淋痛。

【附注】《新华本草纲要》收载品种。

12. 变异铁角蕨（九倒生、地柏枝） **Asplenium varians** Wall. ex Hook. et Grev.

【主要形态特征】 根状茎短而直立，先端密被鳞片，鳞片披针形，黑褐色；叶簇生；叶柄绿色或下部栗色，上面有浅阔纵沟；叶片卵状披针形或狭椭圆形，先端渐尖，基部略变狭或不变狭，二回羽状；羽片 6～12 对，三角状卵形或卵形，先端钝，基部宽楔形，有柄；小羽片 1～3 对，互生，上先出，基部上侧一片较大，倒卵形，先端圆，基部楔形，多少与羽轴合生，两侧全缘，顶端有小锯齿，其余的小羽片较小；叶草质，两面光滑；叶轴灰绿色，上面有浅阔纵沟；叶脉羽状，上面明显，略隆起，侧脉分叉；孢子囊群短线形，沿小脉着生，靠近主脉，成熟后为棕色，满铺羽片下面，囊群盖同形，淡棕色，膜质，全缘。

【生境及分布】 产于盘州（坪地）、水城（营盘、玉舍）、钟山（金盆、凉都森林公园），生于海拔 650～3500m 的杂木林下潮湿岩石上或岩壁上。分布于山西、山东、河南、陕西、宁夏、浙江、湖南、湖北、四川、重庆、贵州、云南、西藏、广东、广西。

【药用部位、功能主治】 全草入药。有清热止血、散淤消肿的功效；主治骨折、刀伤、疮疡溃烂、烧烫伤。

【附注】《贵州省中药材、民族药材质量标准》收载品种；贵州苗族用药。

13. 狭翅铁角蕨（疏齿铁角蕨） **Asplenium wrightii** Eaton ex Hook.

【主要形态特征】 根状茎短而直立，连同叶柄基部密被鳞片，鳞片披针形，褐棕色，边缘有齿牙；叶簇生；叶柄灰褐色或禾秆色，上面有纵沟；叶片椭圆披针形至披针形，先端尾状渐尖，基部略变狭，一回羽状；羽片 12～18 对，披针形至镰状披针形，先端渐尖，基部不对称，略下延，边缘有明显的锯齿；叶纸质，两面光滑；叶轴禾秆色，上面有阔纵沟；叶脉羽状，两面明显，上面凸起，侧脉分叉；孢子囊群线形，棕色，着生于上侧小脉，不达叶边，囊群盖同形，灰棕色，纸质，全缘，开向主脉。

【生境及分布】 产于盘州（坪地），生于海拔 500～1500m 的林下或溪边石灰岩上。分布于安徽、江苏、浙江、江西、湖南、湖北、四川、重庆、贵州、云南、福建、台湾、广东、广西、海南、香港。

【药用部位、功能主治】 全草入药。有舒筋活血的功效；主治腰痛。

十九
金星蕨科
Thelypteridaceae

（一）钩毛蕨属 Cyclogramma Tagawa

1. 小叶钩毛蕨 Cyclogramma flexilis（Christ）Tagawa

【主要形态特征】 根状茎长而横走或斜升，连同叶柄基部被毛和鳞片，鳞片黑褐色、披针形，被毛；叶近生；叶柄禾秆色，近光滑；叶片椭圆形至长圆披针形，先端尾状长渐尖并羽裂，基部不变狭，二回羽状深裂；羽片 12～20 对，线状披针形，具全缘的短尾状渐尖头，基部圆截形，对称；裂片长圆形，圆钝头，边缘全缘；叶纸质，下面被灰白色短毛，沿羽轴和主脉较密，有少数针状长毛混生，上面仅沿羽轴纵沟密被短针毛；叶轴两面密生短针毛，下面有少数长针毛，在羽片着生处有棕色气囊体；叶脉羽状，下面明显，侧脉单一；孢子囊群圆形，生于侧脉中部以下，近主脉，无囊群盖，孢子囊上面有钩毛。

【生境及分布】 产于盘州（普古），生于海拔 350～1400m 的林下石灰岩上。分布于湖南、四川、重庆、贵州、广西。

【药用部位、功能主治】 全草入药。有清热利尿的功效；主治膀胱炎、尿路不畅。

【附注】 中国特有种。贵州仡佬族用药。

2. 狭基钩毛蕨 Cyclogramma leveillei（Christ）Ching

【主要形态特征】 根状茎长而横走，连同叶柄基部被鳞片和毛，鳞片披针形、棕色；叶近生；叶柄基部褐色，向上禾秆色；叶片长圆披针形，先端渐尖并羽裂，基部变狭，二回羽状深裂；羽片 10～15 对，长圆披针形至线状披针形，基部一对明显缩短；裂片长圆形，先端圆，边缘全缘；叶草质，下面被较密短柔毛，上面被短柔毛和长针毛；叶轴两面密被短毛，在羽片着生处下面具棕褐色、疣状突起的气囊体；叶脉羽状，下面明显，侧脉单一；孢子囊群圆形，背生于侧脉中部，无囊群盖，孢子囊上面通常具 1 或 2 枚钩毛。

【生境及分布】 产于盘州（普古），生于海拔 560～2100m 的林下石上腐殖土中。分布于浙江、江西、湖南、四川、重庆、贵州、云南、福建、台湾、广东、广西。

【药用部位、功能主治】 全草入药。有清热利尿的功效；主治湿热淋证、小便不利、淋漓涩痛、膀胱炎。

【附注】 民间草药。

（二）毛蕨属 Cyclosorus Link

1. 渐尖毛蕨（尖羽毛蕨、小毛蕨） **Cyclosorus acuminatus**（Houtt.）Nakai **彩片 69**

【主要形态特征】 根状茎长而横走，连同叶柄基部被鳞片，鳞片褐色、披针形；叶远生；叶柄褐禾秆色；叶片长圆状披针形，先端尾状渐尖并羽裂，基部不变狭，二回羽裂；羽片 12～18 对，狭披针形，渐尖头，基部不等，上侧凸出，平截，下侧圆楔形或近圆形，下部羽片常反折；裂片先端尖头或骤尖头，边缘全缘或有微齿，基部上侧裂片明显最长；叶纸质至近革质；叶轴、羽轴及主脉两面通常具灰白色毛；叶脉下面隆起，清晰，相邻裂片基部一对小脉彼此联结，呈钝三角形网眼；孢子囊群圆形，生于侧脉中部以上，囊群盖大，深棕色或棕色，圆肾形，密生短柔毛，宿存。

【生境及分布】 产于盘州（大山、乌蒙）、水城（比德、玉舍）、钟山（金盆、明湖、月照），生于海拔 100～2700m 的灌丛、草地、田边、路边、沟旁湿地或山谷乱石中。分布于山东、河南、陕西、甘肃、安徽、江苏、上海、浙江、江西、湖南、湖北、四川、重庆、贵州、云南、福建、台湾、广东、广西、海南、香港、澳门。

【药用部位、功能主治】 根状茎、全草入药。有清热解毒、祛风除湿、健脾的功效；主治泄泻、痢疾、热淋、咽喉肿痛、风湿痹痛、小儿疳积、狂犬咬伤、烧烫伤。

【附注】《中华本草纲要》《中药大词典》收载品种。

2. 齿牙毛蕨（景东毛蕨、龙门毛蕨） **Cyclosorus dentatus**（Forssk.）Ching **彩片 70**

【主要形态特征】 根状茎短而直立，连同叶柄基部密被鳞片，鳞片披针形、褐色；叶簇生；叶柄禾秆色，连同叶轴有短毛密生；叶片披针形，先端具一深羽裂的披针形长尾头，基部略变狭，二回羽裂；羽片 10～20 对，线形，下部 2 或 3 对略缩短；裂片长方形，圆头，全缘，基部上侧一片略较长；叶草质至纸质，淡褐绿色，两面密生短毛；羽轴及叶脉两面被灰白色针毛；叶脉两面可见，侧脉斜上，相邻裂片基部一对小脉先端交结成网眼；孢子囊群圆形，生于侧脉中部以上，囊群盖同形，深棕色，有短毛，宿存。

【生境及分布】 产于盘州（乌蒙），生于海拔 1250～2850m 的山谷疏林下或路旁水池边。分布于浙江、江西、湖南、四川、重庆、贵州、云南、西藏、福建、台湾、广东、广西、海南、香港、澳门。

【药用部位、功能主治】 根状茎入药。有舒筋活血、散淤的功效；主治风湿筋骨痛、手足麻木。

【附注】《新华本草纲要》收载品种。

（三）方秆蕨属 Glaphyropteridopsis Ching

方秆蕨　Glaphyropteridopsis erubescens（Wall. ex Hook.）Ching

【主要形态特征】 根状茎粗壮，横卧，木质，光滑；叶簇生；叶柄禾秆色，光滑；叶片长圆形，先端渐尖并羽裂，二回羽状深裂；羽片多数，线状披针形，先端渐尖头，基部平截，紧靠羽轴，下部数对羽片反折；裂片线状披针形，呈镰状，先端短尖，边缘全缘；叶厚纸质，两面光滑；叶轴禾秆色略带微红色，横切面呈方形，羽轴上面有 1 条纵沟，并多少被柔毛；叶脉羽状，明显，侧脉单一；孢子囊群圆形，着生于侧脉基部，紧靠主脉两侧，各成一行，成熟时汇合成线形，无囊群盖，孢子囊上无毛。

【生境及分布】 产于盘州（普古），生于海拔 800～1800m 的低山沟谷林下。分布于湖南、四川、重庆、贵州、云南、西藏、台湾、广西。

【药用部位、功能主治】 根状茎入药。有祛风除湿、杀虫的功效；主治风湿性关节炎、蛔虫病。

（四）针毛蕨属 Macrothelypteris（H. Itô）Ching

普通针毛蕨（华南金星蕨）　Macrothelypteris torresiana（Gaudich.）Ching

【主要形态特征】 根状茎短而直立，连同叶柄基部被鳞片，鳞片深棕色、线状披针形；叶簇生；叶柄禾秆色，光滑；叶片三角状卵形，先端渐尖并羽裂，三回羽状；羽片 10～15 对，基部一对最大，长圆披针形，先端渐尖，基部略变狭；小羽片披针形，渐尖头，基部圆楔形，中上部的小羽片与羽轴合生并下延成狭翅；裂片长圆形，先端钝，边缘全缘或浅裂；叶草质，下面被长针状毛；叶轴和羽轴浅禾秆色，下面光滑，上面被长针状毛；叶脉分离，不明显，侧脉单一；孢子囊群圆形，近小脉的顶部着生，囊群盖圆肾形，淡绿色，小，早落，孢子囊上具2～3根短毛。

【生境及分布】 产于盘州（普古）、钟山（凉都森林公园），生于海拔1300m以下的溪边、山坡林下、林缘。分布于河南、安徽、江苏、浙江、江西、湖南、湖北、四川、重庆、贵州、云南、西藏、福建、台湾、广东、广西、海南、香港、澳门。

【药用部位、功能主治】 全草入药。有清热解毒的功效；主治水肿、痈毒。

【附注】 民间草药。

（五）凸轴蕨属 Metathelypteris（H. Itô）Ching

疏羽凸轴蕨（稀羽凸轴蕨、疏羽金星蕨） Metathelypteris laxa（Franch. et Sav.）Ching

【主要形态特征】 根状茎长而横走，连同叶柄基部被鳞片和灰白色的毛，鳞片棕色、披针形；叶近生；叶柄禾秆色，向上光滑；叶片长圆形至长圆状披针形，先端渐尖并羽裂，二回羽状深裂；羽片8～15对，线状披针形，略斜上，彼此远离；裂片长圆披针形，先端钝或急尖，边缘全缘或具浅圆齿；叶草质，干后绿色，两面被灰白色的短毛；羽轴上面隆起；叶脉羽状，可见，侧脉二叉，不达叶边；孢子囊群圆形，小，每裂片4～6对，生于侧脉或侧脉分叉的上侧一脉顶端，较近叶边，囊群盖圆肾形，膜质，绿色，背面疏生柔毛，宿存。

【生境及分布】 产于盘州（保基、普古）、水城（玉舍），生于海拔600～1900m的路边、林下、林缘或灌丛旁。分布于安徽、江苏、上海、浙江、江西、湖南、湖北、四川、重庆、贵州、云南、福建、台湾、广东、广西、海南。

【药用部位、功能主治】 全草入药。有清热解毒的功效；主治痢疾、小便不利。

【附注】 民间草药。

（六）金星蕨属 Parathelypteris（H. Itô）Ching

1. 长根金星蕨（缩羽副金星蕨） Parathelypteris beddomei（Baker）Ching 彩片71

【主要形态特征】 根状茎长而横走，连同叶柄基部被鳞片，鳞片棕色、卵形；叶远生或近生；叶柄纤细，向上禾秆色，光滑；叶片披针形，先端渐尖并羽裂，基部变狭，二回羽状深裂；羽片20～30对，互生，无柄，彼此接近，下部多对羽片向下逐渐缩小成耳形，中部羽片最大，披针形，羽裂；裂片长圆形，先端圆头，全缘；叶草质，下面常有橙黄色的圆球形腺体，沿羽轴和叶被灰白色长毛；上面沿羽轴和叶脉被短针毛；叶脉羽状，两面可见，侧脉单一，斜上，伸达叶边；孢子囊群圆形，生于侧脉近顶部，靠近叶边，囊群盖圆肾形，小，棕色，厚膜质，无毛，宿存。

【生境及分布】 产于盘州（保基、大山、普古、乌蒙）、水城（比德、玉舍）、钟山（金盆、凉都森林公园、明湖），生于海拔 650～2500m 的路边、山坡林缘、疏林下或湿地。分布于浙江、贵州、福建、台湾。

【药用部位、功能主治】 叶、全草入药。有散淤消肿、消炎止血的功效；主治跌打淤肿、疮痈肿毒、外伤出血。

2. 金星蕨（腺毛金星蕨） **Parathelypteris glanduligera**（Kunze）Ching

【主要形态特征】 根状茎长而横走，连同叶柄基部疏被鳞片，鳞片棕色、披针形；叶近生；叶柄禾秆色，多少被短毛或有时光滑；叶片长圆形或长圆状披针形，先端渐尖并羽裂，基部不变狭，二回羽状深裂；羽片 9～15 对，披针形或线状披针形，先端渐尖，基部对称，下部羽片不缩小；裂片长圆状披针形，先端圆或钝，全缘，基部一对，尤其上侧一片通常较长；叶草质，干后草绿色或绿色，下面有橙黄色圆球形腺体及短毛，上面沿羽轴的纵沟被针状毛；叶轴被灰白色柔毛；叶脉羽状，明显，侧脉单一；孢子囊群圆形，小，生于侧脉的近顶端，靠近叶边，囊群盖小，圆肾形，棕色，厚膜质，上面有灰白色刚毛，宿存。

【生境及分布】 产于水城（玉舍），生于海拔 1500m 以下的山坡疏林下、路边或溪边。分布于山东、河南、陕西、安徽、江苏、上海、浙江、江西、湖南、湖北、四川、重庆、贵州、云南、福建、台湾、广东、广西、海南、香港。

【药用部位、功能主治】 叶、全草入药。有清热解毒、利尿、止血的功效；主治烫伤、吐血、痢疾、小便不利、外伤出血。

【附注】《新华本草纲要》《全国中草药汇编》收载品种。

3. 光脚金星蕨 **Parathelypteris japonica**（Baker）Ching

【主要形态特征】 根状茎短而横卧或斜升；叶近生或簇生；叶柄基部黑色，疏被红棕色的披针形鳞片，向上为栗褐色或红棕色；叶片卵状长圆形，先端渐尖并羽裂，基部不变狭，二回羽状深裂；羽片 10～18 对，平展，披针形，渐尖头，基部近截形，下部 3 或 4 对羽片较长；裂片长圆形，先端钝或急尖，全缘；叶草质，干后褐绿色，下面被灰白色的疏柔毛，并有红棕色、圆球形的腺体，上面沿羽轴纵沟被针状短毛；叶轴与叶柄同色，向上为禾秆色，上面光滑，下面被长柔毛；叶脉羽状，明显，侧脉单一；孢子囊群圆形，背生于侧脉中部稍上处，囊群盖大，圆肾形，膜质，上面有灰白色毛，宿存。

【生境及分布】 产于盘州（保基、大山、普古）、钟山（凉都森林公园），生于海拔

600～2100m的疏林下、林缘、溪边。分布于吉林、安徽、江苏、上海、浙江、江西、湖南、四川、重庆、贵州、云南、福建、台湾、广东、广西。

【药用部位、功能主治】 全草入药。有清热、消炎、止血的功效；主治小便不利、外伤出血。

（七）卵果蕨属 Phegopteris（C. Presl）Fée

延羽卵果蕨（狭叶金星蕨、短柄卵果蕨） Phegopteris decursive-pinnata（H. C. Hall）Fée 彩片72

【主要形态特征】 根状茎短而直立，连同叶柄基部被鳞片，鳞片红棕色、披针形；叶簇生；叶柄淡禾秆色；叶片披针形，先端渐尖并羽裂，向基部渐变狭，边缘具粗齿，二回羽裂或一回羽状；羽片20～30对，狭披针形，互生，先端渐尖，基部阔而下延，羽片沿叶轴以圆耳状或三角形的翅相连；裂片卵状三角形，先端钝或圆，全缘，向上下两端的羽片逐渐缩短，基部一对羽片常缩小成耳片；叶草质，沿叶轴、羽轴和叶脉两面被灰白色的针状毛，下面混生分叉或星状的毛；叶轴和羽轴下面疏生棕色鳞片；叶脉羽状，侧脉单一，伸达叶边；孢子囊群卵形或近圆形，生于侧脉的近顶端，无囊群盖。

【生境及分布】 产于六枝（关寨、郎岱）、盘州（保基、大山、坪地、普古、乌蒙）、水城（比德、营盘、玉舍）、钟山（金盆、凉都森林公园、明湖、月照），生于海拔2000m以下的平原、丘陵、河沟两岸或林缘路边。分布于山东、河南、陕西、甘肃、安徽、江苏、上海、浙江、江西、湖南、湖北、四川、重庆、贵州、云南、福建、台湾、广东、广西。

【药用部位、功能主治】 根状茎入药。有利湿消肿、收敛解毒的功效；主治水湿膨胀、疖毒溃烂、久不收口。

【附注】《新华本草纲要》《全国中草药汇编》收载品种。

（八）新月蕨属 Pronephrium C. Presl

披针新月蕨（凤尾七、铁蕨鸡） Pronephrium penangianum（Hook.）Holttum 彩片73

【主要形态特征】 根状茎长而横走，偶被棕色、披针形鳞片；叶远生；叶柄基部褐色，向上淡棕色至禾秆色，光滑；叶片长圆形至长圆披针形，奇数一回羽状；侧生羽片10～15对，披针形，先端渐尖，基部阔楔形，边缘有锯齿，齿端锐尖；叶纸质，光滑；叶脉明显，侧脉并行，小脉先端联结，在侧脉间基部形成一个斜方形网眼，小脉交结点向上伸出外行小脉，不与上面的小脉交结点相连，形成 2 列狭长的斜方形网眼；孢子囊群圆形，在侧脉间排成 2 列，无囊群盖，成熟时常两两汇生成新月形，孢子囊上无针状毛。

【生境及分布】 产于盘州（保基、大山、普古）、水城（比德）、钟山（月照），生于海拔 900～1500m 的林下沟溪边阴湿处。分布于河南、甘肃、浙江、江西、湖南、湖北、四川、重庆、贵州、云南、广东、广西。

【药用部位、功能主治】 根状茎、叶入药。有清热解毒、凉血、活血调经、散淤止痛的功效；主治月经不调、崩漏、跌打损伤、风湿痹痛、痢疾、水肿。

【附注】《新华本草纲要》收载品种；贵州苗族、土家族用药。

（九）假毛蕨属 Pseudocyclosorus Ching

1. 西南假毛蕨（艾葵假毛蕨、大理假毛蕨） **Pseudocyclosorus esquirolii**（Christ）Ching　彩片 74

【主要形态特征】 根状茎长而横走，连同叶柄基部被鳞片，鳞片褐色、卵形；叶远生；叶柄深禾秆色，光滑；叶片长圆披针形，先端羽裂渐尖，基部渐变狭，二回羽状深裂；羽片多对，线状披针形，先端长尾状渐尖，基部圆截形，下部几对羽片逐渐缩小，基部一对三角形耳状；裂片平展，略斜向上，长圆披针形，先端钝或急尖，边缘全缘，基部一对明显伸长；叶纸质，两面沿叶脉被毛，上面沿叶轴和羽轴有针状毛；叶轴着生羽片处下面有一褐色疣状的气囊体；叶脉羽状，主脉两面隆起，侧脉斜上；孢子囊群圆形，着生于侧脉中部，稍近叶边，囊群盖圆肾形，厚膜质，棕色，光滑，宿存。

【生境及分布】 产于盘州（普古）、钟山（月照），生于海拔 2100m 以下的溪边林下、林缘。分布于甘肃、江西、湖南、湖北、四川、重庆、贵州、云南、西藏、福建、台湾、广东、广西。

【药用部位、功能主治】 全草入药。有清热解毒、收敛生肌的功效；主治泄泻、痢疾、热淋、狂犬咬伤。

【附注】 民间草药。

2. 普通假毛蕨　**Pseudocyclosorus subochthodes**（Ching）Ching　彩片 76

【主要形态特征】 根状茎短而横卧，黑褐色，连同叶柄基部被鳞片，鳞片棕色、卵形；叶近生；叶柄基部深棕色，向上禾秆色，光滑；叶片长圆披针形，先端羽裂渐尖，基部渐变狭，二回羽状深裂；羽片多对，披针形至狭披针形，先端羽裂长渐尖头，基部圆楔形，下部几对羽片缩小成三角形耳片；裂片披针形，先端急尖或渐尖，边缘全缘，基部一对裂片的上侧一片略伸长；叶纸质，灰绿色，两面沿叶脉被毛；叶轴、羽轴两面有针状毛或柔毛，叶轴着生羽片处的下面有一褐色、疣状的气囊体；叶脉羽状，两面明显，主脉隆起，侧脉单一；孢子囊群圆形，着生于侧脉中上部，稍近叶边，囊群盖圆肾形，厚膜质，淡棕色，光滑，宿存。

【生境及分布】 产于盘州（保基、普古），生于海拔300～1900m的林下湿地或山谷石隙。分布于甘肃、安徽、浙江、江西、湖南、湖北、四川、重庆、贵州、云南、福建、台湾、广东、广西、海南、香港。

【药用部位、功能主治】 全草入药。有清热解毒、收敛生肌的功效；主治痢疾、淋浊、疮痈溃烂、久不收口。

【附注】 民间草药。

（十）紫柄蕨属 Pseudophegopteris Ching

紫柄蕨 Pseudophegopteris pyrrhorhachis（Kunze）Ching

【主要形态特征】 根状茎长而横走，先端密被短毛；叶近生或远生；叶柄基部被鳞片或光滑，栗红色至栗紫色，有光泽；叶片长圆披针形，先端渐尖，基部略变狭，二至三回羽状深裂；羽片多对，近对生，无柄，狭披针形，先端短渐尖，基部圆截形，下部1～3对有时略缩短；小羽片对生，平展，披针形，先端短渐尖，基部稍变阔，彼此以狭翅与羽轴合生；裂片三角状长圆形，斜上，全缘；叶草质，上面光滑，下面疏被短针毛，沿羽轴、小羽轴及叶脉毛较密；叶轴和羽轴为红棕色；叶脉分离，羽状，侧脉单一；孢子囊群圆形或卵圆形，生于小脉中部以上，稍近叶边，在小羽轴两侧各排成不整齐的一行，无囊群盖，孢子囊上无毛。

【生境及分布】 产于盘州（坪地）、水城（玉舍），生于海拔800～2400m的山坡林下、林缘、山谷溪边。分布于河南、甘肃、浙江、江西、湖南、湖北、四川、重庆、贵州、云南、福建、台湾、广东、广西。

【药用部位、功能主治】 根状茎入药。有清热利湿、止血的功效；主治痢疾、外伤出血。

二十
岩蕨科
Woodsiaceae

岩蕨属 Woodsia R. Br.

耳羽岩蕨（岩蕨） **Woodsia polystichoides** D. C. Eaton

【主要形态特征】 根状茎短而直立，连同叶柄基部密被鳞片，鳞片卵状披针形，棕色；叶簇生；叶柄禾秆色，向上连同叶轴、羽轴疏生小鳞片和被长毛；叶片狭披针形，先端渐尖，基部渐变狭，一回羽状；羽片 15～28 对，椭圆披针形或线状披针形，略呈镰状，先端钝，基部不对称，上侧截形，与叶轴平行并紧靠叶轴，有明显的耳形凸起，下侧楔形，边缘全缘至具波状钝齿，下部 3 或 4 对缩小并略向下反折；叶草质，上面近无毛或疏被长毛，下面疏被长毛及线形小鳞片；叶轴禾秆色；叶脉羽状，侧脉分叉，先端有棒状水囊，不达叶边；孢子囊群圆形，着生于分叉小脉的上侧分枝顶端，靠近叶边，囊群盖杯形，边缘浅裂并有睫毛。

【生境及分布】 产于盘州（乌蒙）、水城（玉舍），生于海拔 250～2700m 的林下石上及山谷石缝间。分布于东北、华北、西北、西南、华中、华东。

【药用部位、功能主治】 根状茎入药。有舒筋活络、止血消炎的功效；主治筋伤疼痛、活动不利。

【附注】《新华本草纲要》收载品种。

二十一
蹄盖蕨科
Athyriaceae

（一）安蕨属 Anisocampium C. Presl

日本安蕨（华东蹄盖蕨、日本蹄盖蕨） **Anisocampium niponicum**（Mett.）Yea C. Liu，W. L. Chiou et M. Kato　彩片 75

【主要形态特征】 根状茎横卧，连同叶柄基部被鳞片，鳞片浅褐色、狭披针形；叶近生；叶柄禾秆色，疏被较小的鳞片；叶片卵形至卵状长圆形，先端急狭缩，基部圆楔形，二回羽状或三回羽状深裂；羽片 6～12 对，互生，披针形，下部的最大；小羽片 10～20 对，常为阔披针形或长圆状披针形，渐尖头，基部不对称；裂片披针形、长圆形或线状披针形，尖头，边缘有尖锯齿；叶草质，灰绿色或黄绿色，两面无毛；叶轴和羽轴下面带淡紫红色，略被浅褐色线形小鳞片；叶脉分离，下面明显，在裂片上的侧脉单一；孢子囊群长圆形、弯钩形或马蹄形，生于侧脉上侧，囊群盖同形，褐色，膜质，边缘略呈啮蚀状。

【生境及分布】 产于水城（比德、玉舍），生于海拔 2200m 以下的杂木林下、溪边、阴湿山坡、灌丛或草坡上。分布于黑龙江、吉林、辽宁、河北、天津、北京、山西、山东、河南、陕西、宁夏、甘肃、安徽、江苏、上海、浙江、江西、湖南、湖北、四川、重庆、贵州、云南、西藏、福建、台湾、广东、广西。

【药用部位、功能主治】 叶、全草入药。有清热解毒、消肿止血的功效；主治痈毒疖肿、痢疾、蛔虫病。

（二）蹄盖蕨属 Athyrium Roth

1. 长江蹄盖蕨（江南蹄盖蕨） **Athyrium iseanum** Rosenst.　彩片 77

【主要形态特征】 根状茎短而直立，连同叶柄基部密被深褐色、披针形的鳞片；叶簇生；叶柄淡绿禾秆色，光滑；叶片长圆形，先端渐尖，基部圆形，三回羽状深裂；羽片 8～15 对，长圆披针形，互生，斜展，基部一对略缩短；小羽片 10～14 对，狭卵形，斜展，基部不对称，上侧截形，与羽轴并行，边缘深羽裂；裂片 4～6 对，长圆形，上侧的较下侧的大，基部上侧的最大，先端有短锯齿；叶草质，两面无毛；羽轴和小羽轴上面具针状软刺；叶脉分离，下面较明显；孢子囊群长圆形、弯钩形、马蹄形或圆肾形，每裂片 1 枚，但基部上侧 2～3 枚，囊群盖同形，黄褐色，全缘，宿存。

【生境及分布】 产于盘州（普古）、水城（比德、营盘），生于海拔 800～2200m 的阴湿林下、溪边。分布于安徽、江苏 、浙江、江西、湖南、湖北、四川、重庆、贵州、云南、西藏、福建、台湾、广东、广西。

【药用部位、功能主治】 全草入药。有解毒、止血的功效；主治内出血、无名肿毒。

【附注】《新华本草纲要》收载品种。

2. 川滇蹄盖蕨（变异蹄盖蕨） **Athyrium mackinnonii**（C. Hope）C. Chr.

【主要形态特征】 根状茎短而直立，连同叶柄基部被鳞片，鳞片深褐色，狭披针形；叶簇生；叶柄禾秆色，近光滑；叶片长三角形至三角状长圆形，先端略急狭缩，尾状，基部不变狭，二回羽状；羽片 8～10 对，披针形；小羽片 10～18 对，互生，斜展，长圆披针形；裂片长圆形，先端有细尖齿；叶纸质，灰绿色，两面无毛；叶轴和羽轴下面禾秆色，疏被灰白色短直毛，上面有贴伏的钻状短硬刺；叶脉两面可见，在裂片上为羽状，侧脉 2 或 3 对，斜向上，单一；孢子囊群短线形、卵形、长圆形、钩形、马蹄形等，近中肋着生，囊群盖同形，褐色。

【生境及分布】 产于水城（玉舍）、钟山（金盆、凉都森林公园），生于海拔 1200～2700m 的山坡林下、林缘。分布于陕西、甘肃、湖南、湖北、四川、重庆、贵州、云南、西藏、广西。

【药用部位、功能主治】 根状茎入药。有清热解毒、杀虫的功效；主治泄泻、痢疾、热淋、蛔虫病。

3. 贵州蹄盖蕨（绿柄蹄盖蕨、毛轴蹄盖蕨） **Athyrium pubicostatum** Ching et Z. Y. Liu

【主要形态特征】 根状茎短而直立，连同叶柄基部被鳞片，鳞片深褐色，线状披针形，先端纤维状；叶簇生；叶柄禾秆色；叶片长圆形至披针形，先端渐尖，基部不变狭，二回羽状；羽片 12～16 对，披针形，基部一对羽片略缩短，并往往向下反折；小羽片 12～16 对，三角状长圆形，先端尖头或急尖头，基部不对称，上侧有显著的耳状凸起，下侧楔形，略下延，边缘有浅钝锯齿；叶草质至纸质，浅褐绿色，两面无毛；叶轴和羽轴下面被浅褐色短腺毛，上面有短硬刺；叶脉分离，上面不显，下面可见，在小羽片上为羽状，侧脉单一或二叉；孢子囊群长圆形至线形，在主脉两侧各排成 1 行，略近主脉，囊群盖同形，褐色。

【生境及分布】 产于水城（玉舍）、钟山（凉都森林公园），生于海拔 250～2600m 的常绿阔叶林下或竹林边。分布于湖南、湖北、四川、重庆、贵州、云南、福建、台湾、广西。

【药用部位、功能主治】 根状茎、全草入药。有清热解毒、凉血止血、杀虫的功效；主治虫积腹痛、血热出血。

【附注】 中国特有种。贵州仡佬族用药。

4. 尖头蹄盖蕨（马边蹄盖蕨、鄂西蹄盖蕨） **Athyrium vidalii**（Franch. et Sav.）Nakai

【主要形态特征】 根状茎短而直立，连同叶柄基部被鳞片，鳞片深褐色、线状披针形；叶簇生；叶柄禾秆色，光滑；叶片长卵形或三角状卵形，先端急狭缩，长渐尖，基部不变狭，二回羽状；羽片 8～10 对，披针形，先端长渐尖，基部对称，圆截形，一回羽状；小羽片 10～18 对，长圆状披针形，互生，先端尖头，基部阔楔形，边缘浅裂或有尖锯齿，裂片先端具细尖齿；叶纸质，褐绿色，两面光滑；叶轴禾秆色，羽轴下面通常淡紫红色，上面有贴伏的短硬刺；叶脉上面不明显，下面明显，在小羽片上为羽状；孢子囊群长圆形、卵形、钩形、马蹄形等，在主脉两侧各排成 1 行，稍近主脉，囊群盖同形，浅褐色，膜质，全缘或有不整齐的小齿。

【生境及分布】 产于盘州（坪地），生于海拔 600～2700m 的山谷林下沟边阴湿处。分布于河南、陕西、甘肃、安徽、浙江、江西、湖南、湖北、四川、重庆、贵州、云南、福建、台湾、广西。

【药用部位、功能主治】 全草入药。有清热解毒、凉血止血的功效；主治痈疮肿毒、内外伤出血、烧烫伤。

【附注】 贵州仡佬族用药。

5. 华中蹄盖蕨（瓦得蹄盖蕨） **Athyrium wardii**（Hook.）Makino　彩片 78

【主要形态特征】 根状茎短而直立，连同叶柄基部被鳞片，鳞片棕色、线状披针形；叶簇生；叶柄禾秆色，光滑；叶片三角状卵形或卵状长圆形，基部不变狭，先端急狭缩，尾状，二回羽状；羽片 5～8 对，互生，披针形；小羽片 8～14 对，无柄，长圆形，基部上侧截形，并稍成耳状凸起，边缘有细锯齿；叶纸质，淡灰褐色，光滑；叶轴和羽轴常呈淡紫色，上面具短刺突，羽轴和主脉下面被腺毛；叶脉下面明显，上面略可见，在小羽片上为羽状；孢子囊群长圆形或短线形，在主脉两侧各排成 1 行，近主脉着生，囊群盖同形，浅褐色。

【生境及分布】 产于盘州（乌蒙）、钟山（凉都森林公园），生于海拔 700～2200m 的酸性山地林下、溪边阴湿处。分布于安徽、浙江、江西、湖南、湖北、四川、重庆、贵州、云南、福建、广西。

【药用部位、功能主治】 根状茎、全草入药。有清热、消肿、止血的功效；主治痈毒疖肿、痢疾、蛔虫病。

（三）角蕨属 Cornopteris Nakai

黑叶角蕨 Cornopteris opaca（D. Don）Tagawa

【主要形态特征】 根状茎粗短而直立，连同叶柄基部被鳞片，鳞片褐色、披针形至阔披针形；叶簇生；叶柄深禾秆色；叶片三角状卵形至长圆形，基部圆楔形，先端渐尖，二至三回羽裂；羽片 7～10 对，长椭圆形，先端长渐尖，基部截形；小羽片椭圆形至椭圆披针形，羽状半裂至深裂，先端渐尖或钝，基部平截；裂片先端截形或圆；叶草质，羽轴、小羽轴下面疏被棕色小鳞片；叶脉羽状，小脉单一或中部以上分叉；孢子囊群线形或椭圆形，生于小脉中部，较近中脉，褐色。

【生境及分布】 产于盘州（保基、普古），生于海拔 1300～2300m 的常绿阔叶林下。分布于江西、湖南、四川、贵州、云南、福建、台湾、广东、广西。

【药用部位、功能主治】 全草入药。有活血祛淤的功效；主治风寒湿痹、关节肿痛。

（四）对囊蕨属 Deparia Hook. et Grev.

1. 对囊蕨（介蕨） Deparia boryana（Willd.）M. Kato 彩片 79

【主要形态特征】 根状茎横走，先端斜升，连同叶柄基部被鳞片，鳞片深褐色、披针形；叶近生；叶柄禾秆色，光滑；叶片卵圆形，先端渐尖，二回羽状或三回羽状裂；羽片 10～15 对，互生，略斜展，长圆状披针形，一回羽状；小羽片 14～16 对，平展，狭三角形至阔披针形，渐尖头，基部对称，截形，边缘深羽裂；裂片先端钝圆，基部以狭翅相连，边缘有钝圆锯齿；叶草质，黄绿色，上面疏被灰白色短毛；叶轴、羽轴、小羽轴上疏被深棕色小鳞片和多少被节状毛；叶脉羽状；孢子囊群圆形，在主脉两侧各排成 1 行，囊群盖圆肾形，褐色，膜质，早落。

【生境及分布】 产于水城（营盘）、钟山（金盆），生于海拔 3300m 以下的林下溪沟或石缝中。分布于陕西、浙江、湖南、四川、贵州、云南、西藏、福建、台湾、广东、广西、海南。

【药用部位、功能主治】 根状茎入药。有清热凉血、解毒杀虫的功效；主治钩虫病、子宫出血、流感。

【附注】 民间草药；贵州侗族用药。

2. 东洋对囊蕨（假蹄盖蕨） Deparia japonica（Thunb.）M. Kato

【主要形态特征】 根状茎长而横走，疏被棕色的阔披针形鳞片；叶远生；叶柄禾秆色，疏被鳞片及节状柔毛；叶片长圆形，基部略缩狭或不缩狭，顶部羽裂长渐尖或略急缩长渐尖，二回羽状深裂；侧生羽片 6～10 对，斜展，披针形，先端渐尖至尾状长渐尖，基部阔楔形，中部以下最大；裂片呈略向上偏斜的长方形或矩圆形，或为镰状披针形，边缘有疏锯齿或波状；叶草质；叶轴疏生浅褐色披针形小鳞片及节状柔毛，羽片上面仅沿中肋有短节状毛，下面沿中肋及裂片主脉疏生节状柔毛；叶脉分离，小脉单一或分叉；孢子囊群短线形，单生于小脉中部上侧，在基部上出 1 脉有时双生于上下两侧，囊群盖浅褐色，膜质，背面无毛，边缘撕裂状。

【生境及分布】 产于水城（玉舍）、钟山（金盆、凉都森林公园），生于海拔 1800m 以下的酸性山地山谷林下或村旁路边湿地。分布于山东、河南、甘肃、安徽、江苏、上海、浙江、江西、湖南、湖北、四川、重庆、贵州、云南、福建、台湾、广东、广西、海南、香港、澳门。

【药用部位、功能主治】 根状茎、全草入药。有清热消肿的功效；主治肿毒、乳痈、目赤肿痛。

【附注】《新华本草纲要》收载品种；贵州布依族用药。

3. 单叶对囊蕨（单叶双盖蕨、小连铁草） Deparia lancea（Thunb.）Fraser-Jenk.

【主要形态特征】 根状茎长而横走，连同叶柄基部被鳞片，鳞片黑褐色、披针形；叶远生；叶柄灰绿色，向上光滑；叶片披针形至线状披针形，先端渐尖，基部渐狭，边缘全缘或稍呈波状；叶纸质或近革质，光滑；叶脉分离，中脉下面凸起，上面具浅纵沟，小脉斜展，每组 3 或 4 条，直达叶边；孢子囊群线形，多产于叶片上半部，沿小脉斜展，单生或双生一脉，囊群盖同形，成熟时膜质，浅褐色。

【生境及分布】 产于盘州（保基），生于海拔 200～1600m 的溪旁林下酸性土或岩石上。分布于河南、安徽、江苏、浙江、江西、湖南、四川、重庆、贵州、云南、福建、台湾、广东、广西、海南、香港。

【药用部位、功能主治】 全草入药。有清热解毒、利水消肿、通淋的功效；主治肺热咳嗽、肾炎、水肿、劳伤腰痛。

【附注】 民间草药。

4. 大久保对囊蕨（华中介蕨、大久保横蕨） Deparia okuboana （Makino）M. Kato 彩片 80

【主要形态特征】 根状茎横走；叶近生；叶柄基部疏被褐色披针形鳞片，向上禾秆色，近光滑；叶片阔卵形至卵状长圆形，先端渐尖并羽裂，二回羽状或三回羽裂；羽片 6～11 对，互生，基部一对略缩短，长圆状披针形，渐尖头，基部变狭；小羽片长圆形至长圆披针形，基部阔楔形并下延成狭翅与叶轴合生；裂片长圆形，钝圆头，全缘；叶薄草质至纸质；叶轴、羽轴、小羽轴、主脉上疏被浅褐色鳞片和毛；叶脉羽状，侧脉单一；孢子囊群圆形，背生于小脉上，囊群盖圆肾形，褐绿色，膜质，全缘，宿存。

【生境及分布】 产于盘州（坪地）、水城（比德、玉舍），生于海拔 2100m 以下的山谷林下、林缘或沟边阴湿处。分布于河南、陕西、甘肃、安徽、江苏、浙江、江西、湖南、湖北、四川、重庆、贵州、云南、福建、广东、广西。

【药用部位、功能主治】 全草入药。有清热消肿的功效；主治疮疖肿毒。

【附注】《新华本草纲要》收载品种。

5. 单叉对囊蕨（峨眉介蕨） Deparia unifurcata（Baker）M. Kato

【主要形态特征】 根状茎长而横走；叶远生；叶柄基部疏被黑褐色、披针形鳞片，向上禾秆色，光滑；叶片卵状长圆形，先端渐尖并羽裂，基部略变狭，一回羽状或二回羽裂；羽片 9～13 对，下部羽片不缩短，长圆披针形，基部圆截形，边缘深羽裂；裂片长圆形，基部一对缩短，钝圆头或截头，全缘，中部向上的羽片逐渐缩短；叶草质，淡绿色；叶轴、羽轴和主脉上疏被黑褐色披针形小鳞片及蠕虫状毛，下面多少也有；叶脉羽状，侧脉二叉；孢子囊群圆形，背生于小脉中部，在主脉两侧各排列成 1 行，囊群盖小，圆肾形，以深缺刻着生，红褐色，膜质，全缘，宿存。

【生境及分布】 产于盘州（坪地）、钟山（金盆），生于海拔 2800m 以下的山地林下、沟边阴湿处。分布于陕西、浙江、湖南、湖北、四川、重庆、贵州、云南、台湾、广西。

【药用部位、功能主治】 全草入药。有清热解毒、利湿消肿的功效；主治小便不利、痢疾、流行性感冒、疮痈肿毒。

【附注】 民间草药。

（五）双盖蕨属 Diplazium Sw.

1. 中华双盖蕨（中华短肠蕨） Diplazium chinense（Baker）C. Chr.

【主要形态特征】 根状茎横走，连同叶柄基部被黑褐色、披针形鳞片；叶近生或簇生；叶柄禾秆色，光滑，上面有浅沟；叶片三角形，三回羽状；侧生羽片 8～10 对，斜展，先端羽裂渐尖，基部一对最大，长圆阔披针形，近叶片顶部的几对缩小，披针形，羽状深裂；侧生小羽片达 13 对，平展，披针形至矩圆形，羽状深裂达中肋；裂片以狭翅相连，小羽片的裂片达 15 对，略斜向上，矩圆形至线状披针形，先端钝圆或急尖，边缘有粗齿，或下部几对羽状半裂；叶草质，两面光滑；叶轴及羽轴禾秆色，光滑，上面有浅沟；叶脉羽状，上面不明显，下面可见，小脉通常二叉；孢子囊群短线形或长圆形，生于小脉中部或接近主脉，囊群盖同形，成熟时浅褐色，膜质。

【生境及分布】 产于水城（营盘），生于海拔 10～800m 的山谷林下溪沟边、石隙及公园阴处沟边、砌石隙。分布于安徽、江苏、上海、浙江、江西、湖南、湖北、四川、重庆、贵州、福建、台湾、广东、广西。

【药用部位、功能主治】 根状茎入药。有清热祛湿的功效；主治黄疸型肝炎、流行性感冒等。

【附注】《新华本草纲要》收载品种。

2. 薄叶双盖蕨（镰羽双盖蕨） **Diplazium pinfaense** Ching

【主要形态特征】 根状茎短而直立，连同叶柄基部被鳞片，鳞片褐色、披针形；叶簇生；叶柄绿禾秆色，光滑，上面具浅纵沟；叶片卵圆形，基部圆楔形，一回羽状；羽片 2 或 3 对，斜展，镰状披针形，先端长渐尖，基部圆楔形，边缘有锯齿或重锯齿，顶生羽片披针形，基部常为不对称的阔楔形；叶薄草质，两面光滑；叶轴上面具浅纵沟；叶脉分离，中脉下面隆起，上面具浅纵沟，侧生小脉两面明显，斜向上，不等二分叉，小脉纤细，直达锯齿先端；孢子囊群线形，通常着生于每组小脉基部上出 1 脉，大多单生，囊群盖同形，全缘。

【生境及分布】 产于水城（营盘），生于海拔 400～1800m 的山谷溪沟边常绿阔叶林或灌木林下，或岩石缝隙中。分布于浙江、江西、湖南、湖北、四川、重庆、贵州、云南、福建、广东、广西。

【药用部位、功能主治】 全草入药。有清热、止血、利尿的功效；主治感冒、痢疾、淋浊、外伤出血、水肿。

【附注】 贵州仡佬族用药。

3. 双生双盖蕨（双生短肠蕨） **Diplazium prolixum** Rosenst. **彩片 82**

【主要形态特征】 根状茎横卧，连同叶柄基部被鳞片，鳞片褐色，披针形，全缘；叶近生或簇生；叶柄基部褐色，上部绿禾秆色，光滑，上面有浅纵沟；叶片卵状三角形，三回羽状；侧生羽片 8～10 对，基部的长圆形或阔披针形；小羽片约达 15

对，互生，阔披针形或线状披针形，末回小羽片的裂片达 8 对，斜展，密接，矩圆形，先端钝圆或截形，略有细锯齿；叶草质，两面光滑；叶轴及羽轴禾秆色，光滑，上面有浅纵沟；叶脉羽状，小脉通常二叉；孢囊群矩圆形，在末回小羽片的裂片上有 1～3 对，基部上侧的通常双生，囊群盖浅褐色，膜质，常不规则破裂。

【生境及分布】 产于水城（营盘），生于海拔 500～1600m 的石灰岩地区山谷疏林下。分布于四川、重庆、贵州、云南、广西。

【药用部位、功能主治】 根状茎入药。有清热祛湿、消肿止痛的功效；主治风湿痹痛、风热感冒、跌打损伤。

【附注】 贵州仡佬族用药。

4. 鳞柄双盖蕨（有鳞短肠蕨、鳞柄短肠蕨） **Diplazium squamigerum**（Mett.）C. Hope

【主要形态特征】 根状茎横走，斜升至直立，黑褐色，被鳞片，鳞片狭披针形，黑褐色，边缘有小齿；叶近生至簇生；叶柄自基部到叶轴、羽轴均被褐色披针形鳞片，向上禾秆色，上面有浅纵沟；叶片阔卵状三角形，顶部羽裂渐尖，二回羽状；侧生羽片 5～10 对，矩圆阔披针形或披针形，基部一对最大，矩圆形或矩圆阔披针形，先端长渐尖，基部圆截形；侧生小羽片 5～10 对，卵形或卵状三角形至披针形，裂片矩圆形，略斜向上，先端钝圆，全缘或略有细锯齿；叶草质；叶脉羽状，下面可见，小脉二叉；孢子囊群线形，略弯弓，大多生于小脉上侧中部，在基部上出 1 条小脉通常双生，囊群盖灰褐色，薄膜质，全缘，宿存。

【生境及分布】 产于盘州（乌蒙）、水城（玉舍）、钟山（韭菜坪、凉都森林公园），生于海拔 800～3000m 的中山或高山地的林下。分布于山西、河南、甘肃、安徽、江苏、浙江、江西、湖北、四川、重庆、贵州、云南、西藏、福建、台湾、广西。

【药用部位、功能主治】 根状茎入药。有清热解毒的功效；主治水火烫伤、肺热咳嗽。

【附注】 民间草药。

二十二
球子蕨科
Onocleaceae

东方荚果蕨属 **Pentarhizidium** Hayata

东方荚果蕨 **Pentarhizidium orientale**（Hook.）Hayata 彩片 81

【主要形态特征】 根状茎短而直立，木质，连同叶柄基部密被鳞片，鳞片披针形，全缘，膜质，棕色；叶簇生，二型；不育叶叶柄基部褐色，向上禾秆色，连同叶轴、羽轴疏生狭披针形鳞片，鳞片脱落后留下褐色的新月形鳞痕；叶片长椭圆形，先端渐尖并羽裂，基部不变狭，二回羽裂；羽片 15～20 对，披针形，基部 1 或 2 对略反折，裂片长椭圆形；叶纸质，两面光滑；叶脉羽状，明显，侧脉单一或少有分叉；能育叶一回羽状，羽片多数，羽片强度反卷成荚果状，深紫色，有光泽，平直而不呈念珠状；孢子囊群圆形，成熟时汇合成线形，囊群盖灰白色，膜质。

【生境及分布】 产于六枝（关寨）、盘州（大山、普古、乌蒙）、水城（比德、玉舍），生于海拔 1000～2700m 的林下、溪边。分布于吉林、河南、陕西、甘肃、安徽、浙江、江西、湖南、湖北、四川、重庆、贵州、西藏、福建、台湾、广东、广西。

【药用部位、功能主治】 根状茎、茎叶入药。有祛风、止血的功效；主治风湿痹痛、外伤出血。

【附注】《新华本草纲要》《中华本草》收载品种。

二十三
乌毛蕨科
Blechnaceae

（一）荚囊蕨属 Struthiopteris Scop.

荚囊蕨（天长乌毛蕨、铁蕨萁、大鹅抱蛋） Struthiopteris eburnea（Christ）Ching

【主要形态特征】 根状茎横卧至斜升，连同叶柄基部密被鳞片，鳞片棕色，披针形，全缘，厚膜质；叶簇生，近二型；叶柄禾秆色，向上光滑；叶片狭披针形，两端渐狭，一回羽状；羽片多数，篦齿状排列，镰状披针形，先端尖，基部与叶轴合生，边缘全缘，下部羽片向基部逐渐缩小，基部一对成为小耳形；叶革质，两面光滑；叶轴禾秆色，光滑，上面有浅纵沟；叶脉羽状，不明显；能育叶与不育叶同形而较狭；孢子囊群线形，着生于主脉与叶缘之间，沿主脉两侧各 1 行，靠近主脉，囊群盖同形，纸质，幼时紧包囊群，成熟时开向主脉。

【生境及分布】 产于盘州（坪地）、钟山（金盆、韭菜坪），生于海拔 500～1800m 的溪边岩石上。分布于安徽、浙江、湖南、湖北、四川、重庆、贵州、福建、台湾、广东、广西。

【药用部位、功能主治】 全草入药。有利尿通淋、凉血化淤、解毒疗疮的功效；主治淋证、跌打损伤、疮疖痈肿。

【附注】 珍稀濒危植物。中国特有种。《新华本草纲要》收载品种；贵州苗族用药。

（二）狗脊属 Woodwardia Sm.

1. 狗脊（日本狗脊蕨、贯众） Woodwardia japonica（L. f.）Smith 彩片 83

【主要形态特征】 根状茎粗短而直立，连同叶柄基部密被鳞片，鳞片大，披针形，深棕色，全缘；叶簇生；叶柄禾秆色，坚硬，向上连同叶轴、羽轴疏生深棕色鳞片；叶片长卵形，先端渐尖，二回羽裂；侧生羽片6～16对，披针形至狭披针形，基部一对羽片略缩短，下部羽片较长，顶生羽片卵状披针形或长三角状披针形，大于其下的侧生羽片，其基部一对裂片往往伸长；裂片三角形，先端尖或急尖，边缘有细锯齿，基部一对缩小，下侧一片呈圆形、卵形或耳形；叶纸质至革质，两面光滑；叶脉明显，羽轴及主脉两面均隆起，在羽轴及主脉两侧各有1行狭长网眼，其外侧尚有若干不整齐的多角形网眼，其余小脉分离，直达叶边；孢子囊群线形，着生于主脉两侧的狭长网眼上，呈单行排列，囊群盖同形，革质，棕褐色，成熟时开向主脉或羽轴。

【生境及分布】 产于六枝（关寨、郎岱）、盘州（保基、坪地、普古、乌蒙）、水城（比德、玉舍）、钟山（金盆、凉都森林公园、明湖、南开、月照），生于海拔1800m以下酸性山地的疏林下、溪边、路旁。分布于长江流域以南各省区。

【药用部位、功能主治】 根状茎入药。有清热解毒、散淤、杀虫的功效；主治流感、虫积腹痛、崩漏。

【附注】《全国中草药汇编》《贵州省中药材、民族药材质量标准》收载品种；贵州苗族、布依族用药。

2. 顶芽狗脊（单芽狗脊） **Woodwardia unigemmata**（Makino）Nakai 彩片84

【主要形态特征】 根状茎直立或横卧，连同叶柄基部密被鳞片，鳞片大，棕色，披针形，薄膜质；叶簇生；叶柄禾秆色，略被鳞片，有时有小刺状突起，表面粗糙；叶片长卵形或椭圆形，先端渐尖，基部圆楔形，二回深羽裂；羽片8～15对，阔披针形，先端尾尖，基部圆截形；裂片披针形，先端渐尖，边缘具尖锯齿，下部几对略缩短，但不变形；叶革质；叶轴及羽轴下面疏被棕色纤维状小鳞片，叶轴近先端具1枚被棕色鳞片的腋生大芽胞；叶脉明显，羽轴两面及主脉上面隆起，在羽轴及主脉两侧各有1行狭长网眼，狭长网眼外尚有1或2行不整齐的多角形网眼，侧脉单一或二叉，先端有纺锤形水囊，直达叶边；孢子囊群粗短线形，着生于主脉两侧的狭长网眼上，下陷于叶肉，囊群盖同形，厚膜质，棕色或棕褐色，成熟时开向主脉。

【生境及分布】 产于六枝（关寨）、盘州（保基、大山、普古）、水城（比德、玉舍）、钟山（金盆、凉都森林公园、明湖、月照），生于海拔450～3000m的疏林下、路边灌丛中。分布于河南、陕西、甘肃、江西、湖南、湖北、四川、重庆、贵州、云南、西藏、福建、台湾、广东、广西、香港。

【药用部位、功能主治】 根状茎入药。有清热解毒、散淤、杀虫的功效；主治流感、虫积腹痛、崩漏。

【附注】《全国中草药汇编》《贵州省中药材、民族药材质量标准》收载品种；贵州苗族用药。

二十四
肿足蕨科
Hypodematiaceae

肿足蕨属 Hypodematium Kunze

肿足蕨（金毛狗、黄鼠狼） Hypodematium crenatum（Forssk.）Kuhn et Decken 彩片 85

【主要形态特征】 根状茎粗壮，横走，连同叶柄基部密被鳞片，鳞片披针形，膜质，亮红棕色，成簇生长；叶近生；叶柄禾秆色，基部膨大成纺锤状，向上仅被灰白色柔毛；叶片卵状五角形，先端渐尖并羽裂，基部圆心形，三回羽状或四回羽裂；羽片 6～9 对，基部一对最大，三角状长圆形，小羽片长圆形，羽轴下侧的小羽片较上侧的为大；裂片长圆形，先端圆钝，边缘全缘或略呈波状；叶草质至纸质，两面连同叶轴和各回羽轴被灰白色柔毛；叶脉分离，两面明显，侧脉羽状、单一；孢子囊群圆形，生于侧脉中部，囊群盖大，圆肾形或马蹄形，浅灰色，密被柔毛，宿存。

【生境及分布】 产于六枝（关寨、郎岱）、盘州（保基、坪地、普古）、水城（比德）、钟山（金盆、凉都森林公园、月照），生于海拔 2300m 以下的干旱石灰岩缝或砖墙上。分布于北京、河南、甘肃、安徽、浙江、江西、湖南、四川、重庆、贵州、云南、台湾、广东、广西。

【药用部位、功能主治】 根状茎、全草入药。有清热解毒、祛风利湿、止血生肌的功效；主治风湿关节痛，外用治疮毒、外伤出血。

【附注】《全国中草药汇编》收载品种。

二十五
鳞毛蕨科
Dryopteridaceae

（一）复叶耳蕨属 Arachniodes Blume

1. 斜方复叶耳蕨 Arachniodes amabilis（Blume）Tindale 彩片 86

【主要形态特征】 根状茎横卧，连同叶柄基部密被鳞片，鳞片棕色、披针形；叶近生；叶柄禾秆色，向上近光滑；叶片卵形至长圆形，二回羽状；羽片 6～8 对以上，互生，有柄，密接，基部一对最大，三角状披针形，基部下侧一片小羽片明显伸长；第二对及以上羽片线状披针形，先端渐尖，基部圆楔形，一回羽状；顶生羽片与侧生羽片同形，先端长尾状；小羽片菱状长圆形，互生，有短柄，先端急尖，基部不对称，上侧截形并为耳状凸起，下侧斜切，上侧边缘具有芒刺状尖齿；叶纸质，两面光滑；叶脉羽状，侧脉分离；孢子囊群圆形，生于小脉顶端，靠近叶边，囊群盖圆肾形，棕色，膜质，边缘有睫毛，脱落。

【生境及分布】 产于盘州（大山、普古）、水城（比德），生于海拔 260～1200m 的山林下岩缝或泥土上。分布于安徽、江苏、浙江、江西、湖南、湖北、四川、重庆、贵州、云南、福建、台湾、广东、广西、海南、香港。

【药用部位、功能主治】 根状茎入药。有祛风止痛、解毒利湿、益肺止咳的功效；主治风湿关节痛、肺痨咳嗽、风寒感冒。

【附注】《新华本草纲要》收载品种。

2. 刺头复叶耳蕨（复叶耳蕨、刺头芒蕨） Arachniodes aristata（G. Forst.）Tindale

【主要形态特征】 根状茎长而横生，密被棕色、钻状鳞片；叶远生或近生；叶柄禾秆色，基部密被鳞片，向上连同叶轴、羽轴疏被小鳞片；叶片阔卵形或卵状三角形，先端尾状渐尖，三回羽状；羽片 4～6 对，基部一对最大，三角形，二回羽状；基部下侧一片小羽片最长，披针形，先端渐尖，羽状；第二对及以上羽片镰状披针形至线状披针形，羽状，基部上侧一片小羽片略较大；末回小羽片斜长方形，基部不对称，上侧圆截形并凸出呈耳状，下侧斜切，边缘浅裂或有粗锯齿，顶端具芒刺；叶近革质；叶脉羽状；孢子囊群圆形，生于小脉顶端，囊群盖圆肾形，棕色，脱落。

【生境及分布】 产于盘州（坪地）、水城（营盘），生于海拔 400～1100m 的山地林下或岩上。分布于山东、河南、安徽、江苏、浙江、江西、湖南、贵州、云南、福建、台湾、广东、广西。

【药用部位、功能主治】 根状茎入药。有清热利湿、消炎止痛的功效；主治痢疾、烧烫伤。

【附注】《新华本草纲要》《中华本草》收载品种。

3. 粗齿黔蕨（点星蕨） **Arachniodes blinii**（H. Lév.）T. Nakaike

【主要形态特征】 根状茎长而横走，连同叶轴密被鳞片，鳞片棕色、狭披针形；叶簇生；叶柄禾秆色；叶片阔披针形，先端具顶生羽片或羽裂渐尖，一回羽状；羽片 6～13 对，互生，有柄，斜展，远离，披针形至狭披针形，中下部的较大，先端渐尖，基部楔形，边缘具粗齿或浅裂；裂片先端有短尖齿，顶生羽片狭卵形，先端尖，基部羽状深裂；叶薄革质，干后绿色，两面光滑；叶轴和主脉下面疏被棕色、线形小鳞片；叶脉羽状，侧脉单一或二叉，下面明显；孢子群圆形，生于小脉顶端，在主脉两侧各排成 1 或 2 行，囊群盖圆肾形，棕色。

【生境及分布】 产于盘州（保基），生于海拔 500～1650m 的酸性山地、河谷溪边、林缘或林下。分布于江西、湖南、重庆、贵州、广东、广西。

【药用部位、功能主治】 根状茎入药。有补肝肾、强腰膝、解毒散结的功效；主治腰痛、腰膝酸软、瘰疬。

【附注】 中国特有植物。

4. 中华复叶耳蕨（中华芒蕨） **Arachniodes chinensis**（Rosenst.）Ching

【主要形态特征】 根状茎横卧，被鳞片，鳞片褐色、披针形；叶近生；叶柄连同叶轴、羽轴密被黑色、线状披针形鳞片；叶片卵状三角形，顶部变狭呈长三角形，先端尾状渐尖，基部近圆形，三回羽状；羽片 8～10 对，基部一对最大，三角状披针形，二回羽状；基部一对小羽片伸长，下侧一片略较大，小羽片披针形，略呈镰状，先端渐尖，基部阔楔形，羽状（或羽裂）；第二对以上的羽片披针形，一回羽状或二回羽裂，基部上侧一片略较大，羽裂；裂片镰状长圆形，边缘浅裂或具芒刺状锯齿；叶纸质，上面光滑，下面沿羽轴疏被小鳞片；叶脉羽状，侧脉分叉；孢子囊群圆形，生于小脉顶端，囊群盖圆肾形，棕色，边缘具短睫状毛，脱落。

【生境及分布】 产于盘州（普古）、水城（比德），生于海拔 450～1600m 的酸性山地山坡林下。分布于安徽、浙江、江西、湖南、四川、重庆、贵州、云南、福建、广东、广西、海南、澳门。

【药用部位、功能主治】 根状茎入药。有清热解毒、消肿散淤、止血止痢的功效；主治疮痈肿毒、跌打损伤、崩漏、痢疾。

5. 细裂复叶耳蕨（毒参叶芒蕨） Arachniodes coniifolia（T. Moore）Ching

【主要形态特征】 根状茎斜升，先端被鳞片，鳞片披针形、褐色；叶柄禾秆色，基部密被黑褐色、披针形鳞片，向上连同叶轴、羽轴和小羽轴疏被同样的小鳞片；叶片卵形至长圆状卵形，先端尾状渐尖，五回羽裂至五回羽状；羽片 8～10 对，基部一对最大，三角状披针形，三回羽状；第二对以上羽片渐次缩小成狭披针形，末回小羽片长圆形，基部上侧一片略较大，先端锐尖，边缘浅裂；裂片狭长圆形，先端具芒刺状尖齿；叶草质，上面光滑，下面沿叶脉疏被小鳞片；叶脉分离；孢子囊群圆形，生于小脉顶端，靠近中脉，囊群盖圆肾形，棕色，全缘，早落。

【生境及分布】 产于盘州（乌蒙），生于海拔 1100～2300m 的山谷林下、林缘、山坡灌丛中。分布于四川、重庆、贵州、云南、西藏、广西。

【药用部位、功能主治】 根状茎、全草入药。有清热解毒的功效；主治感冒发热、湿热痢疾。

6. 华南复叶耳蕨（华南芒蕨） Arachniodes festina（Hance）Ching

【主要形态特征】 根状茎斜升，连同叶柄基部被鳞片，鳞片深棕色，狭披针形；叶近生；叶柄禾秆色，向上近光滑；叶片阔卵形至卵状长圆形，先端渐尖，三回至四回羽状；羽状羽片互生，有柄，基部一对最大，镰状三角形，三回羽状；第二对及以上羽片阔披针形至披针形，羽状，基部上侧一片小羽片略较大，末回小羽片卵状三角形，先端钝，基部不对称，楔形，边缘均有三角状粗牙齿；叶草质，两面光滑；叶轴、羽轴及小羽轴下面偶有棕色小鳞片；叶脉分离，下面稍突起；孢子囊群圆形，生于小脉中部，囊群盖圆肾形，暗棕色，厚膜质，脱落。

【生境及分布】 产于水城（比德），生于海拔 700～1800m 的山坡密林下、溪边。分布于河南、浙江、江西、湖南、四川、贵州、云南、福建、台湾、广东、广西。

【药用部位、功能主治】 根状茎入药。有清热杀菌的功效；主治感冒发热、菌痢。

7. 四回毛枝蕨 Arachniodes quadripinnata（Hayata）Seriz. 彩片 87

【主要形态特征】 根状茎长而横走，连同叶柄基部密被鳞片，鳞片棕色、披针形；叶远生；叶柄基部紫褐色，向上渐为棕禾秆色至禾秆色；叶片五角形至三角状卵形，先端渐尖，四回至五回羽状；羽片约 12 对，互生，有柄，基部一对最大，卵状披针形，向上的羽片披针形；一回小羽片基部一对较大，通常下侧的较上侧的大，卵状披针形，二回羽状；末回小羽片卵状长圆形，互生，基部上侧一片较大；裂片边缘有粗锯齿；叶草质，淡绿色，两面密被灰白色粗毛；各回羽轴下面疏被狭披针形小鳞片；叶脉羽状，侧脉分叉或单一，下面可见；孢子囊群小，圆形，生于小脉上，囊群盖圆肾形，棕色，边缘有睫毛。

【生境及分布】 产于盘州（保基、大山）、水城（营盘），生于海拔 1000～3000m 的山坡林下、灌丛中、溪边。分布于安徽、江西、四川、重庆、贵州、云南、台湾、广西。

【药用部位、功能主治】 根状茎入药。有清热解毒、凉血、驱虫的功效；主治风热感冒、温毒斑疹、吐血、衄血。

【附注】 珍稀濒危植物。

8. 长尾复叶耳蕨（异羽复叶耳蕨、长尾芒蕨） **Arachniodcs simplicior**（Makino）Ohwi　彩片 88

【主要形态特征】 根状茎横卧，连同叶柄基部密生鳞片，鳞片棕色、狭披针形；叶近生；叶柄禾秆色；叶片卵形至卵状长圆形，三回羽状；羽片 3～7 对，基部一对对生，向上的互生，有柄，基部一对最大，卵状三角形，先端渐尖，二回羽裂至二回羽状，基部一对小羽片下侧一片特别伸长；第二对及以上羽片披针形，羽状，顶生羽状羽片与其下侧生羽片同形，具柄，小羽片卵状长圆形，先端钝尖，基部不对称，上侧截形，下侧斜切，边缘具芒刺锯齿；叶近革质，灰绿色，两面光滑；叶轴、羽轴和小羽轴下面偶被小鳞片；叶脉羽状；孢子囊群圆形，生于小脉顶端，囊群盖圆肾形，深棕色，膜质，脱落。

【生境及分布】 产于盘州（乌蒙）、水城（比德），生于海拔 400～1800m 的山坡林下或溪沟边。分布于河南、陕西、甘肃、安徽、江苏、浙江、江西、湖南、湖北、四川、重庆、贵州、云南、西藏、福建、广东、广西。

【药用部位、功能主治】 根状茎入药。有清热解毒、消肿散淤的功效；主治内热腹痛、风热感冒。

【附注】《新华本草纲要》收载品种。

9. 美观复叶耳蕨（美丽复叶耳蕨） **Arachniodes speciosa**（D. Don）Ching　彩片 90

【主要形态特征】 根状茎斜升或横卧，连同叶柄基部被鳞片，鳞片黑褐色、披针形；叶簇生；叶柄棕禾秆色，向上近光滑；叶片卵状三角形至卵形，顶部略狭缩，先端渐尖，三回羽状；羽片 7～10 对，基部一对最大，三角形，二回羽状，其基部一对小羽片较大，尤其下侧一片，呈阔披针形；第二对及以上的羽片渐变狭，由阔披针形、披针形至线状披针形，基部上侧一片小羽片略较大，羽状或羽裂，末回小羽片基部上侧一裂片全裂，椭圆形，基部下侧一片较同侧第二片小；裂片长圆形或镰状三角形，先端短渐尖，基部不对称，上侧与小羽轴平行，下侧斜切，边缘及顶端具芒刺；叶纸质至薄革质，两面光滑；叶轴、羽轴、小羽轴疏被小鳞片；叶脉羽状；孢子囊群圆形，生于小脉近顶端，囊群盖圆肾形，棕色，全缘。

【生境及分布】 产于盘州（大山、坪地）、水城（比德、玉舍）、钟山（凉都森林公园、明湖），生于海拔1550m以下的山坡林下、林缘、溪边、灌丛中。分布于甘肃、安徽、江苏、浙江、江西、湖南、湖北、四川、重庆、贵州、云南、福建、台湾、广东、广西、海南。

【药用部位、功能主治】 根状茎入药。有清热解毒、祛风止痒、活血散淤的功效；主治热泻、风疹、跌打淤肿。

【附注】《新华本草纲要》收载品种。

（二）肋毛蕨属 Ctenitis（C. Chr.）C. Chr.

亮鳞肋毛蕨（膜叶肋毛蕨）Ctenitis subglandulosa（Hance）Ching 彩片91

【主要形态特征】 根状茎直立或斜升，连同叶柄基部密被鳞片，鳞片狭披针形、棕色；叶簇生；叶柄基部暗棕色，向上淡禾秆色，上面有浅沟，连同叶轴、羽轴及主脉下面密被鳞片，鳞片阔披针形，淡棕色，有虹色光泽；叶片卵状三角形，先端渐尖，基部圆截形，四回羽状裂；羽片多达12对，基部一对羽片最大，斜三角形；第二对及以上的羽片渐变狭，阔披针形至披针形，稍呈镰状，小羽片基部下侧的裂片最大，三角状披针形；裂片长圆形，先端圆截头，边缘全缘；叶膜质，两面疏被贴生的淡棕色细毛；叶轴及羽轴淡禾秆色，两面疏被淡棕色毛；叶脉羽状，小脉单一，上面疏被淡棕色毛；孢子囊群圆形，生于小脉中部，囊群盖圆肾形，早落。

【生境及分布】 产于盘州（普古）、水城（营盘），生于海拔350～1600m的石灰岩山地林下潮湿岩石上。分布于浙江、江西、湖南、湖北、四川、重庆、贵州、云南、福建、台湾、广东、广西、海南。

【药用部位、功能主治】 根状茎入药。有清热解毒、祛风除湿、杀虫的功效；主治疮痈肿毒、乳痈、风湿骨痛、痔疮。

【附注】 民间草药。

（三）贯众属 Cyrtomium C. Presl

1. 刺齿贯众（尖耳贯众、大昏鸡头） Cyrtomium caryotideum（Wall. ex Hook. et Grev.）C. Presl 彩片 89

【主要形态特征】 根状茎直立，连同叶柄基部密被鳞片，鳞片阔披针形、黑棕色；叶簇生；叶柄禾秆色，向上光滑，上面有浅纵沟；叶片长圆形至长圆披针形，基部不变狭，奇数一回羽状；羽片 3～7 对，互生，镰状阔披针形，先端尾尖，基部圆楔形，上侧有长而尖的三角形耳状凸起，边缘密生刺状尖齿，顶生羽片大，卵形或菱状卵形，三叉状；叶纸质，上面光滑，下面疏生小鳞片；叶轴上面有浅纵沟，下面疏生小鳞片；叶脉网状，小脉沿主脉两侧联结成多行网眼，具内藏小脉 1～3 条；孢子囊群圆形，生于内藏小脉中下部，几乎遍布羽片背面，囊群盖圆盾形，边缘有齿。

【生境及分布】 产于六枝（关寨、郎岱）、盘州（保基、坪地、普古）、水城（比德、玉舍）、钟山（凉都森林公园、明湖、石龙），生于海拔 600～2500m 林下。分布于陕西、甘肃、江西、湖南、湖北、四川、重庆、贵州、云南、西藏、台湾、广东、广西。

【药用部位、功能主治】 根状茎入药。有清热解毒、活血散淤、利水的功效；主治颈部淋巴结核、疮毒、水肿、崩漏、跌打损伤。

【附注】《新华本草纲要》收载品种；贵州彝族用药。

2. 贯众（公鸡头、小野鸡尾） Cyrtomium fortunei J. Sm. 彩片 92

【主要形态特征】 根状茎直立，连同叶柄基部密被鳞片，鳞片深棕色，阔披针形；叶簇生；叶柄禾秆色，疏被鳞片，上面有浅纵沟；叶片长圆披针形，基部不变狭，奇数一回羽状；羽片 7～19 对，互生，镰状披针形，先端渐尖，基部偏斜，上侧近截形有时有耳状凸起，下侧楔形，边缘具齿，顶生羽片狭卵形，下部有时二至三叉；叶纸质，两面光滑；叶轴上面有浅沟，下面疏生鳞片；叶脉网结，小脉联结成 2 或 3 行网眼，具内藏小脉 1 或 2 条；孢子囊群圆形，生于内藏小脉中部以上，遍布羽片背面，囊群盖圆盾形，全缘。

【生境及分布】 产于六枝（关寨、郎岱）、盘州（保基、坪地）、水城（比德、营盘、玉舍）、钟山（金盆、明湖、南开），生于海拔 140～2200m 的空旷地石灰岩缝或林下。分布于河北、山西、山东、河南、陕西、甘肃、安徽、江苏、浙江、江西、湖南、湖北、四川、重庆、贵州、云南、福建、台湾、广东、广西。

【药用部位、功能主治】 根状茎、叶柄入药。有清热平肝、止血、消炎、解毒、杀虫的功效；主治头晕目眩、高血压病、痢疾、尿血、便血、崩漏、白带、钩虫病。

【附注】《全国中草药汇编》收载品种；贵州侗族、苗族、布依族、土家族、仡佬族用药。

3. 大叶贯众（贯众、化药） **Cyrtomium macrophyllum**（Makino）Tagawa 彩片 93

【主要形态特征】根状茎直立，连同叶柄基部密被鳞片，鳞片卵形至披针形，黑棕色；叶簇生；叶柄禾秆色，上面有浅纵沟；叶片长圆形至长圆披针形，基部不变狭，奇数一回羽状；羽片 3～8 对，互生，有短柄，基部一对卵形，较大，向上的羽片逐渐由狭卵形至长圆披针形，先端渐尖至尾状，基部圆或圆楔形，边缘全缘或近顶处有小齿，顶生羽片三角状卵形或菱状卵形，较大，三叉状；叶坚纸质，上面光滑，下面有时疏生小鳞片；叶轴上面有浅纵沟，下面有鳞片；叶脉网结，小脉沿主脉两侧联结成多行网眼；孢子囊群圆形，生于内藏小脉中上部，遍布羽片背面，囊群盖圆盾形，全缘。

【生境及分布】产于盘州（保基）、水城（比德、玉舍）、钟山（凉都森林公园），生于海拔 800～2500m 的阴湿山坡林下或溪边。分布于陕西、甘肃、安徽、江西、湖南、湖北、四川、重庆、贵州、云南、西藏、台湾。

【药用部位、功能主治】根状茎入药。有清热解毒、活血、止血、杀虫的功效；主治流行性感冒、流行性乙型脑炎、崩漏。

【附注】《新华本草纲要》收载品种。

（四）鳞毛蕨属 Dryopteris Adans.

1. 金冠鳞毛蕨（贯众、金黄鳞毛蕨） **Dryopteris chrysocoma**（Christ）C. Chr.

【主要形态特征】根状茎短而直立，密被鳞片，鳞片大，棕色，披针形，先端毛发状；叶簇生；叶柄禾秆色，连同叶轴被鳞片；叶片卵圆形至披针形，先端渐尖，基部略变狭，二回羽裂至二回羽状；羽片长圆状披针形，基部平截无柄；小羽片（裂片）长圆形，以狭翅与羽轴相连，先端钝，具圆齿，边缘全缘或有钝齿；叶坚纸质，羽轴下面被棕色披针形小鳞片；叶脉羽状，上面不显，下面显著，侧脉二叉；孢子囊群圆肾形，大，生于裂片中下部的侧脉中部，囊群盖大，螺壳状，成熟时完全笼罩孢子囊群。

【生境及分布】产于盘州（乌蒙）、水城（玉舍），生于海拔 2400～3000m 的灌丛或常绿阔叶林缘。分布于四川、贵州、云南、西藏。

【药用部位、功能主治】 根状茎入药。有清热解毒、祛淤止血的功效；主治热毒斑疹、产后血气胀痛、崩漏、带下、衄血、痢疾。

【附注】《新华本草纲要》收载品种。

2. 桫椤鳞毛蕨（暗鳞鳞毛蕨、暗色鳞毛蕨） **Dryopteris cycadina**（Franch. et Sav.）C. Chr.

【主要形态特征】 根状茎短而直立，连同叶柄基部密被鳞片，鳞片大，黑褐色，披针形；叶簇生；叶柄基部深紫褐色，向上禾秆色，疏被鳞片；叶片披针形，先端长渐尖，基部稍缩狭，一回羽状；羽片互生，镰状披针形，先端长渐尖，基部圆截形，具极短的柄，边缘羽状裂，下部的数对羽片略缩短，并稍向下反折；叶纸质，两面光滑；羽轴及叶脉下面疏被平贴的披针形小鳞片；叶脉羽状，侧脉单一；孢子囊群圆形，小，生于小脉中部，在主脉两侧成 2 或 3 行，靠近主脉，囊群盖圆肾形，棕色，全缘，成熟时反卷。

【生境及分布】 产于盘州（保基），生于海拔 1400～3200m 的杂木林下、林缘、溪边。分布于浙江、江西、湖南、湖北、四川、重庆、贵州、云南、西藏、福建、台湾、广东、广西。

【药用部位、功能主治】 根状茎入药。有凉血止血、驱虫的功效；主治功能性子宫出血、蛔虫病。

【附注】《新华本草纲要》收载品种。

3. 远轴鳞毛蕨（狭基鳞毛蕨） **Dryopteris dickinsii**（Franch. et Sav.）C. Chr.

【主要形态特征】 根状茎短而直立，连同叶柄基部密被鳞片，鳞片棕色、披针形；叶簇生；叶柄禾秆色或褐色，基部以上至叶轴疏被逐渐缩小的鳞片；叶片狭椭圆形至倒披针形，一回羽状；羽片披针形，互生，先端渐尖，基部截形，具短柄，下部数对羽片略缩短；裂片圆头，边缘具粗钝齿；叶纸质，羽轴下面疏被小鳞片；叶脉羽状，侧脉有小脉 3～5 条；孢子囊群圆形，生于小脉中部以上，在主脉两侧各排成不整齐的 2～4 行，靠近叶边，在主脉两侧有较宽的不育带，囊群盖圆肾形，棕色，全缘，宿存。

【生境及分布】 产于水城（营盘），生于海拔 1000～2080m 的常绿阔叶林下。分布于河南、安徽、浙江、江西、湖南、湖北、四川、重庆、贵州、云南、西藏、福建、台湾、广西。

【药用部位、功能主治】 根状茎入药。有清热止痛、止血敛疮、止咳平喘的功效；主治目赤肿痛、咳嗽气喘、吐血、感冒、跌打损伤。

【附注】 民间草药。

4. 红盖鳞毛蕨 Dryopteris erythrosora（D. C. Eaton）Kuntze 彩片 94

【主要形态特征】 根状茎直立或斜升，连同叶柄基部密被鳞片，鳞片棕色，披针形；叶簇生；叶柄禾秆色，连同叶轴略呈淡紫色，基部以上疏生鳞片；叶片长圆状披针形，二回羽状；羽片 10～15 对，披针形至狭披针形，对生或近对生；小羽片长圆状披针形，斜向羽片顶端，上部羽片均与叶轴合生，基部不对称，裂片先端具 1 或 2 个尖齿；叶纸质，上面光滑，下面疏被小鳞片；叶轴疏被狭披针形、暗棕色的小鳞片，羽轴和小羽片中脉密被棕色泡状鳞片，羽轴和小羽片主脉上面具浅沟；叶脉羽状，上面不显，下面可见，羽状；孢子囊群圆形，较小，在主脉两侧各成一行，靠近主脉着生，囊群盖圆肾形，全缘，鲜时中央红色，边缘灰白色，干后常向上反卷而不脱落。

【生境及分布】 产于六枝（关寨、郎岱）、盘州（保基、大山、普古）、水城（比德、营盘、玉舍）、钟山（凉都森林公园、明湖），生于海拔 900～1600m 的林下、林缘、溪边阳坡。分布于安徽、江苏、上海、浙江、江西、湖南、湖北、四川、重庆、贵州、云南、福建、广东、广西。

【药用部位、功能主治】 根状茎入药。有清热利湿、止血生肌、杀虫收敛的功效；主治感冒、风湿、便血、斑疹、带下、产后出血、痢疾、蛔虫及绦虫病。

【附注】 贵州仡佬族用药。

5. 黑足鳞毛蕨（黑色鳞毛蕨、小叶山鸡尾巴草） Dryopteris fuscipes C. Chr.

【主要形态特征】 根状茎横卧或直立，连同叶柄基部密被鳞片，鳞片褐色，披针形；叶簇生；叶柄基部近黑色，向上棕禾秆色，连同叶轴疏被鳞片；叶片卵形至卵状披针形，二回羽状；羽片披针形，中下部羽片略等大，上部的羽片更短和更狭；小羽片三角状卵形至长圆形，基部最宽，先端钝，边缘有浅齿，基部羽片的基部小羽片通常缩小；叶纸质，羽轴下面具有较密的泡状鳞片和稀疏的小鳞片；叶轴、羽轴和主脉的上面具浅沟；叶脉羽状，上面不显，下面略可见；孢子囊群圆形，大，生于小脉中上部，在主脉两侧各一行，略靠近主脉着生，囊群盖圆肾形，棕色，全缘，宿存。

【生境及分布】 产于盘州（保基、普古）、水城（玉舍），生于海拔 140～1500m 的酸性山地林下、林缘、路边。分布于安徽、江苏、上海、浙江、江西、湖南、湖北、四川、重庆、贵州、云南、福建、台湾、广东、广西。

【药用部位、功能主治】 根状茎入药。有清热解毒、生肌敛疮的功效；主治目赤肿痛、毒疮溃烂、久不收口。

【附注】《新华本草纲要》《全国中草药汇编》收载品种；贵州侗族用药。

6. 黑鳞鳞毛蕨（厚叶鳞毛蕨） **Dryopteris lepidopoda** Hayata

【主要形态特征】 根状茎直立或斜升，连同叶柄基部密被鳞片，鳞片深棕色或近黑色，披针形；叶簇生；叶柄禾秆色至淡棕色，向上至叶轴疏被黑色、具毛发状尖头的鳞片；叶片长圆形至狭卵形，先端羽裂渐尖，基部不狭缩，二回羽状；羽片 14～18 对，互生，披针形，先端尾尖，上弯，基部最宽，有短柄，羽状深裂；裂片长圆形，先端圆钝，疏具三角形齿牙，两侧具锯齿；叶薄纸质；羽轴及叶缘疏被黑色、线状或毛状鳞片；叶脉羽状，侧脉分叉，背面明显；孢子囊群圆形，生于叶边与主脉之间，略近主脉，囊群盖圆肾形，棕色，全缘，成熟后易脱落。

【生境及分布】 产于盘州（大山）、水城（玉舍）、钟山（凉都森林公园），生于海拔 1500～1700m 的阔叶林、山谷沟边、路边灌丛下。分布于四川、贵州、云南、西藏、台湾、广东。

【药用部位、功能主治】 根状茎入药。有驱虫的功效；主治绦虫病。

7. 边果鳞毛蕨（大叶鳞毛蕨） **Dryopteris marginata**（C. B. Clark） Christ

【主要形态特征】 根状茎横卧至斜升，密被深棕色披针形鳞片；叶近生；叶柄禾秆色，密被深棕色、长圆形鳞片；叶片卵形，先端渐尖，三回羽状；羽片 8 对，阔披针形，基部 1 或 2 对羽片卵圆披针形，不缩短，基部最宽，一回小羽片三角状披针形，基部上侧一片羽片最小；二回小羽片长圆形，先端圆钝，具三角状锯齿，两侧具缺刻，基部以狭翅与羽轴合生，叶片中部以上羽片渐次变小；叶草质至纸质，光滑；羽轴下面疏被小鳞片，叶脉羽状；孢子囊群圆形，在主脉两侧各排成整齐的一行，孢子囊群盖圆肾形，棕色，全缘，宿存。

【生境及分布】 产于水城（玉舍），生于海拔 1100～2300m 的阴湿山坡林下、溪边。分布于江西、湖南、四川、贵州、云南、台湾、广西。

【药用部位、功能主治】 根状茎入药。有清热解毒、散淤止血、杀虫的功效；主治斑疹、金疮、带下、产后出血、衄血、痢疾、流行性感冒、流行性脑膜炎、麻疹。

8. 半岛鳞毛蕨（辽东鳞毛蕨） **Dryopteris peninsulae** Kitag.

【主要形态特征】 根状茎直立，连同叶柄基部密被鳞片，鳞片棕色，披针形；叶簇生；叶柄禾秆色，上面有纵沟，向上连同叶轴疏被小鳞片；叶片卵形至长圆形，先端渐尖，二回羽状；羽片 8～13 对，互生，具短柄，卵状披针形至披针形，先端渐尖，基部不对称，下部羽片较大，向上渐变小；小羽片长圆形，多少与羽轴合生，先端钝圆而有尖齿，基部多少呈耳形，边缘近全缘；叶纸质；羽轴禾秆色，下面疏生小鳞片；叶脉羽状，明显；孢子囊群圆形，较大，通常仅叶片上半部生有孢子囊群，沿裂片主脉两侧各排成 1 行，囊群盖圆肾形至马蹄形，棕色，宿存，成熟时不完全覆盖孢子囊群。

【生境及分布】 产于钟山（韭菜坪、凉都森林公园），生于海拔 720～2700m 的山坡密林下、林缘、田边。分布于吉林、辽宁、山西、山东、河南、陕西、甘肃、上海、浙江、江西、湖南、湖北、四川、重庆、贵州、云南、广西。

【药用部位、功能主治】 根状茎入药。有清热解毒、凉血止血、杀虫的功效；主治吐血、崩漏、产后便血、肠寄生虫病。

【附注】 中国特有种。《新华本草纲要》收载品种。

9. 两色鳞毛蕨（贯众） **Dryopteris setosa**（Thunb.）Akasawa

【主要形态特征】 根状茎横卧或斜升，连同叶轴密被鳞片，鳞片黑褐色、狭披针形，基部和边缘棕色，中间和上部黑色；叶簇生；叶柄禾秆色；叶片卵状披针形，先端渐尖，三回羽状；羽片披针形，具短柄，先端羽裂渐尖，基部一对羽片最大；小羽片披针形，基部下侧小羽片明显较大；裂片披针形，边缘具粗齿；叶纸质；叶轴和羽轴密被基部棕色泡状、中上部黑色的鳞片，小羽轴和末回裂片中脉下面密被棕色泡状鳞片；叶脉羽状，两面不明显；孢子囊群圆形，大，沿主脉两侧各排成 1 行，靠近主脉着生，囊群盖圆肾形，棕色，边缘全缘或有短睫毛。

【生境及分布】 产于盘州（保基），生于海拔 600～1800m 的山谷林下或沟边。分布于山西、山东、河南、陕西、安徽、江苏、上海、浙江、江西、湖南、湖北、四川、重庆、贵州、云南、福建。

【药用部位、功能主治】 根状茎入药。有清热解毒的功效；主要用于预防流行性感冒。

【附注】《新华本草纲要》收载品种。

10. 稀羽鳞毛蕨 **Dryopteris sparsa**（D. Don）Kuntze 彩片 96

【主要形态特征】 根状茎短而直立，连同叶柄基部密被鳞片，鳞片棕色、披针形；叶簇生；叶柄下部淡栗褐色，上部棕禾秆色，向上连同叶轴、羽轴疏被鳞片至光滑；叶片卵状长圆形至三角状卵形，先端羽裂渐尖，基部最宽，二回羽状至三回羽裂；羽片 7～12 对，有短柄，彼此疏离，基部一对最大，呈不对称三角状披针形，先端尾状渐尖，向上各对羽片逐渐缩短，多少呈镰状；小羽片卵状披针形至长圆形，羽轴下侧的小羽片比上侧的大，基部一对的下侧 1 片小羽片较长；裂片长圆形，先端钝，具尖齿，边缘有细齿；叶纸质，两面光滑；叶脉羽状；孢子囊群圆形，生于小脉中部，囊群盖圆肾形，全缘，宿存。

【生境及分布】 产于盘州（大山、乌蒙）、水城（比德），生于海拔 500～2000m 的林下溪边。分布于河南、陕西、安徽、上海、浙江、江西、湖南、湖北、四川、重庆、贵州、云南、西藏、福建、台湾、广东、广西、海南、香港。

【药用部位、功能主治】 根状茎入药。有驱虫、解毒的功效；主治感冒、疮痈肿毒、蛔虫病。

【附注】 民间草药。

11. 三角鳞毛蕨 Dryopteris subtriangularis（C. Hope）C. Chr.

【主要形态特征】 根状茎直立或斜升，连同叶柄基部被鳞片，鳞片披针形，黑色或黑棕色；叶簇生；叶柄禾秆色，向上近光滑；叶片三角形至卵状三角形，二回羽状；羽片 6～8 对，披针形，基部一对羽片最大，往上羽片逐渐变小，第四或第五对向上羽片突然缩短，通常基部下侧小羽片比上侧的大；小羽片长圆形至披针形，先端圆并具疏齿，基部截形；叶纸质；羽轴和小羽片主脉下面疏被棕色泡状鳞片；叶脉羽状，上面不明显，下面可见，侧脉单一或二叉；孢子囊群圆形，大，沿主脉两侧各成 1 行，囊群盖圆肾形，棕色，全缘，宿存。

【生境及分布】 产于钟山（金盆），生于海拔 800～1500m 的山坡、谷底密林下。分布于湖南、四川、重庆、贵州、云南、西藏、台湾、广西、海南。

【药用部位、功能主治】 根状茎入药。有清热利水、杀虫的功效；主治毒蛇咬伤、水肿、蛔虫病。

12. 变异鳞毛蕨（异鳞鳞毛蕨） Dryopteris varia（L.）Kuntze 彩片 95

【主要形态特征】 根状茎横卧或斜升，连同叶柄基部密被鳞片，鳞片黑褐色、狭披针形，鳞片先端纤维状；叶簇生；叶柄禾秆色，向上连同叶轴、羽轴密被鳞片；叶片五角状长圆形至阔卵形，先端突然狭缩成长尾状，二回羽状至三回羽裂；羽片披针形，基部一对最大，呈不对称的三角形，羽轴下侧的小羽片比上侧的大，其基部下侧小羽片特别伸长；小羽片披针形，羽状浅裂至深裂，末回小羽片（或裂片）披针形，顶端短渐尖，边缘羽状浅裂或有齿；叶革质，两面光滑；小羽轴和裂片主脉下面疏被棕色泡状鳞片；叶脉羽状，下面明显，侧脉分叉或单一；孢子囊群圆形，较大，生于小脉中上部，囊群盖圆肾形，棕色，全缘。

【生境及分布】 产于盘州（大山）、水城（比德、营盘）、钟山（金盆、明湖），生于海拔 1500m 以下的酸性山地。分布于河南、陕西、安徽、江苏、上海、浙江、江西、湖南、湖北、四川、重庆、贵州、云南、福建、台湾、广东、广西、香港。

【药用部位、功能主治】 根状茎入药。有清热、止痛的功效；主治内热腹痛、肺结核。

【附注】《新华本草纲要》收载品种。

13. 大羽鳞毛蕨（瓦氏鳞毛蕨） **Dryopteris wallichiana**（Spreng.）Hyl.

【主要形态特征】 大型蕨类。根状茎直立，连同叶柄基部密被鳞片，鳞片棕色，披针形；叶簇生；叶柄棕禾秆色，向上连同叶轴密被棕色、狭披针形鳞片；叶片卵圆披针形至披针形，先端羽裂渐尖，基部略狭缩，二回羽状；羽片多数，互生，披针形，有短柄，先端渐尖，基部最宽；裂片狭长圆形，先端平截或圆头，有半透明的软骨质狭边；叶纸质至薄革质，两面多少被鳞片；羽轴、主脉下面被小鳞片；叶脉羽状，侧脉二叉，上面明显；孢子囊群圆形，在主脉两侧各成1行，靠近主脉，囊群盖圆肾形，棕色，宿存。

【生境及分布】 产于盘州（大山、乌蒙），生于海拔1500～3600m高山地带的酸性山地林下。分布于陕西、江西、湖南、湖北、四川、贵州、云南、西藏、福建、台湾。

【药用部位、功能主治】 根状茎入药。有活血散淤、消肿、止痛的功效；主治跌打损伤、痢疾、烧烫伤。

【附注】 贵州仡佬族用药。

14. 维明鳞毛蕨（东亚柄盖蕨） **Dryopteris zhuweimingii** Li Bing Zhang **彩片97**

【主要形态特征】 根状茎短而直立，连同叶柄基部密被鳞片，鳞片大，卵状披针形，棕色；叶簇生；叶柄棕禾秆色，向上连同叶轴疏被棕色的线状披针形鳞片，上面有纵沟；叶片三角形至三角状长卵形，先端渐尖，三回羽状至四回羽裂；羽片三角形至披针形，先端尾状渐尖，一回小羽片阔披针形，略呈镰刀状，先端短渐尖，二回小羽片椭圆形，先端钝，基部近平截或为圆截形；裂片椭圆形，对生，先端钝，边缘全缘或有2或3个不明显的小圆齿；叶纸质，两面疏被节状毛；叶轴、羽轴及小羽轴上面均有浅纵沟；叶脉羽状，不明显，小脉单一；孢子囊群球形，包于圆球形的囊群盖内，生于基部上侧一小脉上，沿小羽轴两侧各成1行，囊群盖革质，有细长柄。

【生境及分布】 产于六枝（关寨）、水城（玉舍），生于海拔500～3100m的杂木林下。分布于湖南、湖北、四川、重庆、贵州、云南、台湾、广东、广西。

【药用部位、功能主治】 根状茎入药。有清热解毒、祛风除湿的功效；主治疮痈肿毒、风湿热痹。

【附注】 民间草药。

（五）耳蕨属 *Polystichum* Roth

1. 尖齿耳蕨（台东耳蕨）*Polystichum acutidens* Christ　彩片 98

【主要形态特征】 根状茎短而直立，连同叶柄基部密被鳞片，鳞片棕色，卵状披针形；叶簇生；叶柄禾秆色，上面有沟槽，向上连同叶轴疏被鳞片；叶片披针形，先端尾状渐尖，基部不缩狭，一回羽状；羽片多对，镰刀状披针形，先端渐尖并略上弯，常有短芒刺，基部显著不对称，上侧截形，有三角形耳状凸起，与叶轴平行，下侧狭楔形或通直，基部以上两侧边缘有锯齿；叶纸质至草质，绿色至灰绿色；叶脉羽状；孢子囊群圆形，生于小脉顶端，通常在主脉上侧排列成 1 行，下侧的下部小脉不育，下侧仅几枚或无，囊群盖圆盾形，小，深棕色，早落。

【生境及分布】 产于水城（营盘）、钟山（明湖），生于海拔 600～2400m 的山地常绿阔叶林下，多见于阴湿的石灰岩山谷。分布于浙江、湖南、湖北、四川、重庆、贵州、云南、西藏、台湾、广西。

【药用部位、功能主治】 根状茎、全草入药。有平肝、和胃、止痛的功效；主治胃痛、头晕、胃及十二指肠溃疡。

【附注】《新华本草纲要》收载品种。

2. 角状耳蕨（地柏芝）*Polystichum alcicorne*（Baker）Diels

【主要形态特征】 根状茎短而直立，连同叶柄至叶轴密被鳞片，鳞片棕色，卵形，边缘流苏状；叶簇生；叶柄禾秆色，上面有沟槽；叶片长卵形至卵状披针形，先端渐尖，三回羽状至四回羽状细裂；羽片 18～25 对，镰状披针形，羽轴两侧有狭翅，上面有深沟槽，下面疏被小鳞片；小羽片长圆形，基部楔形，基部上侧 1 枚小羽片稍大，通常二叉状半裂或浅裂，末回小羽片或裂片狭披针形，先端锐尖或分叉成角状；叶草质，上面光滑，下面偶被小鳞片；叶轴、羽轴、小羽轴禾秆色，被棕色小鳞片；孢子囊群细小，生于小脉顶端，无囊群盖。

【生境及分布】 产于盘州（保基），生于海拔 600～1000m 的山地常绿阔叶林下阴湿处石灰岩隙。分布于四川、重庆、贵州。

【药用部位、功能主治】 根状茎入药。有散淤消肿、止血的功效；主治外伤肿痛、止血。

【附注】 中国特有种。《新华本草纲要》收载品种。

3. 巴郎耳蕨（镰羽贯众）*Polystichum balansae* Christ

【主要形态特征】 根状茎直立，连同叶柄被鳞片，鳞片阔披针形、棕色；叶簇生；

叶柄禾秆色，腹面有浅纵沟，向上光滑；叶片披针形，先端羽裂渐尖，基部不变狭，一回羽状；羽片16～20对，互生，有柄，镰状披针形，先端渐尖，基部不对称，上侧截形，呈尖三角形耳状，下侧楔形，边缘中上部具前倾的齿；叶纸质，上面光滑，下面疏生小鳞片；叶轴腹面有浅纵沟，疏生棕色鳞片；叶脉羽状，主脉两侧各有2行网眼，腹面不明显，背面微凸起，网眼具内藏小脉1或2条；孢子囊群圆形，生于内藏小脉的中上部或顶端，在主脉两侧各成2行，囊群盖圆形，盾状，边缘全缘，易落。

【生境及分布】 产于盘州（保基）、钟山（明湖），生于海拔300～1600m的酸性山地密林下。分布于山东、安徽、浙江、江西、湖南、重庆、贵州、福建、广东、广西、海南。

【药用部位、功能主治】 根状茎入药。有清热解毒、驱虫的功效；主治流行性感冒、肠寄生虫病。

【附注】《新华本草纲要》收载品种。

4. 宝兴耳蕨 **Polystichum baoxingense** Ching et H. S. Kung

【主要形态特征】 根状茎短而直立，连同叶柄基部密被鳞片，鳞片深棕色，披针形；叶簇生；叶柄禾秆色，上面有纵沟；叶片长圆披针形或狭椭圆形，先端渐尖，基部圆楔形，二回羽状；羽片多数，互生，密接，有短柄，阔披针形，略呈镰状；小羽片斜卵形或狭卵形，斜向上，互生，密接，先端急尖成刺状，基部宽楔形，上侧具三角形耳状凸起，基部上侧第1片最大，两侧羽状浅裂，边缘有前倾的小齿；叶革质，下面被鳞片；叶轴上面有纵沟，两面密生具睫毛的棕色鳞片；叶羽状脉，上面不明显，下面略凹陷；孢子囊群圆形，生于主脉两侧，囊群盖圆形，盾状，全缘。

【生境及分布】 产于水城（玉舍），生于海拔1250～2300m的林下。分布于陕西、湖南、湖北、四川、贵州。

【药用部位、功能主治】 全草入药。有消积解毒的功效；主治食积不化、食物中毒。

【附注】 中国特有种。

5. 峨眉耳蕨 **Polystichum caruifolium**（Baker）Diels

【主要形态特征】 根状茎短而斜升，密被棕色卵形鳞片；叶簇生；叶柄禾秆色，上面有沟槽，连同叶轴疏被棕色、披针形的小鳞片；叶片长椭圆形或倒披针形，四回羽状细裂；羽片多数，披针形，下部几对略缩短并反折；一回小羽片卵状长圆形，有柄，两侧以狭翅下延与羽轴的狭翅相连，末回小羽片或裂片线形，宽约0.5mm，先端锐尖或分叉，全缘；叶草质，黄绿色，上面光滑，下面疏生小鳞片；叶轴禾秆色，上面有沟槽；叶脉不明显，每个末回羽片或裂片上有小脉1条，不达顶端；孢子囊群圆形，位于末回裂片上部，生于小脉顶端，囊群盖圆盾形，大，棕色，全缘，早落。

【生境及分布】 产于盘州（保基）、钟山（金盆），生于海拔 1100～1600m 的石灰岩地区山谷溪沟边阴湿处石上及岩洞洞壁上。分布于四川、重庆、贵州、云南、广西。

【药用部位、功能主治】 全草入药。有清热、泻火、利尿的功效；主治肺热鼻肿、小便短赤、便秘、疮疖久不收口。

【附注】 中国特有种。《新华本草纲要》收载品种。

6. 华北耳蕨（鞭叶耳蕨） **Polystichum craspedosorum**（Maxim.）Diels　彩片 100

【主要形态特征】 根状茎短而直立，连同叶柄基部密生鳞片，鳞片披针形，棕色，边缘有齿；叶簇生；叶柄禾秆色，上面有纵沟，基部以上连同叶轴密被与根状茎同样的鳞片，并被锈色钻形鳞片；叶片线状披针形至狭披针形，先端渐狭，基部略变狭，一回羽状；羽片 14～22 对，互生，具极短的柄，镰状矩圆形至狭矩圆形，先端钝圆，基部不对称，上侧截形，具三角形耳状凸起，下侧楔形，边缘有尖齿；叶纸质，上面疏生短毛，下面密被鳞毛和黄棕色鳞片；叶轴上面有纵沟，下面密生鳞片，先端渐尖，常延伸成鞭状，顶端有芽胞能萌发新植株；叶脉羽状，侧脉单一，上面不明显，下面微凸；孢子囊群圆形，通常生于羽片上侧边缘成一行，囊群盖圆盾形，大，全缘，彼此密接，宿存。

【生境及分布】 产于盘州（大山）、钟山（金盆、月照），生于海拔 2300m 以下阴面干燥的石灰岩上。分布于黑龙江、吉林、辽宁、河北、天津、北京、山西、山东、河南、陕西、宁夏、甘肃、浙江、湖南、湖北、四川、重庆、贵州、云南。

【药用部位、功能主治】 全草入药。有清热解毒、生肌止血的功效；主治乳痈、下肢疖肿、肠炎、外伤出血。

【附注】《新华本草纲要》收载品种。

7. 圆片耳蕨　**Polystichum cyclolobum** C. Chr.

【主要形态特征】 根状茎短而直立，连同叶轴基部密生鳞片，鳞片披针形，棕色；叶簇生；叶柄禾秆色，上面有纵沟，向上连同叶轴混生卵形及狭披针形的浅棕色鳞片；叶片披针形，先端长渐尖，基部不变狭，二回羽状；羽片约 25 对，互生，卵状三角形至狭卵形，中下部羽片一回羽状，上部羽片羽状浅裂至深裂；裂片或小羽片菱状卵形或矩圆形，基部上侧一片稍大，先端有硬尖齿；叶硬革质，上面光滑，下面被鳞片；叶轴禾秆色，上面有纵沟，被鳞片；叶脉羽状，上面不明显，下面略凸出；孢子囊群圆形，大，位于主脉两侧，成熟时汇合，囊群盖圆盾形，边缘啮齿状。

【生境及分布】 产于水城，生于海拔1900～2700m的石灰岩山地疏林下或裸石隙。分布于四川、贵州、云南、西藏。

【药用部位、功能主治】 全草入药。有清热解毒、止血的功效；主治乳痈、肠炎、外伤出血。

8. 对生耳蕨（对生叶耳蕨、蜈蚣草） **Polystichum deltodon**（Baker）Diels

【主要形态特征】 根状茎短而直立，连同叶柄基部密被鳞片，鳞片棕色，卵形至卵状披针形；叶簇生；叶柄禾秆色，上面有沟槽，基部以上连同叶轴疏被鳞片；叶片狭披针形，先端羽裂渐尖，基部不缩狭，一回羽状；羽片18～32对，互生，三角形或斜方形，略呈镰状，先端略向上弯，急尖，基部不对称，上侧基部三角形耳状凸起，下侧基部狭楔形，边缘具尖齿；叶纸质；叶脉羽状，上面光滑，下面疏生小鳞片，侧脉单一或二叉；孢子囊群圆形，小，生于小脉顶端，通常在主脉上侧排成1行，接近羽片边缘，下侧仅有1～3个或不育，囊群盖圆盾形，棕色，边缘啮齿状，早落。

【生境及分布】 产于盘州（乌蒙）、钟山（韭菜坪），生于海拔320～1800m的石灰岩地区林下、林缘、石隙间。分布于安徽、浙江、湖南、湖北、四川、重庆、贵州、云南、台湾、广东、广西。

【药用部位、功能主治】 叶、全草入药。有清热解毒、活血止血的功效；主治感冒、跌打损伤、外伤出血、蛇咬伤。

【附注】 中国特有种。《全国中草药汇编》收载品种。

9. 蚀盖耳蕨 **Polystichum erosum** Ching et K. H. Shing　**彩片99**

【主要形态特征】 根状茎短而直立，密生鳞片，鳞片披针形，中央黑色、边缘深棕色；叶簇生；叶柄禾秆色，上面有纵沟，密生披针形、边缘纤毛状鳞片；叶片线状披针形至狭披针形，先端渐狭，基部略狭，一回羽状；羽片三角状卵形或长圆形，无柄，先端圆钝，基部不对称，上侧截形，耳凸不明显，下侧楔形，边缘有粗锯齿，齿端有芒刺；叶纸质，上面疏生线形棕色鳞片，下面有或疏或密的狭披针形及线形棕色鳞片；叶轴上面有纵沟，下面被狭披针形、基部边缘纤毛状的鳞片，先端通常不延伸成鞭状，有芽胞；叶脉羽状，侧脉单一或二叉；孢子囊群圆形，大，通常生于羽片上侧边缘成一行，囊群盖大，圆形，边缘啮齿状，盾状。

【生境及分布】 产于水城（营盘）、钟山（月照），生于海拔1400～2400m的林下岩石上。分布于河南、甘肃、湖南、湖北、四川、重庆、贵州、云南。

【药用部位、功能主治】 全草入药。有清热解毒、止血的功效；主治乳痈、肠炎、外伤出血。

【附注】 中国特有种。

10. 柳叶耳蕨（柳叶蕨）Polystichum fraxinellum（Christ）Diels

【主要形态特征】 根状茎短而直立，先端连同叶柄密被鳞片，鳞片棕色、卵形，边缘疏生睫毛；叶簇生；叶柄禾秆色，连同叶轴疏被鳞片；叶片长卵圆形，一回羽状；羽片 3～6 对，互生有柄，斜出，披针形，先端渐尖，基部楔形，边缘近全缘或上部边缘呈波状，顶生羽片与侧生羽片同形；叶革质，两面光滑；叶轴和主脉下面疏被棕色、披针形小鳞片；叶脉网状，两面明显，在主脉两侧各有 1 行斜长方形网眼，有内藏小脉，网眼外小脉分离；孢子囊群圆形，大，生于内藏小脉顶端，在主脉两侧各排成 1 行，囊群盖圆形，盾状着生，棕色，全缘，易落。

【生境及分布】 产于盘州（保基），生于海拔 500～1500m 的山坡灌木林或阔叶林下岩缝。分布于湖南、湖北、四川、重庆、贵州、云南、台湾、广东、广西。

【药用部位、功能主治】 根状茎入药。有清热解毒的功效；主治流行性感冒、肺热咳嗽。

【附注】 民间草药。

11. 草叶耳蕨 Polystichum herbaceum Ching et Z. Y. Liu　彩片 101

【主要形态特征】 根状茎短而直立，连同叶柄基部密被鳞片，鳞片披针形、深棕色；叶簇生；叶柄禾秆色，上面有纵沟，向上光滑；叶片长圆形，先端渐尖，基部不变狭，二回羽状；羽片 18～22 对，线状披针形，互生，有柄，先端尾状长渐尖，羽状；小羽片 8～12 对，互生，彼此疏离，有短柄，多少呈镰状长圆形，先端渐尖，基部楔形，边缘全缘，基部上侧第一片增大，常为羽状分裂；叶薄革质，两面光滑或下面疏被小鳞片；叶轴腹面有纵沟，下面被小鳞片；叶脉羽状，侧脉常二叉，两面不明显；孢子囊群圆形，生于主脉两侧，囊群盖圆盾形，大，棕色，全缘。

【生境及分布】 产于钟山（金盆），生于海拔 1200～1500m 的阴湿林下石隙。分布于湖南、湖北、四川、重庆、贵州。

【药用部位、功能主治】 全草入药。有清热解毒、止咳的功效；主治乳痈、外伤出血、外感咳嗽。

【附注】 中国特有种。

12. 黑鳞耳蕨（黑鳞大耳蕨）Polystichum makinoi（Tagawa）Tagawa　彩片 102

【主要形态特征】 根状茎短而直立，密生线形暗褐色鳞片；叶簇生；叶柄黄棕色，上面有纵沟，基部有卵形至卵状披针形大鳞片，向上连同叶轴密被线形至披针形的棕色鳞片；叶片长圆状披针形，先端渐尖，基部略狭，二回羽状；羽片 15～20 对，具短柄，披针形，先端渐尖，下部 1 或 2 对羽片常反折；小羽片镰状三角形至狭长圆形，先端急尖并具尖刺，基部不对称，上侧截形，具三角形耳状凸起，下侧斜切，边缘常具短芒齿，羽片基部上侧一片最大；叶草质，上面近光滑，下面疏生纤维状鳞毛；叶轴、羽轴上面有纵沟；叶脉羽状，侧脉二叉，较明显；孢子囊群圆形，生于小脉末端，主脉两侧各 1 行，靠近主脉，囊群盖圆盾形，全缘或近全缘。

【生境及分布】 产于盘州（大山、普古）、水城（比德）、钟山（金盆），生于海拔 800～1800m 的山坡密林下、林缘、岩石上。分布于河北、河南、陕西、宁夏、甘肃、安徽、江苏、浙江、江西、湖南、湖北、四川、重庆、贵州、云南、西藏、福建、广东、广西。

【药用部位、功能主治】 根状茎、嫩叶入药。有清热解毒的功效；主治痈肿疮疖、泄泻痢疾。

【附注】《新华本草纲要》收载品种；贵州彝族用药。

13. 革叶耳蕨（新裂耳蕨） **Polystichum neolobatum** Nakai

【主要形态特征】 根状茎短而直立，密生黑褐色披针形鳞片；叶簇生；叶柄禾秆色，密生卵形红棕色大鳞片与混生披针形及线形小鳞片；叶片狭卵形至宽披针形，先端渐尖，基部变狭，二回羽状；羽片 26～32 对，互生，密接，披针形，先端渐尖，下部的略缩短；小羽片斜卵形，互生，先端渐尖有硬尖刺，基部斜楔形，边缘全缘或有少数的小尖齿，基部上侧一片最大；叶硬革质，上面光滑，下面有纤维状分枝的鳞片；叶轴上面有纵沟，下面密被强烈扭曲的狭披针形棕色至黑棕色鳞片；叶脉羽状，侧脉二至三叉；孢子囊群圆形，生于小脉中下部，囊群盖圆盾形，棕色，全缘。

【生境及分布】 产于水城（玉舍）、钟山（韭菜坪），生于海拔 1600～2800m 的阔叶林下、路边。分布于河南、陕西、宁夏、甘肃、安徽、浙江、江西、湖南、湖北、四川、重庆、贵州、云南、西藏、台湾。

【药用部位、功能主治】 根状茎入药。有清热解毒的功效；主治内热腹痛。

【附注】《新华本草纲要》收载品种。

14. 新对生耳蕨 **Polystichum paradeltodon** L. L. Xiang

【主要形态特征】 根状茎短而直立；叶簇生；叶柄禾秆色，基部疏被阔披针形、边缘有齿的棕色鳞片，并混生少数小鳞片，向上变光滑；叶片披针形，先端羽裂渐尖，基部不缩狭，一回羽状；羽片 12～20 对，互生，近长圆形，先端圆急尖，基部不对称，上侧具耳状凸起，下侧斜切，边缘具粗齿或略内弯的锯齿；叶纸质，上面光滑，下面疏被小鳞片；叶轴禾秆色，下面疏被浅棕色小鳞片，羽片下面被短节毛；叶脉羽状，两面明显，侧脉二叉至单一；孢子囊群圆形，生于小脉顶端，在主脉两侧各有 1 行，中生或近边缘，囊群盖圆盾形，浅棕色，边缘波状。

【生境及分布】 产于钟山（金盆），生于海拔 800～1650m 的河谷阴湿处石灰岩隙。分布于广西、贵州、云南。

【药用部位、功能主治】 全草入药。有活血止痛、消肿、利尿的功效；主治跌打损伤、蛇咬伤，可预防感冒。

【附注】 中国特有种。《全国中草药汇编》收载品种。

15. 对马耳蕨（马祖耳蕨） Polystichum tsus-simense（Hook.）J. Sm. 彩片 103

【主要形态特征】 根状茎短而直立，连同叶柄基部密被卵状披针形、深棕色大鳞片，混生棕色、狭披针形鳞片；叶簇生；叶柄禾秆色，上面有纵沟，向上连同叶轴、羽轴被狭披针形至线形鳞片；叶片长圆状披针形，先端长渐尖，二回羽状；羽片 20～25 对，镰状披针形，先端长渐尖至尾状；小羽片斜卵形，先端急尖，基部不对称，上侧有三角形耳状凸，下侧楔形，边缘有小尖齿，基部上侧第 1 片明显增大；叶纸质至薄革质，上面光滑，下面疏被纤毛状黄棕色小鳞片；叶脉羽状，侧脉常为二叉；孢子囊群圆形，生于小脉顶端，位于小羽片主脉两侧，囊群盖圆盾形，中央深褐色，边缘淡棕色，全缘。

【生境及分布】 产于六枝（关寨、郎岱）、盘州（保基、大山、坪地、普古、乌蒙）、水城（比德、营盘、玉舍）、钟山（金盆、凉都森林公园、明湖），生于海拔 500～2700m 的常绿阔叶林下或灌丛中。分布于吉林、山东、河南、陕西、甘肃、安徽、江苏、上海、浙江、江西、湖南、湖北、四川、重庆、贵州、云南、西藏、福建、台湾、广东、广西。

【药用部位、功能主治】 根状茎、嫩叶入药。有清热解毒的功效；主治痢疾、湿热腹痛、下肢疖肿。

【附注】《新华本草纲要》《全国中草药汇编》收载品种。

16. 剑叶耳蕨（革叶耳蕨、关山耳蕨） Polystichum xiphophyllum（Baker）Diels 彩片 104

【主要形态特征】 根状茎短而直立，密被鳞片，鳞片卵状披针形，棕色至黑棕色；叶簇生；叶柄禾秆色，连同叶轴密生披针形深棕色鳞片，并混生有黑褐色钻形鳞片；叶片宽披针形，先端渐尖，基部不变狭，一回至二回羽状；羽片 16～20 对，镰状披针形，先端渐尖，基部不对称，上侧凸起，有一分离或合生的小羽片，下侧圆楔形，边缘有尖齿或浅裂至深裂；叶革质，上面光滑，下面疏生纤毛状鳞片；叶脉羽状，侧脉二叉；孢子囊群圆形，位于主脉两侧，各 1 行，囊群盖圆盾形，边缘波状。

【生境及分布】 产于水城（比德）、钟山（金盆），生于海拔 650～1800m 的石灰岩山地的林下、林缘、路边。分布于甘肃、湖南、湖北、四川、重庆、贵州、云南、台湾、广西。

【药用部位、功能主治】 根状茎入药。有清热利水、活血散淤的功效；主治内热腹痛、风寒感冒、小便不利、跌打损伤。

【附注】 中国特有种。

二十六
肾蕨科
Nephrolepidaceae

肾蕨属 Nephrolepis Schott

肾蕨（天鹅抱蛋、圆羊齿、凤凰蛋） **Nephrolepis cordifolia**（L.）C. Presl **彩片 106**

【主要形态特征】 根状茎短而直立或斜升，连同叶柄基部密被鳞片，鳞片淡棕色，线状披针形，根状茎下部有粗铁丝状的、棕褐色匍匐茎向四处蔓生，疏被鳞片，有纤细的须根，匍匐茎分枝上生有球状块茎，密被与根状茎同样的鳞片；叶簇生；叶柄暗褐色，向上连同叶轴被淡棕色披针形鳞片；叶片线状披针形，一回羽状；羽片多数，常密集而呈覆瓦状排列，无柄，以关节着生于叶轴，披针形，先端钝或短尖，基部不对称，上侧凸起呈三角状耳形，下侧为圆楔形，边缘有浅钝齿，向基部的羽片渐缩短；叶纸质，两面光滑；叶脉明显，侧脉纤细；孢子囊群圆肾形，生于侧脉的上侧小脉顶端，在主脉两侧各成 1 行，近叶缘，囊群盖肾形，宿存。

【生境及分布】 产于六枝（关寨、郎岱、落别、中寨）、盘州（保基、大山、普古、乌蒙）、水城（比德、米箩、杨梅、野钟、营盘）、钟山（金盆、明湖、月照），生于海拔 1500m 以下的石上、石隙或树干上。分布于河北、北京、山东、河南、江苏、上海、浙江、江西、湖南、四川、重庆、贵州、云南、西藏、福建、台湾、广东、广西、海南、香港、澳门。

【药用部位、功能主治】 全草、块茎入药。有清热利湿、宁肺止咳、软坚消积的功效；主治感冒发热、咳嗽、肺结核咯血、痢疾、急性肠炎、小儿疳积、中毒性消化不良、泌尿系感染，外用治乳腺炎、淋巴结炎。

【附注】《全国中草药汇编》收载品种；贵州彝族、侗族、苗族用药。

二十七
叉蕨科
Tectariaceae

叉蕨属 Tectaria Cav.

1. 大齿叉蕨（阴地三叉蕨、大齿三叉蕨） Tectaria coadunata（J. Sm.）C. Chr.

【主要形态特征】 根状茎斜升，连同叶柄基部密被鳞片，鳞片披针形，褐棕色；叶簇生；叶柄栗褐色，下部具柔毛，向上光滑；叶片卵状三角形，三至四回羽裂；羽片 3～8 对，基部一对最大，三角状卵形，先端渐尖，基部羽轴下侧的小羽片比上侧的大，通常与叶轴合生，第二对及以上的羽片渐变小，由卵圆形至披针形；裂片长圆披针形至披针形，先端圆钝，边缘全缘或具圆齿；叶薄纸质，两面及叶缘被节状毛；叶轴、羽轴栗褐色，与叶脉均被毛；叶脉网状，羽轴及小羽轴两侧有狭长网眼；孢子囊群圆形，多数生于内藏小脉顶端，在小羽轴或主脉两侧各有 1 行，囊群盖圆盾形，大，棕色，宿存。

【生境及分布】 产于盘州（保基），生于海拔 500～2000m 的山地常绿阔叶林下石灰岩岩缝或沟边。分布于四川、重庆、贵州、云南、西藏、台湾、广东、广西。

【药用部位、功能主治】 根状茎入药。有清热解毒、止血、祛风除湿的功效；主治风热感冒、痈疮肿毒、痔疮出血、便血、吐血、风湿性关节炎。

【附注】 民间草药；贵州苗族用药。

2. 毛叶轴脉蕨（毛羽蕨、毛叶粗脉蕨） Tectaria devexa（Kunze）Copel.

【主要形态特征】 根状茎直立，连同叶柄基部密被鳞片，鳞片披针形，褐棕色；叶簇生；叶柄紫褐色至棕禾秆色，四棱形；叶片阔三角形，基部三至回羽裂，向上二回羽裂；羽片 5～8 对，基部一对最大，三角形，先端渐尖，基部一回小羽片下侧明显伸长，其余的羽片长圆披针形，略呈镰状；叶草质，两面及叶缘疏被节状毛；叶轴棕色至禾秆色，连同羽轴、小羽轴及主脉两面密被节状毛；叶脉在羽轴及主脉两侧各联结成 1 行网眼，向外分离；孢子囊群圆形，生于小脉顶端，接近叶缘，囊群盖圆肾形，褐色，宿存。

【生境及分布】 产于盘州（保基）、水城，生于海拔 150～1400m 的潮湿石缝中、林下、林缘。分布于浙江、四川、重庆、贵州、云南、台湾、广东、广西、海南。

【药用部位、功能主治】 全草入药。有清热解毒、消炎止痛的功效；主治风寒感冒、乳腺炎、胃痛、胃炎。

【附注】 民间草药；贵州苗族用药。

3. 掌状叉蕨（掌状三叉蕨、鸟足状三叉蕨） **Tectaria morsei**（Barker）P. J. Edwards ex S. Y. Dong

【主要形态特征】 根状茎横卧至斜升，连同叶柄基部被鳞片，鳞片披针形，褐棕色；叶簇生；叶柄深禾秆色，向上光滑；叶片卵状三角形，掌状三至五裂，基部心形；裂片先端尾状，边缘全缘至波状，顶生裂片最大，椭圆状披针形，先端长渐尖，侧生裂片阔披针形，先端长渐尖，基部不变狭，边缘全缘，基部一对侧生裂片镰状披针形，或在基部下侧叉裂；叶草质，上面光滑，下面被淡黄色短毛；叶脉网状，网眼内具有单一或分叉的内藏小脉；孢子囊群圆形，生于网眼的小脉上，在侧脉间有 2 行并接近侧脉，囊群盖圆盾形，棕色，宿存并略反卷。

【生境及分布】 产于盘州，生于海拔 600m 左右的溪沟边、路边灌丛下。分布于贵州、台湾、广西。

【药用部位、功能主治】 全草入药。有清热解毒的功效；主治感冒发热。

【附注】 贵州苗族用药。

二十八
骨碎补科
Davalliaceae

小膜盖蕨属 Araiostegia Copel.

鳞轴小膜盖蕨（小膜盖蕨） Araiostegia perdurans（Christ）Copel. 彩片 107

【主要形态特征】 根状茎长而横走，连同叶柄基部密被鳞片，鳞片阔披针形，有齿，棕色；叶远生；叶柄暗棕色至棕禾秆色，上面有纵沟，向上疏被鳞片；叶片卵形或三角状卵形，先端渐尖，基部阔圆形，四回羽状细裂；羽片 12～18 对，基部一对与上方一对同形，椭圆形或椭圆披针形，三回细羽裂；一回小羽片达 18 对，无柄，椭圆形，末回裂片短披针形，尖头；叶薄草质，黄绿色；各回羽轴的分叉点下面通常有几个卵形大鳞片；叶脉分离，每裂片有小脉 1 条；孢子囊群圆形，小，位于裂片的缺刻之下，生于上侧短小脉上，囊群盖圆肾形，基部黑褐色，边缘浅褐色，基部着生，朝外开。

【生境及分布】 产于盘州（大山、乌蒙）、水城（比德、营盘、玉舍），生于海拔 1300～1950m 的林下、灌丛下，附生于树干上、石上。分布于浙江、江西、湖南、四川、重庆、贵州、云南、西藏、福建、台湾、广西。

【药用部位、功能主治】 全草入药。有清热、祛风、驱蛔的功效；主治风热感冒、蛔积腹痛。

【附注】 中国特有种。民间草药。

二十九
水龙骨科
Polypodiaceae

（一）连珠蕨属 Aglaomorpha Schott

崖姜（穿石剑、岩姜） Aglaomorpha coronans（Wall. ex Mett.）Copel.

【主要形态特征】 根状茎粗壮，肉质，横卧，密被鳞片，鳞片蓬松，棕色，钻状长线形，深锈色，边缘有睫毛；叶一型；叶片长圆状倒披针形，无柄，先端渐尖，向下渐变狭，至基部又渐扩张成膨大的圆心脏形，边缘有宽缺刻或浅裂，基部以上叶片为羽状深裂，向上几乎深裂到叶轴；裂片多数，披针形，先端急尖或圆，边缘全缘；叶硬革质，两面光滑；叶脉网状，网眼内有顶端呈棒状的分叉内藏小脉；孢子囊群近圆形，生于小脉交叉处，每一网眼内有 1 个孢子囊群，在主脉与叶缘间排成一长行，成熟后常多少汇合成一连贯的囊群线，叶片下半部通常不育，无囊群盖。

【生境及分布】 产于水城，生于海拔 100～1900m 的雨林或季雨林中树干上或石上。分布于贵州、云南、西藏、福建、台湾、广东、广西、海南、澳门。

【药用部位、功能主治】 根状茎入药。有补肾、活血止痛、接骨消肿的功效；主治骨折、跌打损伤、小儿疳积、风湿关节炎。

【附注】《全国中草药汇编》收载品种；贵州苗族用药。

（二）节肢蕨属 Arthromeris（T. Moore）J. Sm.

多羽节肢蕨（搜山虎、过山龙） Arthromeris mairei（Brause）Ching 彩片 105

【主要形态特征】 根状茎横走，密被卵状披针形黄棕色鳞片；叶近生或远生；叶柄禾秆色或淡紫色，光滑无毛；叶片卵状披针形，一回羽状；羽片可多达 12 对，卵状披针形，顶端渐尖，基部圆形而不对称，边缘全缘或波状；叶草质，两面光滑无毛，侧脉明显；孢子囊群在羽片中脉两侧各多行或各 1 行，多行者孢子囊群通常极小，单行者孢子囊群通常极大，孢子具刺和疣状纹饰。

【生境及分布】 产于盘州（普古）、钟山（韭菜坪），生于海拔 1000～2700m 的山坡林下。分布于陕西、江西、湖南、湖北、四川、重庆、贵州、云南、西藏、广西等。

【药用部位、功能主治】 根状茎入药。有祛风活络、消积通便、降火、止痛、利尿的功效；主治风湿筋骨痛、坐骨神经痛、骨折、食积腹胀、胃痛、便秘、目赤、牙痛、头痛、小便不利、淋浊。

【附注】《新华本草纲要》《全国中草药汇编》收载品种；贵州彝族用药。

（三）槲蕨属 **Drynaria**（Bory）J. Sm.

1. 石莲姜槲蕨（近邻槲蕨、老鹰翅膀） **Drynaria propinqua**（Wall. ex Mett.）J. Sm. 彩片 108

【主要形态特征】 根状茎长而横走，密被鳞片，鳞片三角形或卵形，贴生，盾状着生，边缘具长齿；叶二型；不育叶圆形或卵圆形，羽状深裂，顶端圆钝或尖头，边缘为不规则齿状，叶脉明显；能育叶叶柄淡棕色，基部被鳞片，有关节，叶柄狭翅不明显，叶片三角形至卵形，绿色，两面光滑，先端渐尖，基部缩短或不缩短，羽状深裂达叶轴，裂片线状披针形，先端渐尖，基部有关节与叶轴相连接，边缘锯齿状，下部裂片不缩短或略缩短，顶生裂片同侧生裂片同形；叶脉明显；孢子囊群圆形，在主脉两侧各排成整齐的 1 行，靠近主脉，生于 2～4 个小脉交汇处。

【生境及分布】 产于六枝、盘州（普古）、水城（玉舍），生于海拔 500～1900（～2800）m 的树干上，或岩石上。分布于四川、贵州、云南、西藏、广西。

【药用部位、功能主治】 根状茎入药。有补肾强骨、活血止痛、接骨消肿的功效；主治肾虚腰痛、耳鸣耳聋、久泄、遗尿、跌打损伤。

【附注】 珍稀濒危植物。《全国中草药汇编》收载品种；贵州苗族用药。

2. 槲蕨（骨碎补、爬岩姜） **Drynaria roosii** Nakaike 彩片 109

【主要形态特征】 根状茎横走，肉质，粗壮，密被鳞片，鳞片棕色，线状披针形，边缘有齿，盾状着生；叶二型；不育叶灰褐色或枯棕色，厚干膜质，阔卵形，基部心形，边缘全缘，羽状浅裂；能育叶绿色，叶柄具明显的狭翅，叶片长圆状披针形，羽状深裂，裂片 7～13 对，互生，稍斜向上，披针形，先端短渐尖，边缘有不明显的疏钝齿，上部裂片渐缩小，下部 1 或 2 对裂片略缩小；叶纸质，仅上面中肋略有短毛，叶脉网状，两面均明显；孢子囊群圆形至椭圆形，叶片下面全部分布，沿裂片中肋两侧各排列成 2～4 行。

【生境及分布】 产于水城（玉舍），生于海拔 100～1800m 的常绿阔叶林下，附生于树干或石上，偶生于墙缝。分布于青海、安徽、江苏、浙江、江西、湖南、湖北、四川、重庆、贵州、云南、福建、台湾、广东、广西、海南。

【药用部位、功能主治】 根状茎入药。有补肾、壮骨、祛风湿、强筋骨、活血止痛的功效；主治肾虚久泻、腰痛、风湿关节痛、齿痛、耳鸣、跌打损伤、骨折。

【附注】《中国药典》《全国中草药汇编》收载品种；贵州彝族、侗族、苗族、布依族、土家族、仡佬族用药。

（四）伏石蕨属 Lemmaphyllum C. Presl

1. 披针骨牌蕨 Lemmaphyllum diversum（Rosenst.）Tagawa

【主要形态特征】 根状茎细长横走，密被棕色鳞片，鳞片钻状披针形，边缘有锯齿；叶远生，一型或近二型，肉质；叶柄长度变化大，通常为 0.5～3cm，禾秆色，光滑，不育叶有时与能育叶无大区别；叶片通常为披针形或阔卵状披针形，短尖头，长约 3.5cm，具短柄，能育叶外形变化大，通常呈狭披针形至阔披针形，具较长的叶柄，叶片长约 9cm，中部宽 1～2.8cm，短钝尖头；叶干后近革质，棕色，光滑，主脉两面明显隆起，小脉不显；孢子囊群圆形，在主脉两侧各成一行，略靠近主脉。

【生境及分布】 产于盘州（普古）、水城（玉舍），生于海拔 700～1200m 的林缘岩石上。分布于山西、甘肃、浙江、江西、湖南、湖北、四川、重庆、贵州、云南、福建、台湾、广东、广西、香港。

【药用部位、功能主治】 全草入药。有清热利湿、止血止痛的功效；主治小儿高热、肺热、咳嗽、风湿性关节炎、跌打损伤、外伤出血。

【附注】 中国特有种。《新华本草纲要》收载品种。

2. 抱石莲（鱼鳖金星、石瓜子） Lemmaphyllum drymoglossoides（Baker）Ching 彩片 110

【主要形态特征】 根状茎细长横走，被棕色鳞片，鳞片钻状披针形，边缘有齿；叶远生，相距 1.5～5cm，明显的二型；不育叶通常为圆球形至倒卵形，长 1～2cm 或稍长，圆头或钝圆头，基部楔形，几无柄，全缘；能育叶舌状或倒披针形，长 3～6cm，宽不及 1cm，基部狭缩，几无柄或具短柄，有时与不育叶同形；叶肉质，干后革质，上面光滑，下面疏被鳞片；孢子囊群圆形，沿主脉两侧各成一行，位于主脉与叶边之间。

【生境及分布】 产于盘州（普古）、水城（比德、玉舍）、钟山（金盆），生于海拔200～1400m的阴湿树干和岩石上。分布于长江流域各省。

【药用部位、功能主治】 全草入药。有清热解毒、除湿化淤的功效；主治咽喉痛、肺热咯血、风湿关节痛、淋巴结炎、胆囊炎、跌打损伤、石淋、疔毒臃肿。

【附注】 中国特有种。《全国中草药汇编》收载品种；贵州侗族、苗族用药。

（五）鳞果星蕨属 Lepidomicrosorium Ching et K. H. Shing

1. 滇鳞果星蕨（云南鳞果星蕨、滇星蕨） Lepidomicrosorium subhemionitideum（Christ）P. S. Wang

【主要形态特征】 根状茎长而横走，密被鳞片，鳞片棕色，粗筛孔状，披针形，边缘具齿；叶疏生；叶柄禾秆色至红褐色；叶片披针形至狭披针形，基部楔形至狭楔形，沿叶柄下延，边缘全缘或波状，先端渐尖至尾尖；叶草质、薄纸质；主脉两面均隆起，下面沿中肋常有1～2个小鳞片，侧脉可见，小脉不显，网状，有内藏小脉，单一或分叉；孢子囊群圆形或近圆形，幼时被盾状隔丝覆盖，通常较小，往往密而散产于叶下面，无囊群盖。

【生境及分布】 产于盘州（保基、坪地）、水城（玉舍）、钟山（金盆、凉都森林公园、石龙），生于海拔600～1550m的林下，攀援于石上或树干上。分布于湖南、湖北、四川、重庆、贵州、云南、西藏、广东、广西。

【药用部位、功能主治】 根状茎入药。有清热止咳、活血通络、除湿止痛的功效；主治咳嗽、骨折、跌打损伤、劳伤疼痛、风湿痹痛。

【附注】 民间草药。

2. 表面星蕨（褐叶星蕨） Lepidomicrosorium superficiale（Blume）Li Wang

【主要形态特征】 攀援植物。根状茎略呈扁平形，疏生淡棕褐色、阔披针形鳞片，鳞片基部卵圆形，边缘有疏齿；叶远生；叶柄两侧有狭翅，基部疏生鳞片；叶片披针形至狭长披针形，长5～10cm，宽1.5～6.5cm，顶端渐尖，基部急变成狭楔形并下延于叶柄两侧形成翅，叶缘全缘或略呈波状；叶厚纸质，两面光滑；主脉两面明显，侧脉不明显，小脉网状，网眼内有分叉的内藏小脉；孢子囊群圆形，小而密，散生于叶片下面中脉与叶片之间，呈不整齐的多行。

【生境及分布】 产于水城（玉舍），生于海拔200～2000m的林中树干上或附生于岩石上。分布于安徽、浙江、江西、湖南、湖北、四川、贵州、云南、西藏、福建、台湾、广东、广西。

【药用部位、功能主治】 全草入药。有清热利湿的功效；主治淋证、黄疸、筋骨痛。

（六）瓦韦属 Lepisorus（J. Sm.）Ching

1. 黄瓦韦（星鳞瓦韦） Lepisorus asterolepis（Baker）Ching ex S. X. Xu　彩片 111

【主要形态特征】 根状茎长而横走，褐色，密被披针形鳞片，鳞片基部卵状，网眼细密，透明，棕色，老时易从根状茎脱落；叶远生或近生；叶柄长 3～7cm，禾秆色；叶片阔披针形，长 10～25cm，短圆钝头，叶下部 1/3 处最宽，为 1.2～3cm，向基部突然狭缩成楔形并下延；叶干后两面通常呈黄色或淡黄色，光滑，或下面偶有稀疏贴生鳞片，边缘通常平直，或略呈波状，革质；主脉上下均隆起，小脉隐约可见；孢子囊群圆形或椭圆形，聚生在叶片的上半部，位于主脉与叶边之间，在叶片下面隆起，在叶片上面呈穴状凹陷，相距较近，孢子囊群成熟后扩展而彼此密接或接触。

【生境及分布】 产于六枝（关寨）、盘州（保基、普古）、水城（营盘、玉舍）、钟山（金盆、韭菜坪、凉都森林公园、月照），生于海拔 1000～3500m 的林下树干或岩石上。分布于河南、陕西、安徽、江苏、浙江、江西、湖南、湖北、四川、重庆、贵州、云南、西藏、福建、广西。

【药用部位、功能主治】 全草入药。有清热解毒、利尿、止血的功效；主治发热咳嗽、咽喉肿痛、小便淋痛、便秘、疮痈肿痛、外伤出血。

【附注】《中华本草》收载品种；贵州侗族用药。

2. 二色瓦韦（两色瓦韦） Lepisorus bicolor（Takeda）Ching

【主要形态特征】 根状茎粗壮，横走，白色或灰白色，密被鳞片，鳞片阔披针形，中部近黑色，边缘淡棕色；叶近生或远生；叶柄禾秆色，基部有关节；叶片披针形，中部或下部以下最宽，两端渐狭，先端渐尖，基部楔形，下延，边缘全缘；叶草质，上面光滑，下面沿主脉疏生小鳞片；叶脉网状，网眼内有单一或分叉的内藏小脉；孢子囊群圆形，大，通常聚生于叶片的上半部，位于主脉与叶边之间，靠近主脉，幼时被隔丝覆盖，无囊群盖。

【生境及分布】 产于盘州，生于海拔 1430～2600m 的石上或林下树干上。分布于河南、甘肃、湖南、湖北、四川、重庆、贵州、云南、西藏。

【药用部位、功能主治】 全草入药。有利尿通淋、清热利湿的功效；主治小便淋浊、咽喉肿痛、胃肠炎、泄泻、风湿疼痛、麻疹、烧烫伤。

【附注】《新华本草纲要》收载品种。

3. 扭瓦韦（金钗、卷叶瓦韦） Lepisorus contortus（Christ）Ching 彩片 112

【主要形态特征】 根状茎长，横走，密生鳞片，鳞片卵状披针形，中间有不透明褐色的窄带，有光泽，边缘具锯齿；叶略近生；叶柄长（1）2～5（6）cm，通常为禾秆色；叶片线状披针形或披针形，长 9～23cm，中部最宽，为 4～11（13）mm，短尾状渐尖头，基部渐变狭并下延；叶自然干后常反卷扭曲，上面淡绿色，下面淡灰黄绿色，近软革质；主脉上下均隆起，小脉不见；孢子囊群圆形或卵圆形，聚生于叶片中上部，位于主脉与叶缘之间，幼时被中部褐色圆形隔丝所覆盖。

【生境及分布】 产于六枝（关寨）、水城（玉舍）、盘州（保基）、钟山（韭菜坪、凉都森林公园），生于海拔 700～3000m 的林下树干或岩石上。分布于山东、河南、陕西、甘肃、安徽、浙江、江西、湖南、湖北、四川、重庆、贵州、云南、西藏、福建、广西。

【药用部位、功能主治】 全草入药。有清热解毒、消炎止痛的功效；主治跌打损伤、烧烫伤。

【附注】《新华本草纲要》收载品种。

4. 大瓦韦 Lepisorus macrosphaerus（Baker）Ching 彩片 113

【主要形态特征】 根状茎横走，密被卵圆形棕色鳞片；叶近生；叶柄长一般 4～15cm，多为禾秆色；叶片披针形或狭长披针形，长 15～35cm，中部最宽，为 1.5～4cm，短尾状渐尖头，基部渐变狭并下延，全缘或略呈波状；叶干后上面黄绿色或褐色，下面灰绿色或淡棕色；叶厚革质，下面常覆盖少量鳞片；主脉上下均隆起，小脉通常不显；孢子囊群圆形或椭圆形，在叶片下面高高隆起，而在叶片上面呈穴状凹陷，着生于叶缘或近叶缘，彼此间相距变化很大，远的距离约 1cm，近的彼此相接，甚至二者扩展为一。

【生境及分布】 产于六枝（关寨）、盘州（普古）、水城（玉舍）、钟山（韭菜坪、月照），生于海拔 1340～3400m 的林下树干或岩石上。分布于河南、甘肃、安徽、浙江、江西、湖北、四川、重庆、贵州、云南、西藏、广西。

【药用部位、功能主治】 全草、叶入药。全草：有清热除湿、利尿解毒的功效；主治小便短赤、疔疮痈毒、硫黄中毒、外伤出血。叶：主治膀胱湿热、血崩、月经不调。

【附注】 中国特有种。《新华本草纲要》收载品种。

5. 粤瓦韦 Lepisorus obscurevenulosus（Hayata）Ching　彩片 114

【主要形态特征】 根状茎横走，密被阔披针形鳞片；叶通常远生；叶柄长 1～5（7）cm，通常褐栗色或禾秆色；叶片披针形或阔披针形，通常在下部 1/3 处为最宽，先端长尾状，向基部渐变狭并下延；叶近革质，下面沿主脉有稀疏的鳞片贴生；主脉上下均隆起，小脉不见；孢子囊群圆形较大，直径达 5mm，成熟后扩展，彼此近密接，幼时被中央褐色圆形隔丝覆盖。

【生境及分布】 产于盘州（保基）、水城（玉舍）、钟山（明湖、月照），生于海拔 400～1700m 的林下树干或岩石上。分布于安徽、浙江、江西、湖南、四川、重庆、贵州、云南、福建、台湾、广东、广西。

【药用部位、功能主治】 全草入药。有清热解毒、利尿通淋、止血的功效；主治咽喉肿痛、痈肿疮疡、烫火伤、蛇咬伤、小儿惊风、呕吐腹泻、热淋、吐血。

【附注】《新华本草纲要》《中华本草》收载品种。

6. 鳞瓦韦（稀鳞瓦韦） Lepisorus oligolepidus（Baker）Ching　彩片 115

【主要形态特征】 根状茎横走，密被披针形鳞片，鳞片中部褐色，边缘 1 或 2 行透明网眼淡棕色，具锯齿；叶略近生；叶柄长 2～3cm，粗壮；叶片披针形到卵状披针形，长 8～18cm，中部或近下部 1/3 处最宽，为 1.5～3.5cm，向基部渐变狭并下延；叶软革质，下面被深棕色透明的披针形鳞片，上面光滑；主脉粗壮，上下均隆起，小脉不见；孢子囊群圆形或椭圆形，较大，彼此密接，聚生于叶片上半部狭缩区域，最先端不育，位于主脉与叶边之间，幼时被圆形深棕色隔丝覆盖。

【生境及分布】 产于盘州（保基、普古）、水城（玉舍）、钟山（明湖、月照），生于海拔 170～2300m 的山坡阴处或林下树干上或岩石缝中。分布于河南、陕西、安徽、浙江、江西、湖南、湖北、四川、重庆、贵州、云南、西藏、福建、广东、广西。

【药用部位、功能主治】 全草入药。有清肺止咳、健脾消疳、止痛、止血的功效；主治肺热咳嗽、头痛、腹痛、风湿痛、小儿疳积、外伤出血。

【附注】《新华本草纲要》收载品种。

7. 瓦韦（小叶骨牌蕨） Lepisorus thunbergianus（Kaulf.）Ching 彩片 116

【主要形态特征】 根状茎横走，密被披针形鳞片，鳞片褐棕色，大部分不透明，具锯齿；叶柄长 1～3cm；叶片线状披针形或狭披针形，中部最宽，为 0.5～1.3cm，渐尖头，基部渐变狭并下延；叶纸质；主脉上下均隆起，小脉不见；孢子囊群圆形或椭圆形，彼此相距较近，成熟后扩展几密接，幼时被圆形褐棕色的隔丝覆盖。

【生境及分布】 产于水城（玉舍）、钟山（南开、月照），生于海拔 400～3800m 的山坡林下树干或岩石上。分布于北京、山西、山东、河南、甘肃、安徽、江苏、上海、浙江、江西、湖南、湖北、四川、重庆、贵州、云南、西藏、福建、台湾、广东、广西、海南、香港、澳门。

【药用部位、功能主治】 全草入药。有清热解毒、利尿通淋、止血的功效；主治淋浊、痢疾、咳嗽吐血、牙疳、小儿惊风、跌打损伤、蛇咬伤。

【附注】《新华本草纲要》《全国中草药汇编》收载品种；贵州彝族、侗族用药。

8. 阔叶瓦韦（拟瓦韦） **Lepisorus tosaensis**（Makino）H. Itô

【主要形态特征】 根状茎短促而斜升，密被卵状披针形鳞片，鳞片深棕色，大部分不透明，仅边缘有 1 或 2 行淡棕色透明的细胞；叶簇生或近生；叶柄长 1～5cm，禾秆色；叶片披针形，长（10）13～20cm，中部最宽，为 1～2cm，向两端渐变狭，顶端渐尖头，基部渐狭并下延；叶革质，两面光滑无毛；主脉上下均隆起，小脉不见；孢子囊群圆形，位于主脉与叶缘之间，聚生于叶片上半部，幼时被淡棕色圆形的隔丝覆盖。

【生境及分布】 产于盘州（保基），生于海拔 650～1700m 的溪边林下树干或岩石上，石灰墙缝中。分布于新疆、安徽、江苏、浙江、江西、湖南、湖北、四川、重庆、贵州、云南、西藏、福建、台湾、广东、广西、海南、香港。

【药用部位、功能主治】 全草入药。有清热解毒、利尿的功效；主治淋浊、痢疾、咳嗽吐血、蛇咬伤。

【附注】 贵州侗族用药。

（七）薄唇蕨属 Leptochilus Kaulf.

1. 曲边线蕨（曲裂线蕨） **Leptochilus ellipticus** var. **flexilobus**（Christ）X. C. Zhang **彩片 117**

【主要形态特征】 根状茎长而横走，密生卵状披针形褐棕色鳞片，鳞片边缘有疏锯齿；叶远生，近二型；不育叶的叶柄基部密生鳞片，向上光滑，叶片长圆状卵形或卵状披针形，顶端圆钝，一回羽裂深达叶轴，羽片或裂片 6（3～11）对，对生或近对生，狭长披针形或线形，基部狭楔形而下延，在叶轴两侧形成宽翅，翅宽达 1（0.2～3.2）cm，羽片边缘有较明显的波状褶皱；能育叶和不育叶近同形，但叶柄较长，羽片远较狭或有时近等大；叶纸质，较厚，干后稍呈褐棕色，两面无毛；孢子囊群线形，斜展，在每对侧脉间各排列成 1 行，伸达叶边，无囊群盖。

【生境及分布】 产于盘州（普古）、水城（玉舍），生于海拔 2500m 以下的山坡林下。分布于江西、湖南、四川、重庆、贵州、云南、台湾、广西。

【药用部位、功能主治】 叶、全草入药。有清热利尿、散淤消肿的功效；主治淋证、跌打损伤、肺结核。

【附注】《新华本草纲要》收载品种；贵州侗族、仡佬族用药。

2. 矩圆线蕨（亨利线蕨） **Leptochilus henryi**（Baker）X. C. Zhang

【主要形态特征】 根状茎横走，密生褐色、卵状披针形鳞片，鳞片顶端渐尖，边缘有疏锯齿；叶一型，远生，以关节着生于根茎；叶为单叶；叶片椭圆形或卵状披针形，顶端渐尖或钝圆，中部以下急变狭，下延成狭翅，全缘；叶草质或薄草质；小脉网状，在每对侧脉间有 2 行网眼，内藏小脉通常单一或 1～2 次分叉；孢子囊群线形，连续不间断，着生于网脉上，在每对侧脉间排列成 1 行，从中脉斜出，多数伸达叶边，无囊群盖。

【生境及分布】 产于六枝（关寨），生于海拔 600～1260m 的林下或阴湿处，通常成片聚生。分布于陕西、江苏、浙江、江西、湖南、湖北、四川、重庆、贵州、云南、福建、台湾、广西。

【药用部位、功能主治】 全草入药。有凉血止血、利湿解毒的功效；主治肺热咯血、尿血、小便淋浊、痈疮肿毒、毒蛇咬伤、风湿痹痛。

【附注】 中国特有种。《新华本草纲要》《中华本草》收载品种。

（八）剑蕨属 **Loxogramme**（Blume）C. Presl

匙叶剑蕨　**Loxogramme grammitoides**（Baker）C. Chr.

【主要形态特征】 根状茎长而横走，密被鳞片，鳞片褐棕色，披针形，边缘略有微齿；叶远生或近生；叶柄短或近无柄；叶片匙形或倒披针形，中部以上最宽，向下渐狭，先端短尖或钝，基部渐狭并下延至叶柄基部，边缘全缘；叶干后纸质，两面近光滑；中肋明显，两面稍隆起；叶脉网状，不明显；孢子囊群长圆形或粗线形，通常 2～5 对，斜向上，多少下陷于叶肉中，沿中肋两侧各排成 1 行，通常仅产于叶片上部，下部不育，无隔丝。

【生境及分布】 产于水城（玉舍），生于海拔 1300～2000m 的山坡密林下、附生岩石上或树干上。分布于河南、陕西、甘肃、安徽、浙江、江西、湖南、湖北、四川、重庆、贵州、云南、西藏、福建、台湾。

【药用部位、功能主治】 全草入药。有清热解毒、利尿止血的功效；主治疮痈肿毒、小便不利、尿血、外伤出血。

（九）星蕨属 Microsorum Link

膜叶星蕨（断骨粘） Microsorum membranaceum（D. Don）Ching

【主要形态特征】 附生植物。根状茎横走，粗壮，密被暗褐色、卵形至三角形鳞片；叶近生或近簇生；叶柄短，具棱，横切面近三角形，基部被鳞片；叶片阔披针形至椭圆披针形，长 50～80cm，中部最宽可达 14cm，顶端渐尖，基部下延成狭翅，几达叶柄基部，全缘或略呈波状；叶膜质或薄纸质；主脉下面隆起而有锐脊，侧脉明显，在主脉两侧各构成 4～7 个近四边形的大网眼，小脉在大网眼中联结成小网眼，内藏小脉分叉；孢子囊群小，圆形，着生于叶片小脉连接处，不规则地散布于侧脉间，孢子囊隔丝通常为两细胞，小而不明显。

【生境及分布】 产于六枝（牂牁江），生于海拔 800～2600m 荫蔽的山谷溪边或林下潮湿的岩石或树干上。分布于四川、重庆、贵州、云南、西藏、台湾、广东、广西、海南。

【药用部位、功能主治】 全草入药。有清热利湿、散淤消肿的功效；主治膀胱炎、尿道炎、跌打损伤、外伤出血、疔疮痈肿。

【附注】《新华本草纲要》收载品种。

（十）扇蕨属 Neocheiropteris Christ

扇蕨（半把伞、搜山虎） Neocheiropteris palmatopedata（Baker）Christ 彩片 118

【主要形态特征】 根状茎粗壮横走，密被卵状披针形鳞片；叶远生；叶柄长 30～45cm；叶片扇形，长 25～30cm，宽相等或略超过，鸟足状掌形分裂，中央裂片披针形，两侧的向外渐短，全缘；叶干后纸质，下面疏被棕色小鳞片；叶脉网状，网眼密有内藏小脉；孢子囊群圆形或椭圆形，聚生于裂片下部，紧靠主脉。

【生境及分布】 产于盘州（保基）、钟山（韭菜坪），生于海拔 1500～2700m 的密林下或山崖林下。分布于四川、贵州、云南。

【药用部位、功能主治】 根状茎、全草入药。有清热利湿、消食导滞的功效；主治小便不利、淋沥涩痛、食积饱胀、痢疾、便秘。

【附注】 珍稀濒危蕨类植物；中国特有种。《全国中草药汇编》《贵州民间药物》收载品种；贵州彝族用药。

（十一）盾蕨属 Neolepisorus Ching

1. 江南星蕨（福氏星蕨、大星蕨） **Neolepisorus fortunei**（T. Moore） Li Wang　彩片 119

【主要形态特征】 附生植物。根状茎长而横走，淡绿色，顶部被棕褐色、卵状三角形鳞片；叶远生；叶柄基部疏被鳞片，向上近光滑；叶片线状披针形至披针形，长 25～60cm，宽 1.5～7cm，顶端长渐尖，基部渐狭，下延于叶柄并形成狭翅，全缘，有软骨质的边；叶厚纸质，两面无毛，幼时下面沿中脉两侧偶有极少数鳞片；中脉两面明显隆起，侧脉不明显，小脉网状；孢子囊群大，圆形，沿中脉两侧排列成较整齐的一行或有时为不规则的两行，靠近中脉。

【生境及分布】 产于盘州（保基）、水城（比德、玉舍）、钟山（金盆、月照），生于海拔 300～1800m 的林下溪边岩石上或树干上。分布于山东、河南、陕西、甘肃、安徽、江苏、浙江、江西、湖南、湖北、四川、重庆、贵州、云南、西藏、福建、台湾、广东、广西、海南、香港。

【药用部位、功能主治】 根状茎、全草入药。有清热解毒、祛风利湿、活血、止血的功效；主治小便不利、跌打损伤、风湿关节痛、痔疮出血、瘰疬、疔毒痈肿、毒蛇咬伤等。

【附注】《新华本草纲要》《全国中草药汇编》收载品种；贵州彝族、侗族用药。

2. 卵叶盾蕨（盾蕨、水石韦） **Neolepisorus ovatus**（Wall. ex Bedd.） Ching

【主要形态特征】 根状茎横走，密生卵状披针形鳞片，鳞片边缘有疏锯齿；叶远生；叶柄密被鳞片；叶片卵形，基部圆形，基部稍上处为最宽，往上渐变狭，全缘或下部多少分裂；叶干后厚纸质，上面光滑，下面多少有小鳞片；主脉隆起，侧脉明显，开展直达叶边，小脉网状，有分叉的内藏小脉；孢子囊群圆形，沿主脉两侧排成不整齐的多行，或在侧脉间排成不整齐的一行。幼时被盾状隔丝覆盖。

【生境及分布】 产于六枝（关寨）、盘州（保基）、钟山（明湖），生于海拔 600～2100m 的林下、溪边石上或酸性山地中。分布于安徽、江苏、浙江、江西、湖南、湖北、四川、重庆、贵州、云南、福建、广东、广西。

【药用部位、功能主治】 全草入药。有清热利湿、止血、解毒的功效；主治热淋、小便不利、尿血、肺痨咯血、吐血、外伤出血、痈肿、水火烫伤。

【附注】《全国中草药汇编》收载品种。

3. 三角叶盾蕨（过江龙） **Neolepisorus ovatus**（Bedd.）Ching f. **deltoideus**（Baker）Ching　彩片 120

【主要形态特征】 本变型叶片三角形，不规则浅裂或羽状深裂，裂片一至多对，披针形，彼此有阔的间隔分开，基部以阔翅（宽约 1cm）相连。

【生境及分布】 产于盘州（保基、普古）、钟山（凉都森林公园、月照），生于海拔 600～2000m 的山地林下。分布于四川、贵州。

【药用部位、功能主治】 全草入药。有清热、利尿、止血的功效；主治小便短赤不利、水肿、血尿、劳伤吐血、外伤出血、跌打损伤。

【附注】《新华本草纲要》收载品种。

4. 蟹爪叶盾蕨（爬岩鸡） **Neolepisorus ovatus**（Bedd.）Ching f. **doryopteris**（Christ）Ching　彩片 121

【主要形态特征】 本变型叶片阔卵形，基部二回深羽裂，裂片狭长披针形，宽 0.8～1.5cm。彼此以狭翅（翅宽 3～5mm）相连。

【生境及分布】 产于盘州（保基、大山、普古）、水城（比德）、钟山（月照），生于山谷溪边和灌木下阴湿处。分布于贵州。

【药用部位、功能主治】 全草入药。有清热利湿、散淤活血的功效；主治劳伤吐血、血淋、跌打损伤、烧烫伤、疔毒痈肿。

【附注】 贵州特有植物。

（十二）瘤蕨属 **Phymatosorus** Pic. Serm.

光亮瘤蕨（光亮密网蕨） **Phymatosorus cuspidatus**（D. Don）Pic. Serm.　彩片 122

【主要形态特征】 石上附生植物。根状茎横走，灰绿色，疏被褐色、卵圆形鳞片，鳞片边缘不整齐；叶远生；叶柄长 30～50cm，粗壮，无毛；叶片一回羽状，长 30～50cm，宽 20～25cm；羽片 8～15 对，顶端渐尖，基部具柄，边缘全缘；叶近革质，两面光滑无毛；侧脉不明显，小脉网状；孢子囊群在羽片中脉两侧各 1 行，位于中脉与边缘之间，孢子表面具很小的颗粒状纹饰。

【生境及分布】 产于六枝（关寨、郎岱）、盘州（普古、保基）、钟山（韭菜坪），生于海拔 230～1600m 的林缘石灰岩石壁上。分布于四川、贵州、云南、西藏、广东、广西、海南。

【药用部位、功能主治】 根状茎入药。有活血消肿、续骨的功效；主治无名肿毒、跌打损伤、骨折、肾虚腰痛、小儿疳积。

【附注】《全国中草药汇编》收载品种。

（十三）拟水龙骨属 Polypodiastrum Ching

川拟水龙骨（川水龙骨、蕨萁） **Polypodiastrum dielseanum**（C. Chr.）Ching

【主要形态特征】 根状茎横走，密被褐色卵状披针形鳞片，鳞片边缘有细锯齿；叶远生；叶柄最基部密被与根状茎上相同的鳞片，向上光滑无毛；叶片椭圆状披针形，一回羽状；基部1对羽片略反折，中部羽片近平展，基部与叶轴阔合生，上侧略上延，边缘有锯齿；叶草质，叶轴与羽片中脉基部具有白色柔毛和稀疏的淡棕色阔披针形鳞片；叶脉网状，羽片中脉明显，侧脉不达叶边，在中脉两侧各具1行网眼，有内藏小脉；孢子囊群圆形，在羽片中脉两侧各1行，着生于内藏小脉顶端，位于中脉与边缘之间。

【生境及分布】 产于盘州（乌蒙）、钟山（韭菜坪），生于海拔1600～1800m的树干上或岩石上。分布于四川、贵州、云南。

【药用部位、功能主治】 根状茎入药。有散寒解表的功效；主治外感风寒、恶寒发热、头身疼痛、鼻塞。

（十四）水龙骨属 Polypodiodes Ching

1. 友水龙骨（阿里山水龙骨） **Polypodiodes amoena**（Wall. ex Mett.）Ching　**彩片 123**

【主要形态特征】 附生植物。根状茎横走，密被暗棕色披针形鳞片，鳞片边缘有细齿；叶远生；叶柄光滑无毛；叶片卵状披针形，羽状深裂，基部略收缩，顶端羽裂渐尖；裂片披针形，顶端渐尖，边缘有锯齿，基部1或2对裂片向后反折；叶厚纸质，背面叶轴及裂片中脉具有较多的披针形、褐色鳞片；叶脉极明显，网状，在叶轴两侧各具1行狭长网眼，在裂片中脉两侧各具1或2行网眼，内行网眼具内藏小脉，分离的小脉顶端具水囊，几达裂片边缘；孢子囊群圆形，在裂片中脉两侧各1行，着生于内藏小脉顶端，位于中脉与边缘之间，无囊群盖。

【生境及分布】 产于六枝（关寨）、盘州（大山、坪地、普古、乌蒙）、水城（比德、玉舍）、钟山（明湖、凉都森林公园、月照），生于海拔1000～2500m的石上或大树干基部。分布于山西、河南、安徽、浙江、江西、湖南、湖北、四川、重庆、贵州、云南、西藏、台湾、广东、广西、海南。

【药用部位、功能主治】 根状茎入药。有舒筋活络、消肿止痛的功效；主治风湿关节痛、跌打损伤、齿痛。

【附注】《新华本草纲要》收载品种。

2. 日本水龙骨（水龙骨、缮鸡尾） Polypodiodes niponica（Mett.）Ching

【主要形态特征】 根状茎长而横走，灰绿色，疏被暗棕色狭披针形鳞片，鳞片边缘有浅细齿；叶远生；叶柄疏被柔毛或毛脱落后近光滑；叶片卵状披针形至长椭圆状披针形，羽状深裂，基部心形，顶端羽裂渐尖；裂片15～25对，裂片边缘全缘，基部1～3对裂片向后反折；叶草质，两面密被白色短柔毛或背面的毛被更密；叶脉网状；孢子囊群圆形，在裂片中脉两侧各1行，着生于内藏小脉顶端，靠近裂片中脉着生。

【生境及分布】 产于盘州（保基），生于海拔1000～1600m的树干上或石上。分布于山西、河南、甘肃、安徽、江苏、浙江、江西、湖南、湖北、四川、重庆、贵州、云南、西藏、福建、台湾、广东、广西。

【药用部位、功能主治】 全草入药。有清热利湿、消肿止痛、止咳、活血的功效；主治痢疾、淋浊、风湿痹痛、腹痛、关节痛、肠炎、小儿高烧、目赤肿痛、跌打损伤。

【附注】《全国中草药汇编》收载品种；贵州彝族、侗族用药。

（十五）石韦属 Pyrrosia Mirb.

1. 光石韦（牛皮凤尾草） Pyrrosia calvata（Baker）Ching 彩片124

【主要形态特征】 根状茎短粗，横卧，被狭披针形棕色鳞片，鳞片边缘具睫毛；叶近生，一型；叶柄基部密被鳞片和长臂状的深棕色星状毛，向上疏被星状毛；叶片狭长披针形，叶尖长尾状渐尖头，基部狭楔形并长下延，全缘；叶干后硬革质，上面棕色有黑色点状斑点，下面淡棕色，幼时被两层星状毛，上层的为长臂状淡棕色，下层的细长卷曲灰白色绒毛状，老时大多数脱落；主脉粗壮，下面圆形隆起，上面略下陷；孢子囊群近圆形，聚生于叶片上半部，无盖，幼时略被星状毛覆盖。

【生境及分布】 产于盘州（保基）、水城（比德）、钟山（月照），生于海拔400～1750m的林下树干或岩石上。分布于河南、陕西、甘肃、安徽、浙江、江西、湖南、湖北、四川、重庆、贵州、云南、福建、广东、广西、海南。

【药用部位、功能主治】 全草入药。有清热除湿、利尿止血、止咳化痰的功效；主治感冒咳嗽、小便不利、石淋、吐血、外伤出血、胃炎、慢性支气管炎、尿结石。

【附注】 中国特有种。《新华本草纲要》《全国中草药汇编》收载品种；贵州苗族用药。

2. 华北石韦（西南石韦、长柄石韦） **Pyrrosia davidii**（Giesenh. ex Diels）Ching　**彩片 125**

【主要形态特征】 根状茎略粗壮，横卧，密被狭披针形鳞片，鳞片边缘具细齿；叶近生，一型；叶柄基部着生处被鳞片，向上疏被星状毛；叶片狭披针形，中部最宽，基部以狭翅沿叶柄长下延；叶干后近革质，上面淡灰绿色，光滑或疏被星状毛，密被洼点，下面棕色，密被一层针状分支臂较长的星状毛；主脉在下面不明显隆起，在上面略凹陷，侧脉与小脉不显；孢子囊群均匀密布叶片下面，无盖，幼时被星状毛覆盖呈棕色，成熟时孢子囊开裂而呈砖红色。

【生境及分布】 产于盘州（乌蒙）、水城（比德、玉舍）、钟山（金盆、凉都森林公园、月照），生于海拔 1000～2900m 的林下树干上，或山坡岩石上。分布于辽宁、内蒙古、河北、天津、北京、山西、山东、河南、陕西、宁夏、甘肃、湖南、湖北、四川、重庆、贵州、云南、西藏、台湾。

【药用部位、功能主治】 全草入药。有利尿通淋、清肺化痰、凉血止血的功效；主治淋证、水肿、小便不利、痰热咳嗽、咯血吐血、衄血、崩漏、外伤出血。

【附注】 中国特有种。《全国中草药汇编》收载品种；贵州彝族用药。

3. 毡毛石韦（大金刀、牛耳朵） **Pyrrosia drakeana**（Franch.）Ching　**彩片 126**

【主要形态特征】 根状茎短促，横卧，密被披针形棕色鳞片，鳞片具长尾状渐尖头，周身密被睫状毛；叶近生，一型；叶柄粗壮，坚硬，基部密被鳞片，向上密被星状毛；叶片阔披针形或基部扩展呈提琴形，基部通常扩展成为最宽处，近圆楔形，通常不对称，稍下延，叶边全缘，或下部呈波状浅裂；叶干后革质，上面光滑无毛但密布洼点，下面被两种星状毛；主脉下面隆起，上面平坦；孢子囊群近圆形，整齐地呈多行排列，被星状毛覆盖，呈淡棕色，成熟时孢子囊开裂，呈砖红色，不汇合。

【生境及分布】 产于盘州（普古）、水城（比德）、钟山（月照），生于海拔 1000～3600m 的山坡杂木林下树干上或岩石上。分布于河南、陕西、甘肃、湖北、四川、重庆、贵州、云南、西藏、广西。

【药用部位、功能主治】 叶入药。有清热利尿、通淋的功效；主治尿淋证。

【附注】《全国中草药汇编》收载品种。

4. 石韦（小叶下红） **Pyrrosia lingua**（Thunb.）Farw.

【主要形态特征】 根状茎长而横走，密被披针形淡棕色鳞片，鳞片边缘有睫毛；叶远生，近二型；能育叶通常远比不育叶长得高而较狭窄，两者的叶片略比叶柄长；不育叶片近长圆形，或长圆披针形，下部 1/3 处为最宽，向上渐狭，全缘；能育叶长超过不育叶约 1/3，而宽较不育叶狭 1/3～2/3；叶干后革质，上面近光滑无毛，下面淡棕色或砖红色，被一层星状毛；主脉下面稍隆起，上面不明显下凹，侧脉在下面明显隆起；孢子囊群近椭圆形，在侧脉间呈整齐多行排列，布满整个叶片下面，或聚生于叶片的大上半部，初时被星状毛覆盖而呈淡棕色，成熟后孢子囊开裂外露而呈砖红色。

【生境及分布】 产于盘州（普古）、水城（玉舍）、钟山（金盆、韭菜坪），生于海拔 100～1800m 的林下树干上，或稍干的岩石上。分布于河南、甘肃、安徽、江苏、浙江、江西、湖南、湖北、四川、重庆、贵州、云南、西藏、福建、台湾、广东、广西、海南、香港、澳门。

【药用部位、功能主治】 叶、全草入药。有利尿通淋、清热止血、化痰止咳的功效；主治热淋、石淋、血淋、小便淋痛、吐血、崩漏、肺热咳嗽、胃炎、慢性支气管炎、尿结石、外伤出血。

【附注】《中国药典》《全国中草药汇编》收载品种；贵州彝族、侗族、苗族用药。

5. 蔓氏石韦（长圆石韦） **Pyrrosia mannii**（Giesenh.）Ching

【主要形态特征】 根状茎短而横卧，密被披针形棕色鳞片；叶簇生，一型；叶柄至主脉均密被星状毛；叶片披针形，中部或中部及以上处为最宽，基部渐狭，沿主脉下延几到基部着生处，全缘；叶干后软革质，上面灰绿色，近光滑无毛，下面淡棕色，密被两种星状毛，上层的分支臂为针状，下层的分支臂为卷曲绒毛状；主脉在下面稍隆起，上面平坦，侧脉与小脉不显；孢子囊群近圆形，幼时被星状毛覆盖，成熟时孢子囊开裂，不汇合，砖红色。

【生境及分布】 产于水城（玉舍），生于海拔 1700～2300m 的林下树干上或腐木上和岩石上。分布于贵州、云南、西藏。

【药用部位、功能主治】 叶、全草入药。有清热、利尿、止血的功效；主治慢性支气管炎、尿路感染、尿路结石、肾炎、跌打损伤。

【附注】《新华本草纲要》《全国中草药汇编》收载品种。

6. 有柄石韦（猫耳朵） **Pyrrosia petiolosa**（Christ）Ching 彩片 127

【主要形态特征】 根状茎细长而横走，幼时密被披针形棕色鳞片，鳞片边缘具睫毛；叶远生，一型；叶柄长，通常等于1～2倍的叶片长度，基部被鳞片，向上被星状毛；叶片椭圆形，急尖短钝头，基部楔形，下延；叶干后厚革质，全缘，常内卷，上面有洼点，疏被星状毛，下面被一层较厚星状毛，初为淡棕色，后为砖红色；主脉下面稍隆起，上面凹陷，侧脉和小脉均不显；孢子囊群布满叶片下面，成熟时扩散并汇合。

【生境及分布】 产于盘州（普古）、水城（比德、玉舍）、钟山（韭菜坪），生于海拔250～2200m的干旱裸露岩石上。分布于黑龙江、吉林、辽宁、内蒙古、河北、天津、山西、山东、河南、陕西、甘肃、安徽、江苏、浙江、江西、湖南、湖北、四川、重庆、贵州、云南、福建、广西。

【药用部位、功能主治】 叶入药。有利尿通淋、清热止血的功效；主治热淋、血淋、石淋、小便淋痛、吐血、衄血、尿血、崩漏、肺热咳嗽。

【附注】《中国药典》《全国中草药汇编》收载品种；贵州彝族、侗族、苗族用药。

7. 柔软石韦（牛舌条、大石韦） **Pyrrosia porosa**（C. Presl）Hovenkamp　彩片 128

【主要形态特征】 根状茎短而横卧，密被披针形棕色鳞片，边缘具长睫毛；叶近生，一型，几无柄；叶片披针形，最宽处在上半部，短钝尖头，下半部突然变狭，并以狭翅沿主脉和叶柄下延几到与根状茎连接处，全缘；叶干后厚革质，上面几光滑无毛，下面棕色，被两种星状毛，自叶柄至主脉均被针状臂的星状毛；主脉在下面隆起，上面平坦，侧脉和小脉不显；孢子囊群近圆形，聚生于叶片上半部，在主脉两侧呈多行排列，幼时被棕色星状毛覆盖，成熟时孢子囊开裂，彼此稍汇合，呈砖红色。

【生境及分布】 产于盘州（普古、乌蒙）、钟山（韭菜坪、凉都森林公园、月照），生于海拔300～2500m的疏林下树干上或岩石上。分布于浙江、湖南、四川、重庆、贵州、云南、西藏、台湾、广西、海南。

【药用部位、功能主治】 叶入药。有清热、利尿通淋、止血的功效；主治小便不利、肾炎水肿、尿路感染。

【附注】《新华本草纲要》《全国中草药汇编》收载品种。

8. 庐山石韦（石韦、叶下红） **Pyrrosia sheareri**（Baker）Ching　彩片 129

【主要形态特征】 根状茎粗壮，横卧，密被线状棕色鳞片，鳞片边缘具睫毛；叶近生，一型；叶柄粗壮，基部密被鳞片，向上疏被星状毛；叶片阔披针形，近基部处为最宽，向上渐狭，基部近心形或圆截形，叶边全缘；叶干后软厚革质，上面淡灰绿色或淡棕色，几光滑无毛，但布满洼点，下面棕色，被一层较厚、分支臂为披针形的星状毛；主脉粗壮，两面均隆起，侧脉可见，小脉不显；孢子囊群呈不规则的点状排列于侧脉间，布满基部以上的叶片下面，无盖，幼时被星状毛覆盖，成熟时孢子囊开裂而呈砖红色。

【生境及分布】 产于盘州（保基、普古）、水城（比德、玉舍）、钟山（明湖、月照），生于海拔300～2500m的疏林下树干上或岩石上。分布于河南、安徽、江苏、浙江、江西、湖南、湖北、四川、重庆、贵州、云南、福建、台湾、广东、广西。

【药用部位、功能主治】 叶入药。有利尿通淋、清热止血的功效；主治热淋、石淋、小便淋痛、吐血、衄血、尿血、崩漏、肺热咳嗽、腹泻、跌打损伤。

【附注】《中国药典》《全国中草药汇编》收载品种；贵州彝族、侗族、苗族、仡佬族用药。

（十六）修蕨属 Selliguea Bory

1. 紫柄假瘤蕨（凤尾金星） **Selliguea crenatopinnata**（C. B. Clarke）S. G. Lu　彩片130

【主要形态特征】 根状茎细长而横走，密被棕色披针形鳞片；叶远生；叶柄长10～20cm，紫色，无毛；叶片长5～15cm，宽5～10cm，三角状卵形，羽状深裂或基部达全裂；裂片3～6对，彼此远离，基部以狭翅相连，顶端钝圆或锐尖，基部明显收缩，边缘具波状齿，或达波状半裂；叶纸质，两面光滑无毛；叶脉明显，小脉网状，具棒状内藏小脉；孢子囊群圆形或椭圆形，在裂片（或羽片）中脉两侧各一行，居中或靠近中脉着生。

【生境及分布】 产于盘州（保基、松河）、水城（玉舍）、钟山（韭菜坪、月照），生于海拔1900～2900m的松林下。分布于湖南、四川、贵州、云南、西藏、广西。

【药用部位、功能主治】 全草入药。有清热解毒、舒筋活血、止血、消食的功效；主治咽喉痛、瘰疬、小儿惊风、风湿骨痛、淋证、吐血、跌打损伤、毒蛇咬伤、狂犬咬伤。

【附注】《新华本草纲要》收载品种。

2. 金鸡脚假瘤蕨（阉鸡尾、鸡脚叉） **Selliguea hastata**（Thunb.）Fraser-Jenk.

【主要形态特征】 根状茎长而横走，密被红棕色披针形鳞片；叶远生；叶柄的长短和粗细均变化较大，禾秆色，光滑无毛；叶片通常戟状二至三分裂，或间有不分裂叶，单叶不分裂叶的形态变化亦极大，从卵圆形至长条形，顶端短渐尖或钝圆，基部楔形至圆形，分裂的叶片形态也极其多样，常见的是戟状二至三分裂；裂片或长或短，或较宽，或较狭，但通常都是中间裂片较长和较宽，叶片（或裂片）的边缘通直或呈波状；叶纸质或草质，背面通常灰白色，两面光滑无毛；中脉和侧脉两面明显，侧脉不达叶边，小脉不明显；孢子囊群大，圆形，在叶片中脉或裂片中脉两侧各一行，着生于中脉与叶缘之间，孢子囊群在叶片背面不凹陷，表面平滑。

【生境及分布】 产于盘州（保基、普古、松河）、钟山（韭菜坪、月照），生于海拔1300m以下的酸性山地林下、林缘、灌丛或土坡。分布于辽宁、山东、河南、陕西、甘肃、安徽、江苏、浙江、江西、湖南、湖北、四川、重庆、贵州、云南、西藏、福建、台湾、广东、广西。

【药用部位、功能主治】 全草入药。有清热解毒、祛风镇惊、利湿通淋的功效；主治小儿惊风、外感热病、肺热咳嗽、咽喉肿痛、痈肿疮毒、蛇虫咬伤、水火烫伤、痢疾、泄泻、小便淋浊。

【附注】《全国中草药汇编》收载品种；贵州彝族用药。

3. 喙叶假瘤蕨　Selliguea rhynchophylla（Hook.）Fraser-Jenk.

【主要形态特征】 根状茎长而横走，密被棕色、披针形鳞片，鳞片边缘有疏齿；叶远生，二型；不育叶的叶柄较短，小于2cm，叶片卵圆形；能育叶的叶柄长5～10cm，叶片长条形，顶端圆钝，基部楔形，边缘具软骨质边和缺刻；叶草质，两面光滑无毛，背面通常淡红色；侧脉两面明显，顶端分二叉，不达叶边，小脉网状，具单一的内藏小脉；孢子囊群圆形，着生于能育叶的中上部，在叶片中脉两侧各1行，略靠近叶片边缘着生，孢子囊群不汇生。

【生境及分布】 产于盘州（保基），生于海拔1200～2700m的树干上。分布于江西、湖南、湖北、四川、重庆、贵州、云南、福建、台湾、广东、广西。

【药用部位、功能主治】 全草入药。有清热利尿的功效；主治淋证、尿浊。

【附注】 民间草药。

4. 斜下假瘤蕨　Selliguea stracheyi（Ching）S. G. Lu

【主要形态特征】 根状茎细长而横走，密被披针形鳞片，鳞片中间栗黑色，边缘和顶端棕色，顶端渐尖，边缘具睫毛；叶远生；叶柄光滑无毛；叶片羽状深裂，基部心形；裂片2～4对，基部一对裂片向后反折，侧生裂片披针形，基部最宽，中部以上渐尖披针形，边缘有单锯齿；叶革质，两面光滑无毛；侧脉明显，小脉不明显；孢子囊群圆形，在裂片中脉两侧各一行，靠近中脉着生。

【生境及分布】 产于盘州（保基、大山、普古），生于海拔2800～3700m的树干上。分布于湖南、湖北、四川、贵州、云南、西藏。

【药用部位、功能主治】 根状茎入药。有消食积滞的功效；主治消化不良。

【附注】 民间草药。

5. 三出假瘤蕨（七星草、金鸡脚） **Selliguea trisecta**（Baker）Fraser-Jenk.

【主要形态特征】 植株密被短柔毛，根状茎横走，密被卵状披针形鳞片，鳞片边缘具疏齿；叶近生；叶柄疏被柔毛；叶片羽状分裂，侧生裂片1～3对，较短小，顶生裂片明显较大，其长度为侧生裂片的3～4倍，边缘全缘或略呈波状，叶片基部阔楔形至浅心形；叶草质，两面密被短柔毛；中脉两面隆起，侧脉两面明显；孢子囊群圆形，较大，在中脉两侧各一行，生于中脉与叶缘之间或略靠近中脉。

【生境及分布】 产于钟山（韭菜坪），生于海拔1600～2400m的林下。分布于四川、贵州、云南。

【药用部位、功能主治】 全草入药。有清热解毒、利尿通淋的功效；主治淋证、水肿、尿浊、带下、咽痛、中暑、痈疮肿毒。

【附注】 贵州彝族用药。

主要参考文献

蔡攀峰, 李继新, 张敬杰, 等. 2016. 贵州省民族药蕨类植物在利尿通淋中的药用研究 (一) [J]. 中国民族医药杂志, (2): 26-27.

戴锡玲, 李新国, 张莹. 2003. 药用蕨类植物资源研究及其开发利用 [J]. 资源开发与市场, 19 (6): 397-399.

傅立国, 陈潭清, 郎楷永, 等. 2008. 中国高等植物 (第二卷) [M]. 青岛: 青岛出版社.

贵州省药品监督管理局. 2003. 贵州省中药材、民族药材质量标准 [M]. 贵阳: 贵州科技出版社.

贵州省中医研究所. 1998. 贵州中草药名录 [M]. 贵阳: 贵州人民出版社.

国家中医药管理局《中华本草》编委会. 1999. 中华本草 (2 册) [M]. 上海: 上海科学技术出版社.

何顺志, 王悦云. 2005. 贵州蕨类药用植物种类与地理分布的研究I [J]. 贵州科学, 23 (4): 68-72.

何顺志, 徐文芬. 2007. 贵州中草药资源研究 [M]. 贵阳: 贵州科技出版社.

胡成刚, 赵能武, 王培善, 等. 2008. 黔产铁角蕨科药用植物的种类和分布研究 [J]. 安徽农业科学, 36 (22): 9607-9608.

胡奇志, 赵能武, 王培善, 等. 2008. 苗药黔产槲蕨、三叉蕨、乌毛蕨、车前蕨、剑蕨科药用植物的种类和分布研究 [J]. 中国民族医药杂志, (5): 39-40.

黄静, 杨理明, 徐树芸, 等. 2008. 黔产鳞毛蕨科药用蕨类植物的种类与分布研究 (I) [J]. 安徽农业科学, 36 (29): 12730-12746.

黄静, 杨理明, 杨立勇, 等. 2009. 黔产水龙骨科药用蕨类植物的种类和分布研究 (II) [J]. 时珍国医国药, 20 (7): 1712-1713.

黄静, 赵能武, 徐宏, 等. 2012. 贵州雷公山自然保护区药用蕨类植物种类调查研究 (III) [J]. 时珍国医国药, 23 (11): 2866-2868.

焦瑜, 李承森. 2001. 中国云南蕨类植物 [M]. 北京: 科学出版社.

孔宪需. 2001. 中国植物志 (第五卷, 第二分册) [M]. 北京: 科学出版社.

李怀胜, 高越, 黄宝康. 2016. 中国珍稀特有蕨类植物资源及分布概况 [J]. 中国野生植物资源, 35 (1): 53-56.

李继新, 蔡攀峰, 张敬杰, 等. 2016. 蕨类植物在利尿通淋中的药用研究 (二) [J]. 中国民族医药杂志, (3): 52-53.

李继新, 张敬杰, 李宛霏, 等. 2012. 土家族医药常用的蕨类植物 [J]. 中国民族医药杂志, (8): 22-23.

李茂, 陈景艳, 罗扬. 2009. 贵州蕨类植物的整理研究 [J]. 贵州林业科学, 37 (1) : 28-34.

廖雯, 向红, 王绪英, 等. 2018. 明湖国家湿地公园蕨类植物资源调查研究 [J]. 六盘水师范学院学报, 30 (3): 47-51.

林鹏程, 朱燕萍, 向红, 等. 2016. 乌蒙山国家地质公园蕨类植物调查 [J]. 湖北农业科学, 55 (17): 4498-4502.

林尤兴. 2000. 中国植物志 (第六卷, 第二分册) [M]. 北京: 科学出版社.

刘晓, 辛来香, 潘炉台, 等. 2016. 贵州民族地区治疗风湿病的药用蕨类 (一) [J]. 中国民族医药杂志, (2): 30-31.

刘亚华, 赵能武, 张敬杰, 等. 2013. 大沙河自然保护区药用蕨类物种调查 (一) [J]. 中国民族医药杂志, (6): 45-47.

刘亚华, 赵能武, 张敬杰, 等. 2013. 大沙河自然保护区药用蕨类物种调查 (三) [J]. 中国民族医药杂志, (8): 48-51.

刘亚华, 周涛, 张敬杰, 等. 2011. 玉舍国家森林公园药用蕨类植物种类研究 (Ⅰ) [J]. 时珍国医国药, 22 (4): 972-973.

骆强, 王丽娟, 游萍. 2012. 韭菜坪及其邻近地区药用蕨类植物种类及生态 [J]. 毕节学院学报, 30 (4): 86-92.

潘炉台, 李齐激, 张敬杰, 等. 2011. 贵州药用蕨类植物的资源研究 [J]. 中国民族医药杂志, (11): 60-62.

潘炉台, 赵俊华, 孙庆文. 2012. 贵州药用蕨类植物 [M]. 贵阳: 贵州科技出版社.

秦仁昌. 1990. 中国植物志 (第三卷, 第一分册) [M]. 北京: 科学出版社.

《全国中草药汇编》编写组. 1975. 全国中草药汇编 [M]. 北京: 人民卫生出版社.

谭宏燕, 赵臣亮, 张敬杰, 等. 2016. 少数民族医用于治疗痢疾的黔产蕨类植物 (一) [J]. 中国民族医药杂志, (2): 25-26.

滕超杰, 叶江海, 张敬杰, 等. 2016. 少数民族治疗感冒的蕨类植物 (一) [J]. 中国民族医药杂志, (2): 33-34.

王培善, 王筱英. 2001. 贵州蕨类植物志 [M]. 贵阳: 贵州科技出版社.

王悦云, 何顺志. 2005. 贵州蕨类药用植物种类与地理分布的研究II [J]. 贵州科学, 23 (4): 73-77.

吴兆洪. 1999. 中国植物志 (第四卷, 第二分册) [M]. 北京: 科学出版社.

吴兆洪. 1999. 中国植物志 (第六卷, 第一分册) [M]. 北京: 科学出版社.

吴征镒. 1990. 新华本草纲要 (第三册) [M]. 上海: 上海科学技术出版社.

武素功. 2000. 中国植物志 (第五卷, 第一分册) [M]. 北京: 科学出版社.

向红, 向荣, 左经会, 等. 2018. 六盘水彝族药用植物种类调查研究 [J]. 中国民族医药杂志, 24 (8): 29-34.

向红, 左经会, 林长松, 等. 2010. 贵州省六枝特区药用维管植物资源调查 [J]. 贵州农业科学, 38 (2): 19-23.

辛来香, 刘晓, 潘炉台, 等. 2016. 贵州民族地区治疗风湿病的药用蕨类 (二) [J]. 中国民族医药杂志, (3): 46-47.

辛来香, 张敬杰, 吕俊, 等. 2015. 贵州布依医常用蕨类植物 [J]. 中国民族医药杂志, (2): 41-42.

邢公侠. 1999. 中国植物志 (第四卷, 第一分册) [M]. 北京: 科学出版社.

徐宏, 赵能武, 黄静, 等. 2012. 贵州雷公山自然保护区药用蕨类植物种类调查研究 (II) [J]. 时珍国医国药, 23 (10): 2603-2605.

徐树芸, 黄静, 杨理明, 等. 2008. 黔产凤尾蕨科药用植物的种类及地理分布研究 [J]. 安徽农业科学, 36 (19): 8143-8144.

严岳鸿, 张宪春, 周喜乐, 等. 2016. 中国生物物种名录　第一卷　植物　蕨类植物 [M]. 北京: 科学出版社.

杨理明, 黄静, 徐树芸, 等. 2008. 黔产鳞毛蕨科药用蕨类植物的种类与分布研究 (II) [J]. 安徽农业科学, 36 (34): 15036-15037, 15042.

杨理明, 黄静, 徐树芸, 等. 2009. 黔产水龙骨科药用蕨类植物的种类和分布研究 (I) [J]. 时珍国医国药, 20 (6): 1452-1453.

杨立勇, 黄静, 杨理明, 等. 2009. 黔产水龙骨科药用蕨类植物的种类和分布研究 (III) [J]. 时珍国医国药, 20 (8): 2012-2013.

杨玉涛, 徐宏, 赵能武, 等. 2015. 梵净山自然保护区药用蕨类的物种调查研究 [J]. 时珍国医国药, 26 (1): 205-206.

叶江海, 滕超杰, 张敬杰, 等. 2016. 少数民族治疗感冒的蕨类植物 (二) [J]. 中国民族医药杂志, (3): 51-52.

于巍, 吕俊, 刘亚华, 等. 2016. 贵州土著民族治疗跌打损伤的常用蕨类 (一) [J]. 中国民族医药杂志, (2): 29-30.

云雪林, 赵能武, 赵俊华, 等. 2009. 黔产瘤足蕨科、膜蕨科、裸子蕨科、书带蕨科药用植物的资源研究 [J]. 时珍国医国药, 20 (7): 1742-1743.

张杭, 张敬杰, 刘亚华, 等. 2012. 贵州苗医常用的蕨类植物 [J]. 中国民族医药杂志, (7): 27-28.

张敬杰, 赵能武, 赵俊华, 等. 2009. 黔产紫萁科、里白科、碗蕨科药用植物的资源研究 [J]. 时珍国医国药, 20 (6): 1448-1449.

张兴乾, 张辉煊, 张蓉茜. 1998. 彝药词汇 (五) [J]. 中国民族民间医药杂志, 总34 期: 35-37.

张兴乾, 张辉煊, 张蓉茜. 1999. 彝药词汇 (七) [J]. 中国民族民间医药杂志, 总36 期: 40-41.

张兴乾, 张辉煊, 张蓉茜. 1999. 彝药词汇 (十一) [J]. 中国民族民间医药杂志, 总41 期: 343-345.

张兴乾, 张辉煊, 张蓉茜. 2000. 彝药词汇 (十五) [J]. 中国民族民间医药杂志, 总45 期: 228-230.

张兴乾, 张辉煊, 张蓉茜. 2000. 彝药词汇 (十六) [J]. 中国民族民间医药杂志, 总46 期: 287-288.

张兴乾, 张辉煊, 张蓉茜. 2000. 彝药词汇 (十七) [J]. 中国民族民间医药杂志, 总47 期: 349-350.

张兴乾, 张辉煊, 张蓉茜. 2001. 彝药词汇 (十八) [J]. 中国民族民间医药杂志, 总48 期: 34-35.

张兴乾, 张辉煊, 张蓉茜. 2001. 彝药词汇 (十九) [J]. 中国民族民间医药杂志, 总49 期: 98-100.

张兴乾, 张辉煊, 张蓉茜. 2001. 彝药词汇 (二十) [J]. 中国民族民间医药杂志, 总50 期: 161-162.

张兴乾, 张辉煊, 张蓉茜. 2001. 彝药词汇 (二十二) [J]. 中国民族民间医药杂志, 总53 期: 350-351.

张兴乾, 张辉煊, 张蓉茜. 2003. 彝药词汇 (二十七) [J]. 中国民族民间医药杂志, 总62 期: 159-160.

张兴乾, 张辉煊, 张永宁, 等. 1998. 彝药词汇 (四) [J]. 中国民族民间医药杂志, 总33 期: 27-29.

张兴乾, 张辉煊, 张永宁. 1999. 彝药词汇 (十) [J]. 中国民族民间医药杂志, 总40 期: 282-283.

张兴乾, 张辉煊, 张永宁. 2000. 彝药词汇 (十二) [J]. 中国民族民间医药杂志, 总42 期: 37-39.

赵臣亮, 谭宏燕, 张敬杰, 等. 2016. 用于治疗痢疾的黔产蕨类植物 (二) [J]. 中国民族医药杂志, (3): 45-46.

赵臣亮, 张敬杰, 赵俊华, 等. 2015. 仡佬医习用的蕨类植物 (　) [J]. 中国民族医药杂志, (3): 41-42.

赵臣亮, 张敬杰, 赵俊华, 等. 2015. 仡佬医习用的蕨类植物 (二) [J]. 中国民族医药杂志, (4): 43-44.

赵俊华, 赵能武, 王培善, 等. 2008. 土家药黔产铁线蕨、阴地蕨科药用植物的种类和分布研究 [J]. 中国民族医药杂志, (5): 44-46.

赵能武, 刘亚华, 张敬杰, 等. 2013. 大沙河自然保护区药用蕨类物种调查 (二) [J]. 中国民族医药杂志, (8): 44-46.

赵能武, 刘亚华, 张敬杰, 等. 2013. 大沙河自然保护区药用蕨类物种调查 (四) [J]. 中国民族医药杂志, (9): 33-36.

赵能武, 孙庆文, 张敬杰, 等. 2011. 玉舍国家森林公园药用蕨类植物种类研究 (Ⅲ) [J]. 时珍国医国药, 22 (7): 1729-1730.

赵能武, 徐宏, 黄静, 等. 2012. 贵州雷公山自然保护区药用蕨类植物种类调查研究 (I) [J]. 时珍国医国药, 23 (9): 2312-2314.

赵能武, 徐宏, 黄静, 等. 2012. 贵州雷公山自然保护区药用蕨类植物种类调查研究 (IV) [J]. 时珍国医国药, 23 (12): 3124-3125.

赵能武, 张敬杰, 赵俊华, 等. 2009. 贵州产金星蕨科药用植物的种类和分布研究 [J]. 时珍国医国药, 20 (7): 1743-1745.

赵能武, 张敬杰, 赵俊华, 等. 2009. 贵州产蹄盖蕨科药用植物的种类和分布研究 [J]. 时珍国医国药, 20 (1): 97-98.

郑亚玉, 赵能武, 赵俊华, 等. 2009. 黔产稀子蕨科等3 种药用蕨类植物的种类和分布研究 [J]. 时珍国医国药, 20 (7): 1608-1609.

《中国高等植物彩色图鉴》编委会. 2016. 中国高等植物彩色图鉴 (第2 卷) [M]. 北京: 科学出版社.

周涛, 赵能武, 孙庆文, 等. 2011. 玉舍国家森林公园药用蕨类植物种类研究 (Ⅱ) [J]. 时珍国医国药, 22 (5): 1210-1211.

朱军, 付国祥, 邓志宏, 等. 2013. 贵州盘县八大山自然保护区科学考察研究 [M]. 北京: 中国林业出版社.

朱立, 孙超. 2007. 贵州重要药用蕨类植物的资源现状及保护性建议 [J]. 中华中医药杂志, 22 (6): 339-341.

朱维明. 1999. 中国植物志 (第三卷, 第二分册) [M]. 北京: 科学出版社.

中文名索引

（按物种名音序排列）

拉丁学名索引

（按字母顺序排列）

S

T

V

W

彩　　片

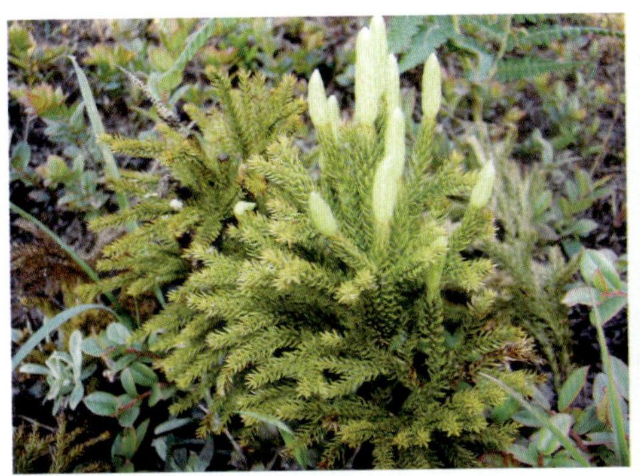

彩片 1　笔直石松 **Dendrolycopodium verticale**

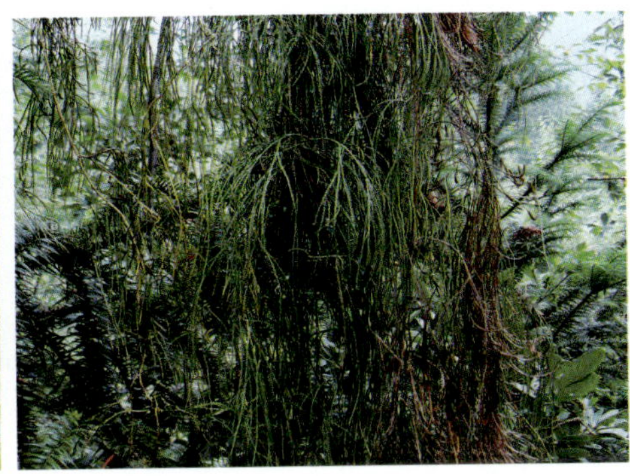

彩片 2　藤石松 **Lycopodiastrum casuarinoides**

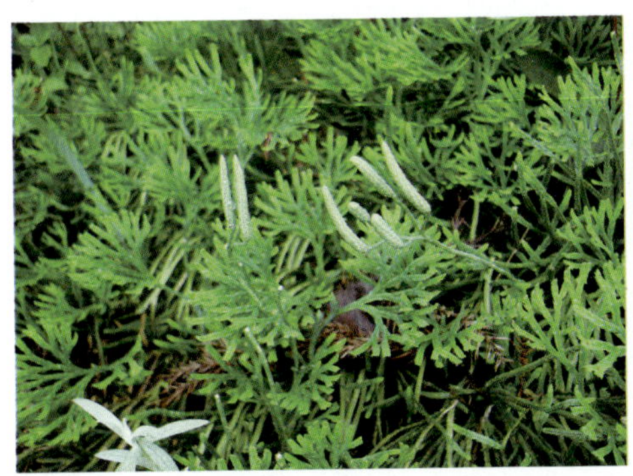

彩片 3　扁枝石松 **Lycopodium complanatum**

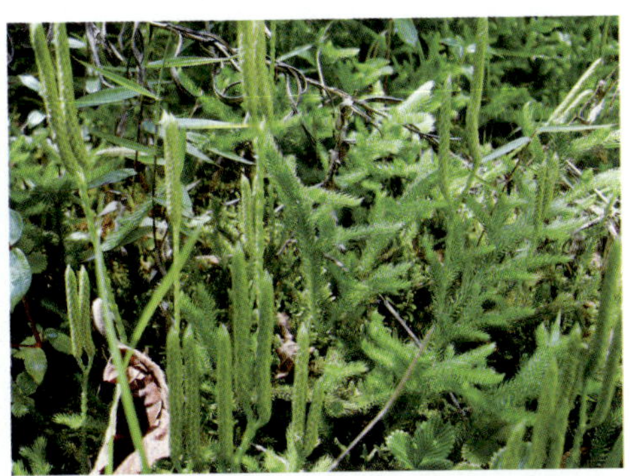

彩片 4　石松 **Lycopodium japonicum**

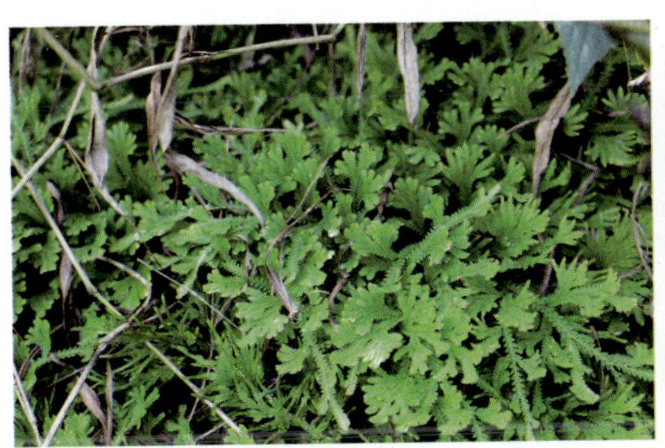

彩片 5　蔓生卷柏 **Selaginella davidii**

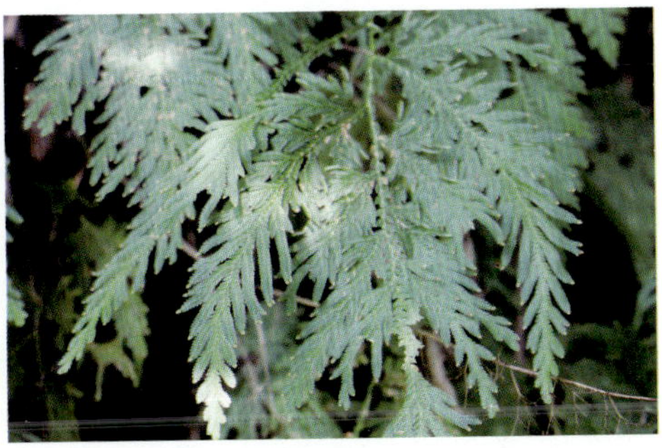

彩片 6　兖州卷柏 **Selaginella involvens**

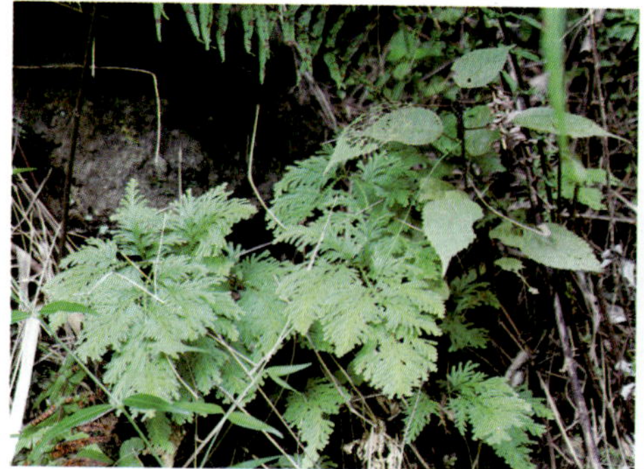
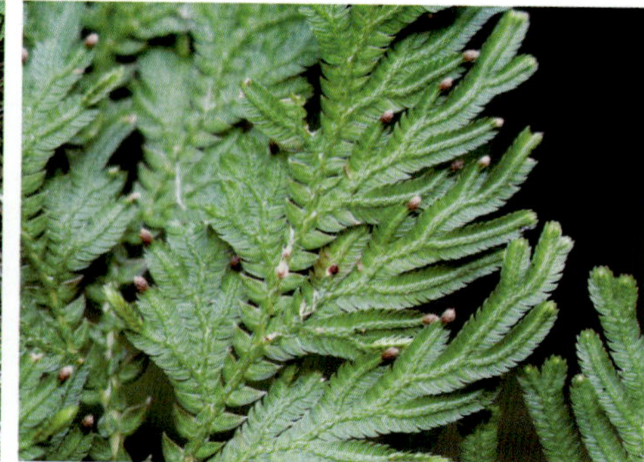

彩片 7　江南卷柏 **Selaginella moellendorffii**

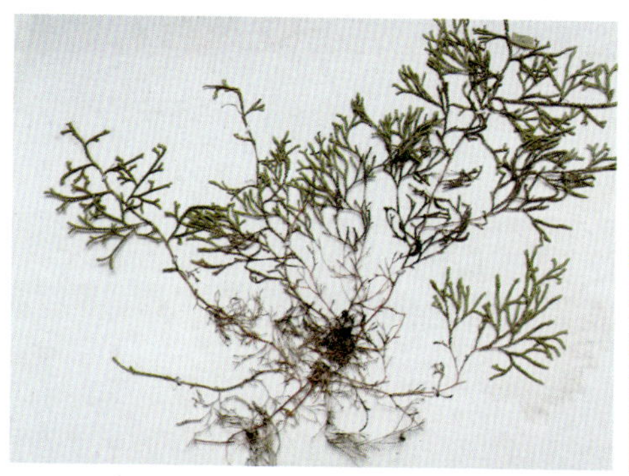

彩片 8　红枝卷柏 **Selaginella sanguinolenta**

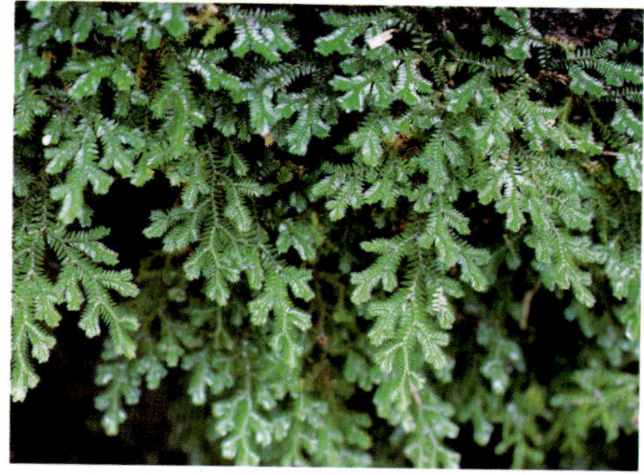

彩片 9　翠云草 **Selaginella uncinata**

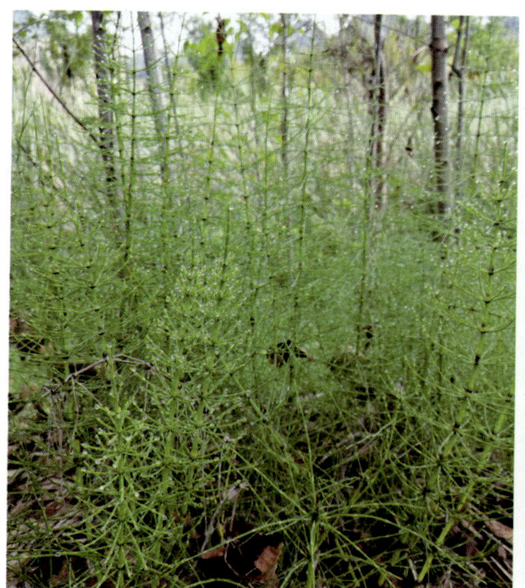
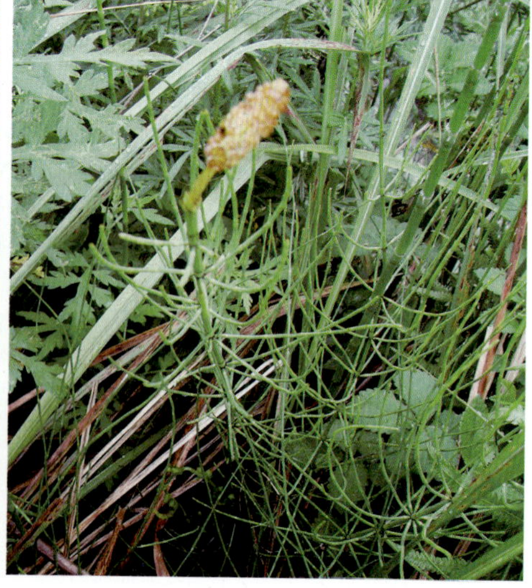

彩片 10　披散木贼 **Equisetum diffusum**

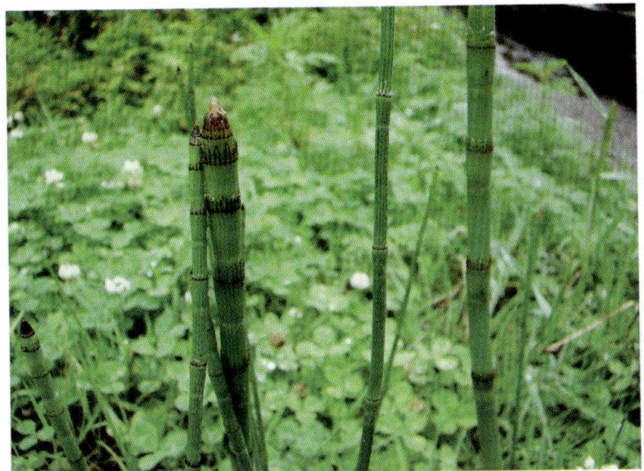

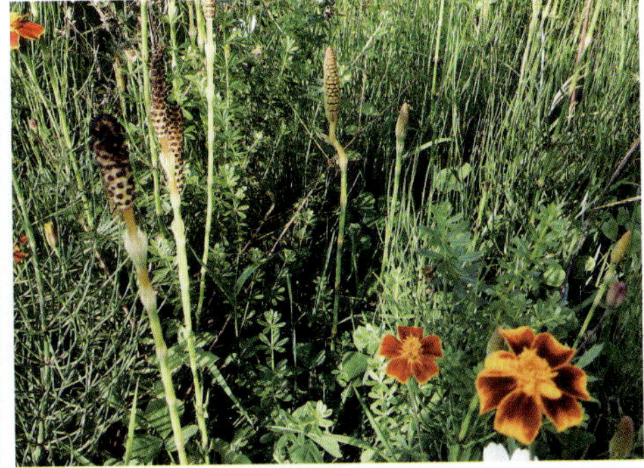

彩片 11　笔管草 **Equisetum ramosissimum** subsp. **debile**

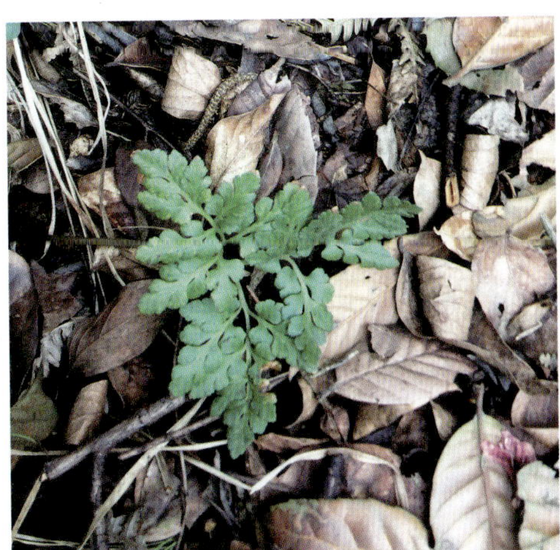

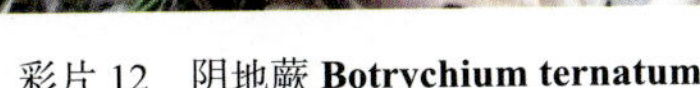

彩片 12　阴地蕨 **Botrychium ternatum**

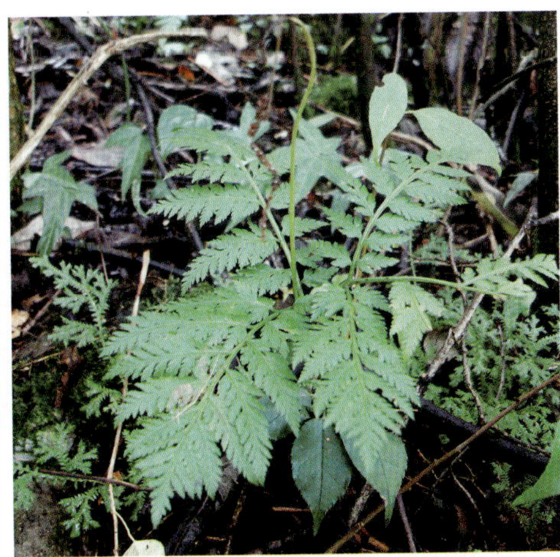

彩片 13　蕨萁 **Botrychium virginianum**

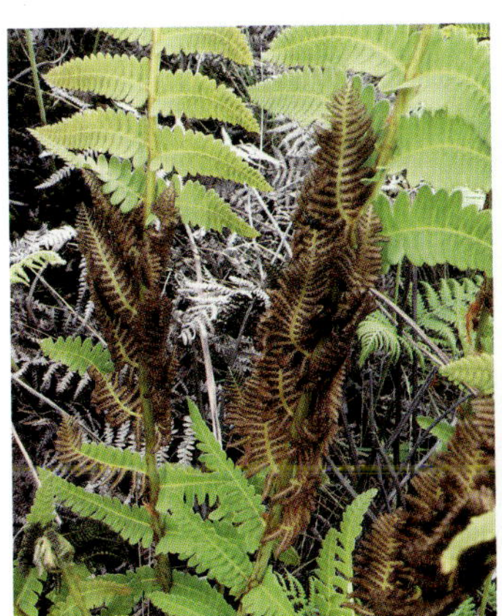

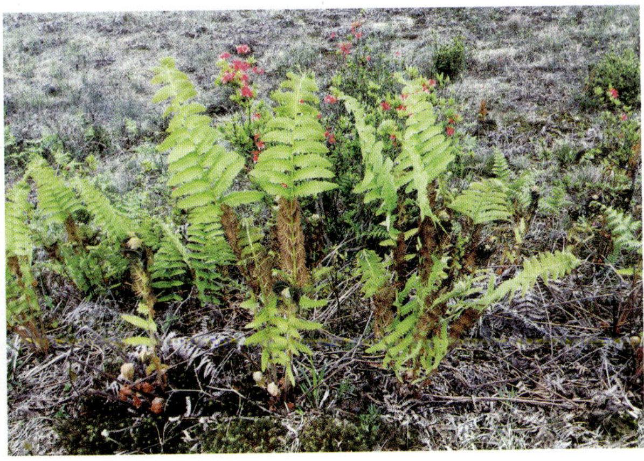

彩片 14　绒紫萁 **Osmunda claytoniana**

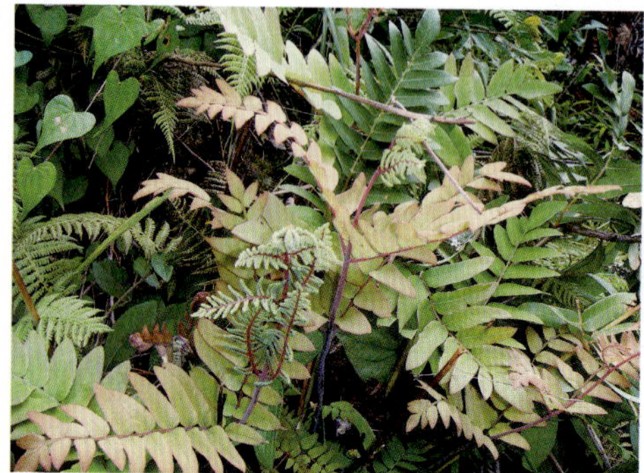

彩片 15　紫萁 **Osmunda japonica**

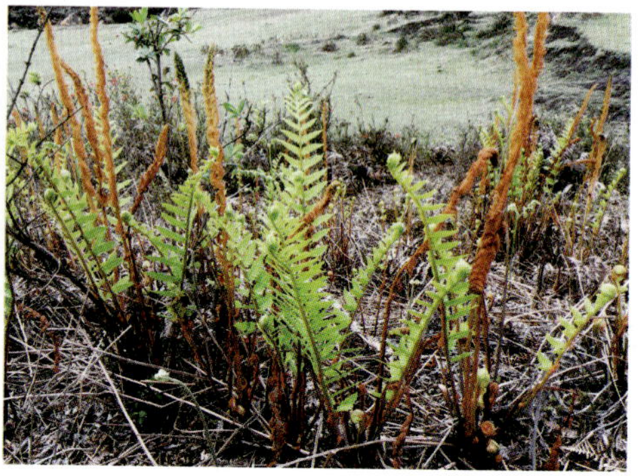

彩片 16　桂皮紫萁 **Osmundastrum cinnamomeum**

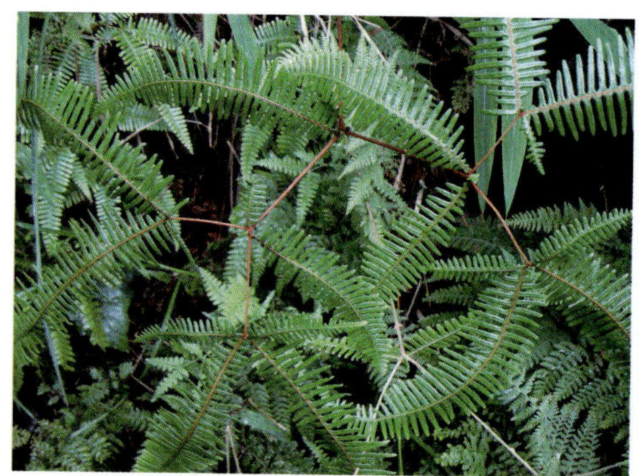

彩片 17　大芒萁 **Dicranopteris ampla**

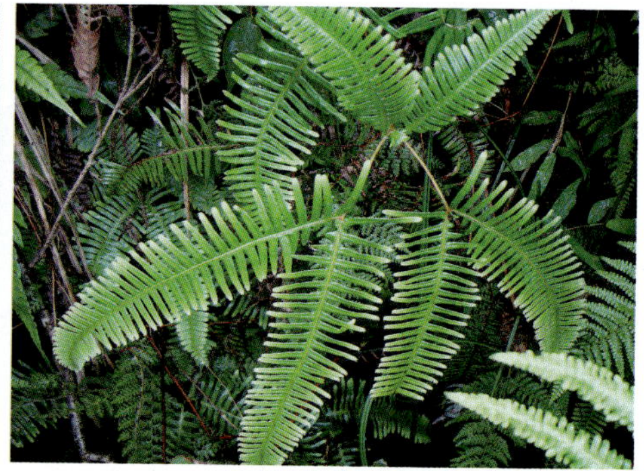

彩片 18　芒萁 **Dicranopteris pedata**

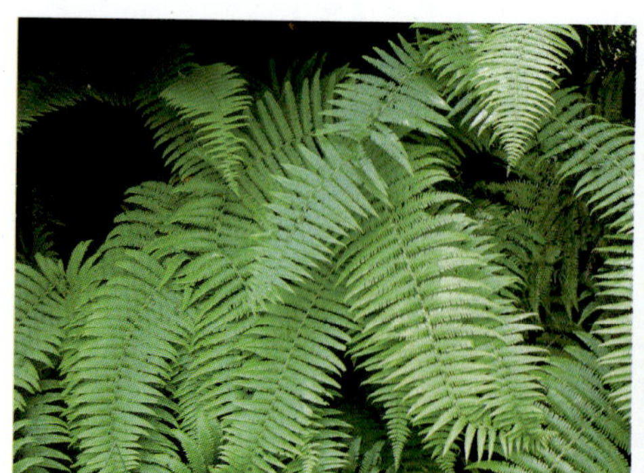

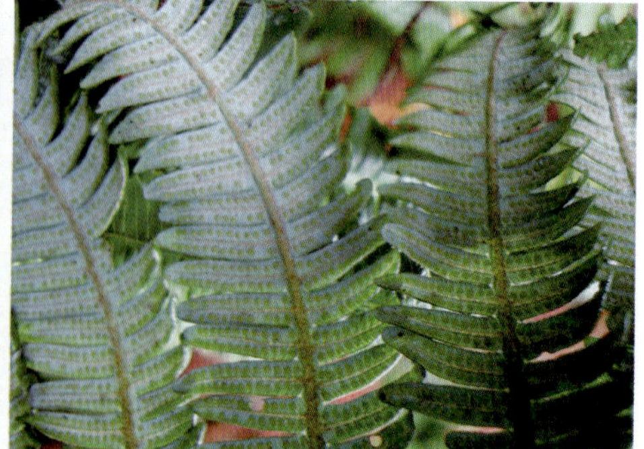

彩片 19　里白 **Diplopterygium glaucum**

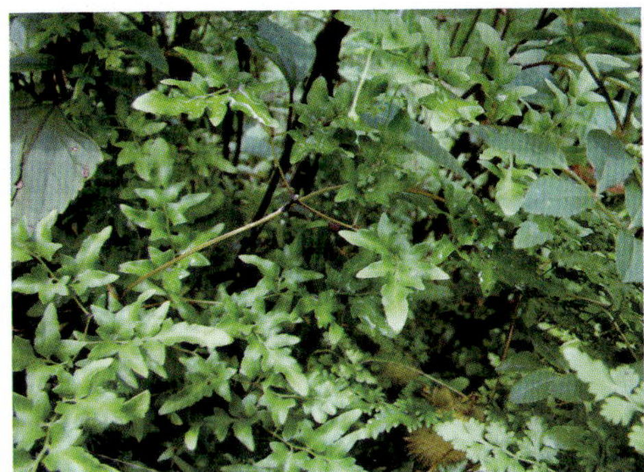
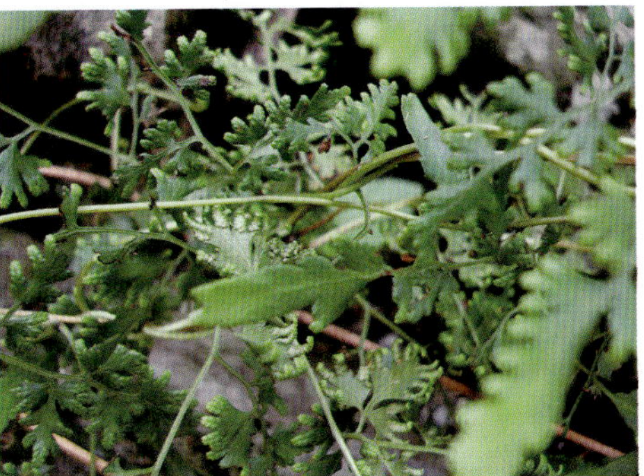

彩片 20　海金沙 **Lygodium japonicum**

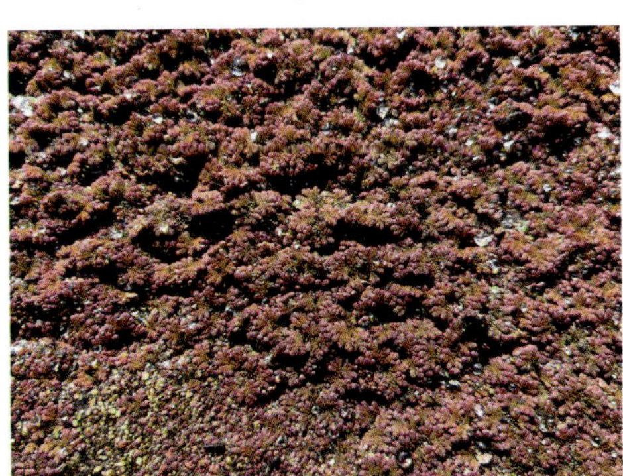
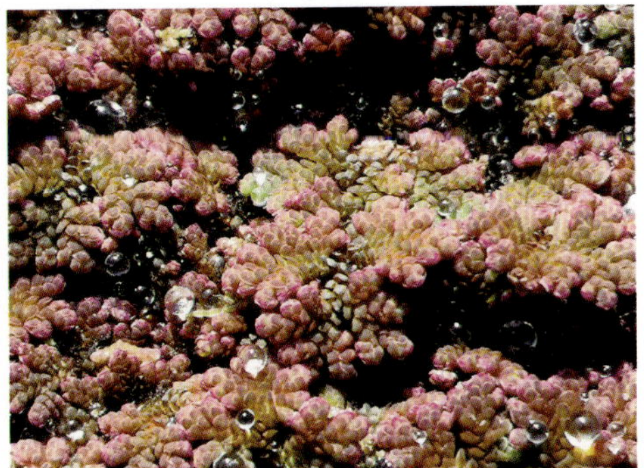

彩片 21　满江红 **Azolla pinnata** subsp. **asiatica**

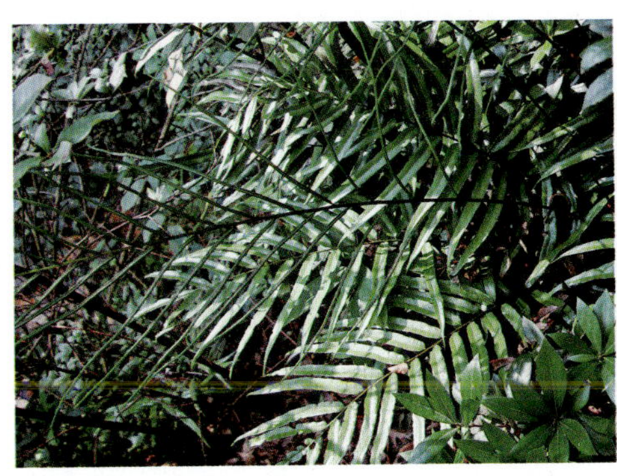
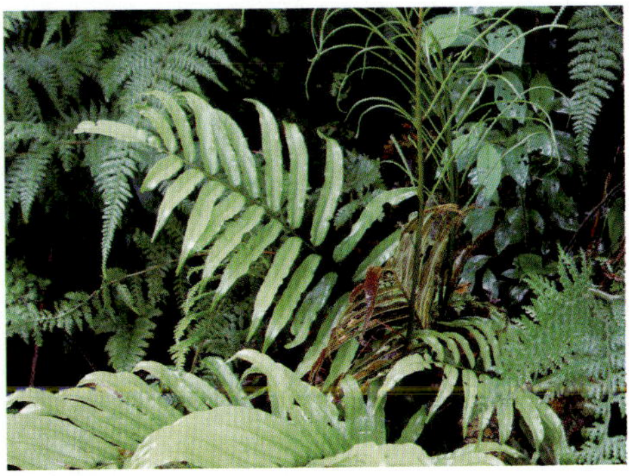

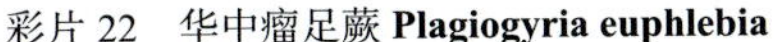

彩片 22　华中瘤足蕨 **Plagiogyria euphlebia**

彩片 23　华东瘤足蕨 **Plagiogyria japonica**

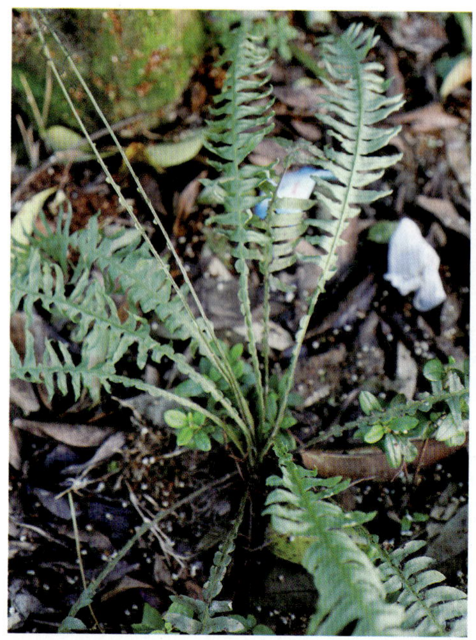

彩片 24　耳形瘤足蕨 **Plagiogyria stenoptera**

彩片 25　团羽铁线蕨 **Adiantum capillus-junonis**

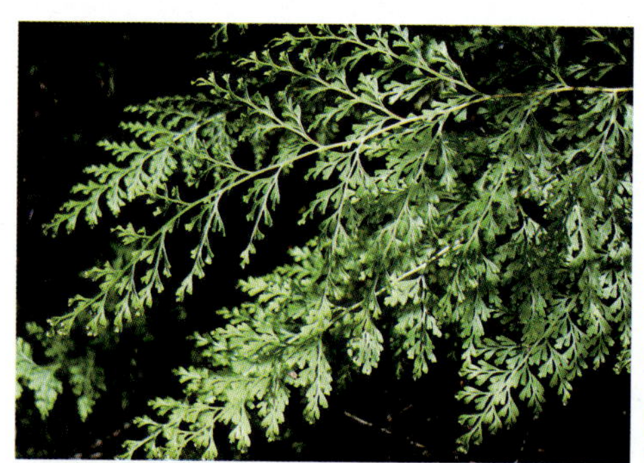

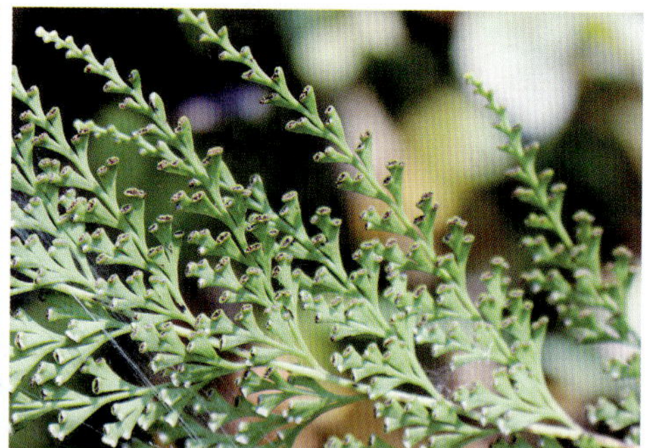

彩片 26　乌蕨 **Odontosoria chinensis**

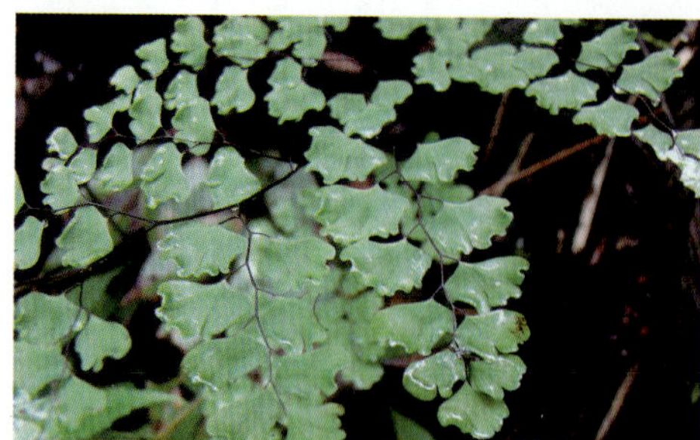

彩片 27　铁线蕨 **Adiantum capillus-veneris**

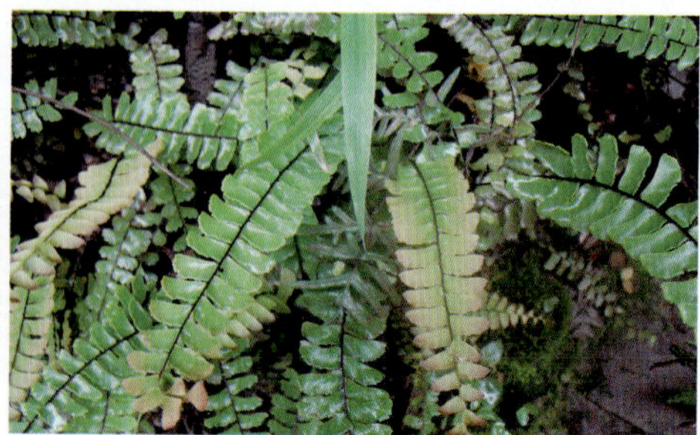

彩片 28　普通铁线蕨 **Adiantum edgeworthii**

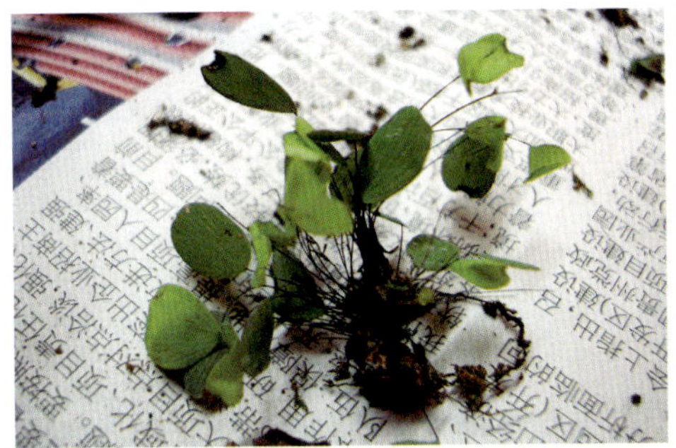

彩片 29　白垩铁线蕨 **Adiantum gravesii**

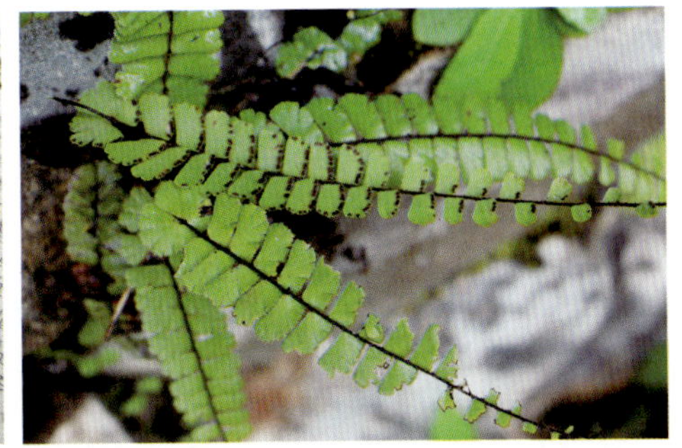

彩片 30　假鞭叶铁线蕨 **Adiantum malesianum**

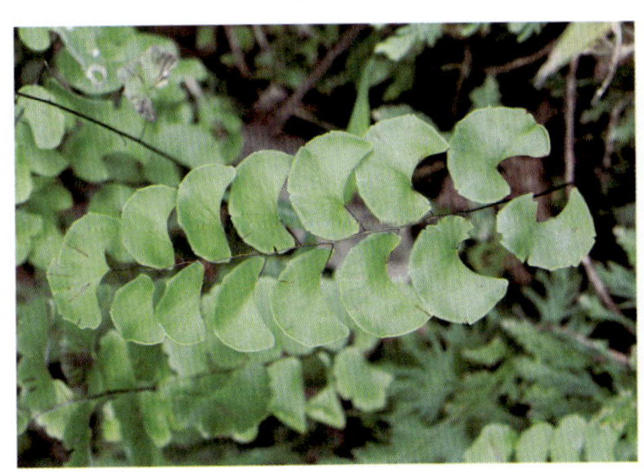

彩片 31　半月形铁线蕨 **Adiantum philippense**

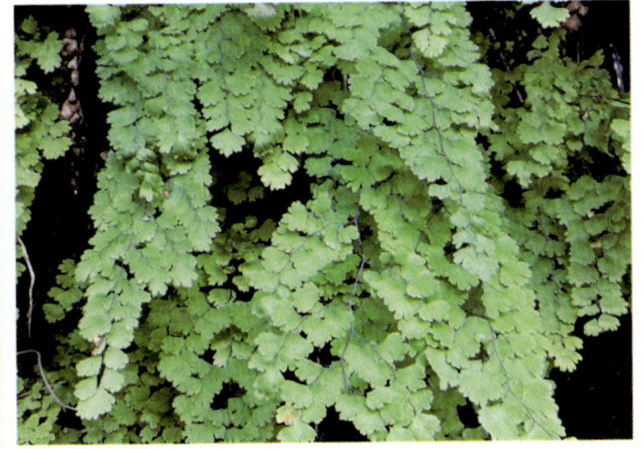

彩片 32　月芽铁线蕨 **Adiantum refractum**

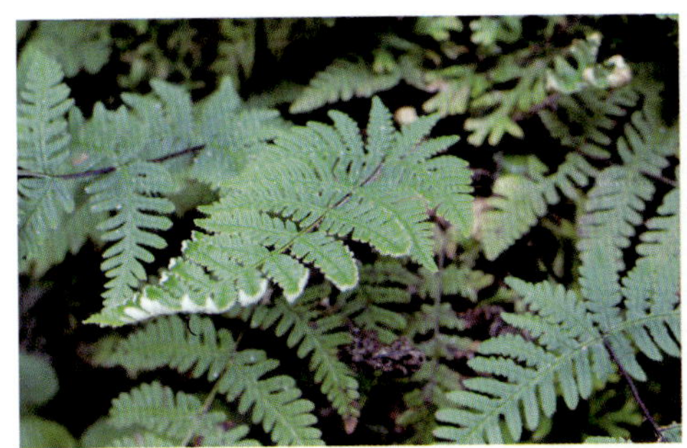

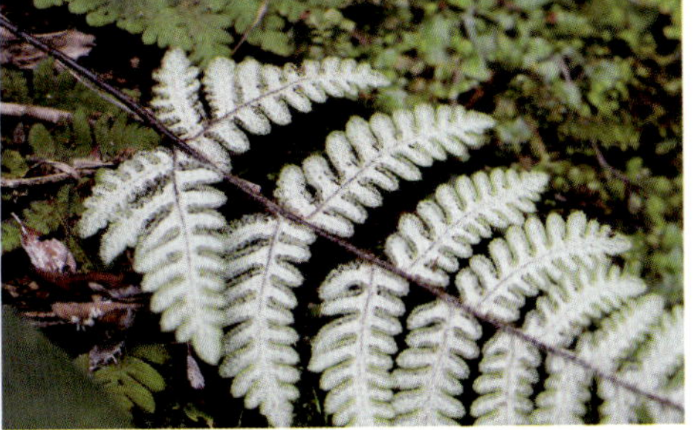

彩片 33　粉背蕨 **Aleuritopteris anceps**

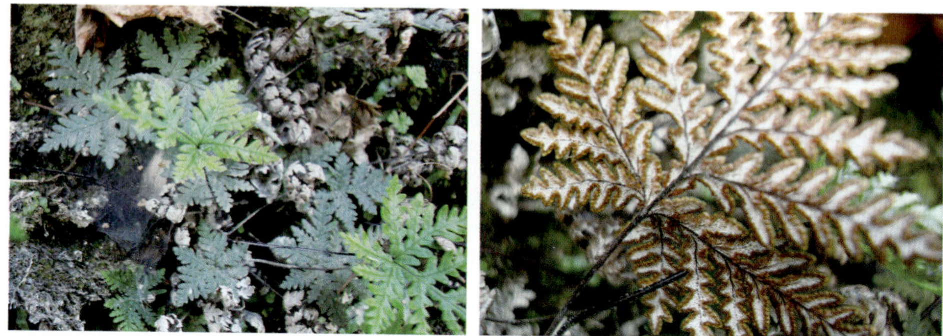

彩片 34　银粉背蕨 **Aleuritopteris argentea**

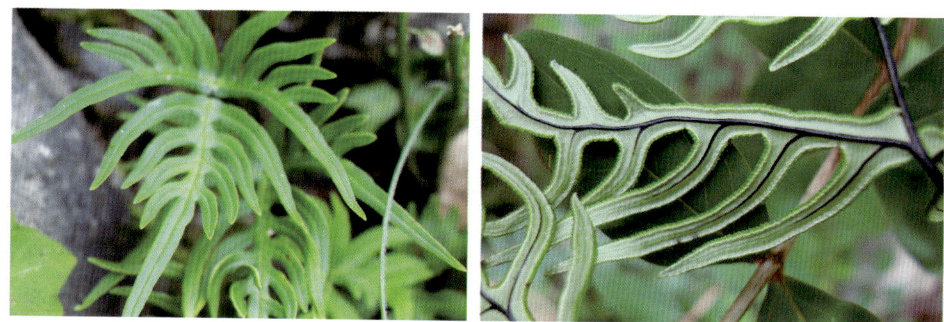

彩片 35　裸叶粉背蕨 **Aleuritopteris duclouxii**

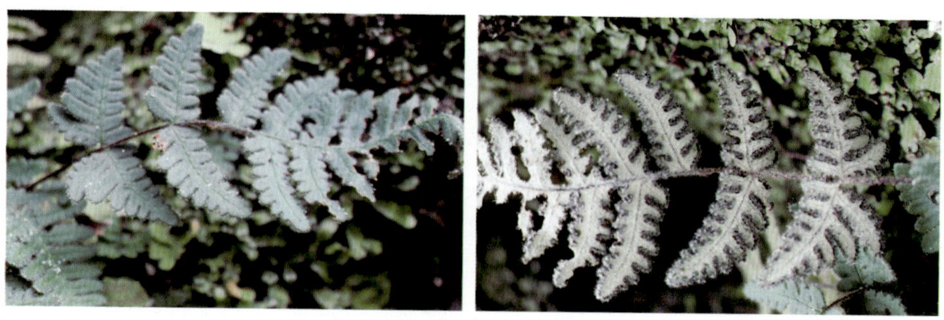

彩片 36　棕毛粉背蕨 **Aleuritopteris rufa**

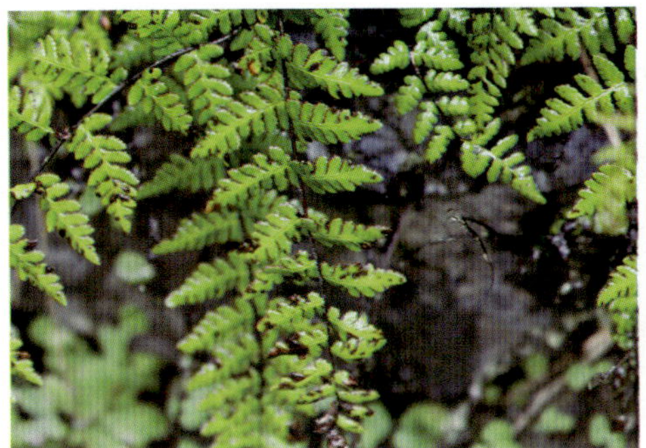
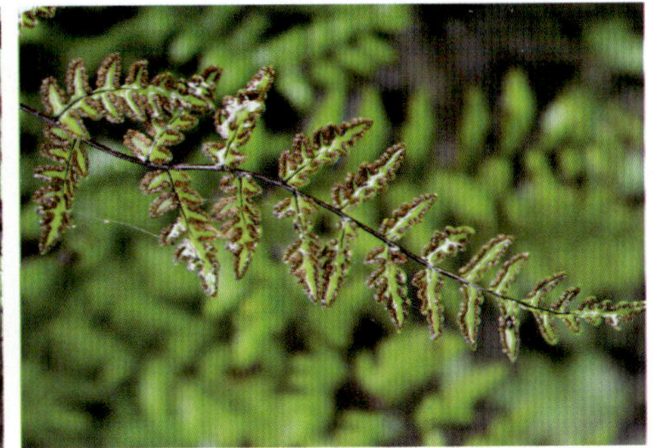

彩片 37　绒毛粉背蕨 **Aleuritopteris subvillosa**

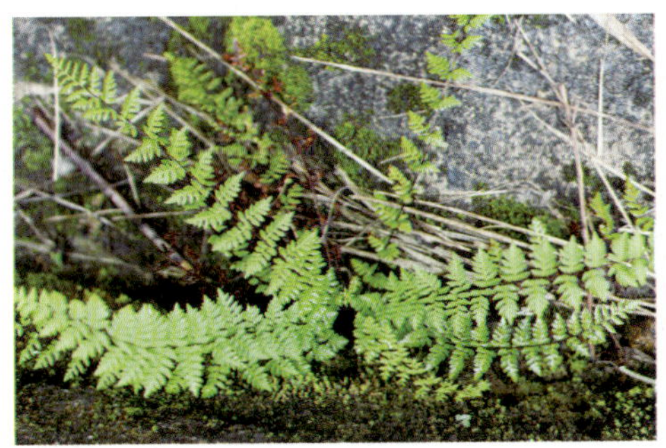

彩片 38　毛轴碎米蕨 **Cheilanthes chusana**

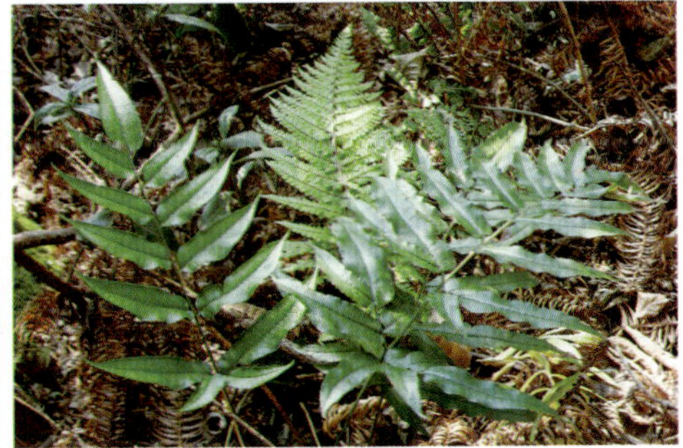

彩片 39　普通凤了蕨 **Coniogramme intermedia**

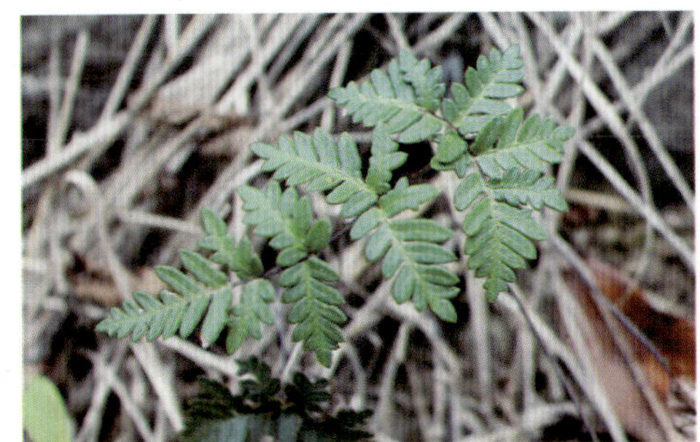
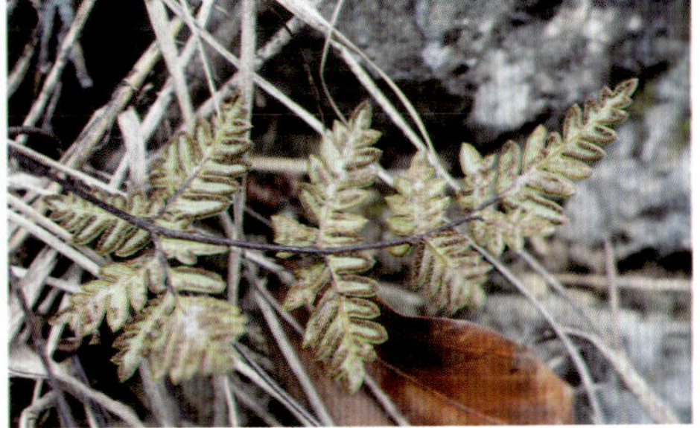

彩片 40　旱蕨 **Cheilanthes nitidula**

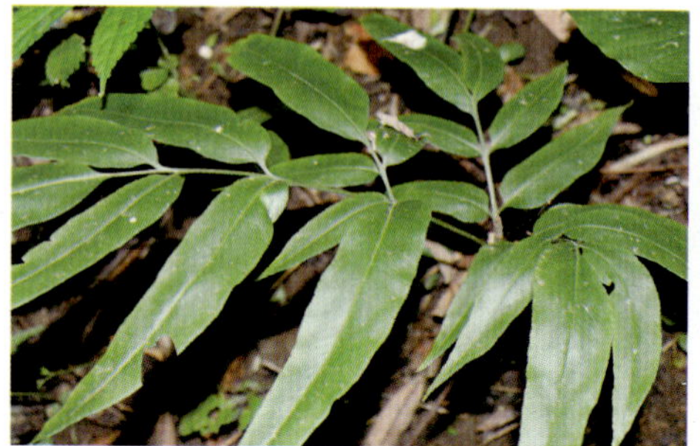

彩片 41　凤了蕨 **Coniogramme japonica**

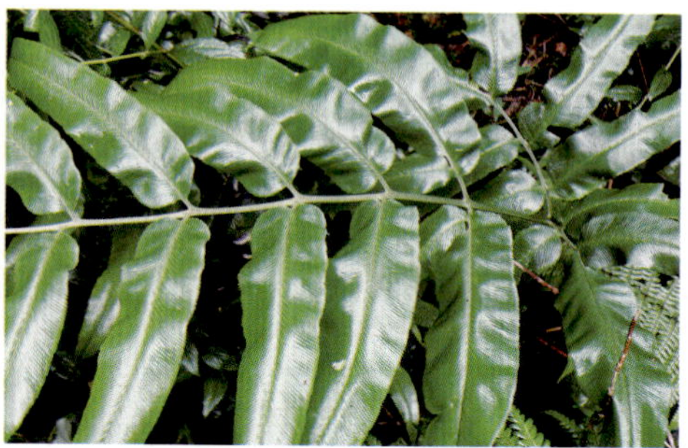

彩片 42　乳头凤了蕨 **Coniogramme rosthornii**

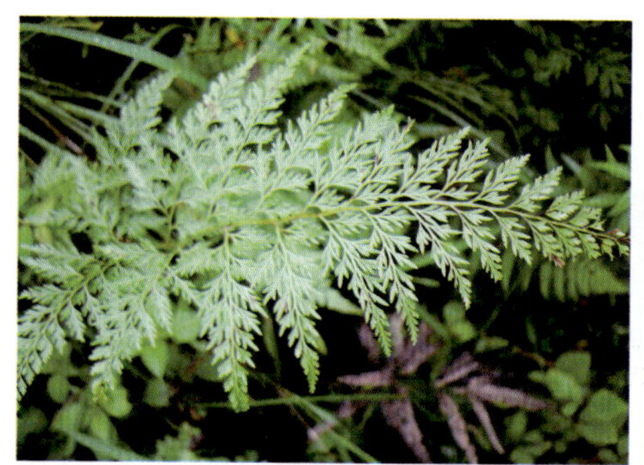

彩片 43　野雉尾金粉蕨 **Onychium japonicum**

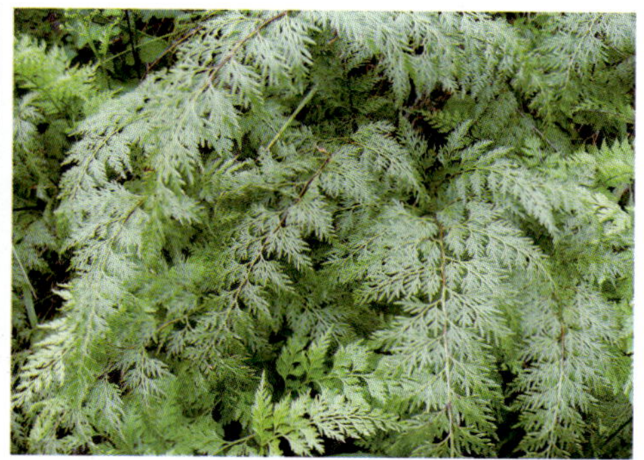

彩片 44　栗柄金粉蕨 **Onychium japonicum** var. **lucidum**

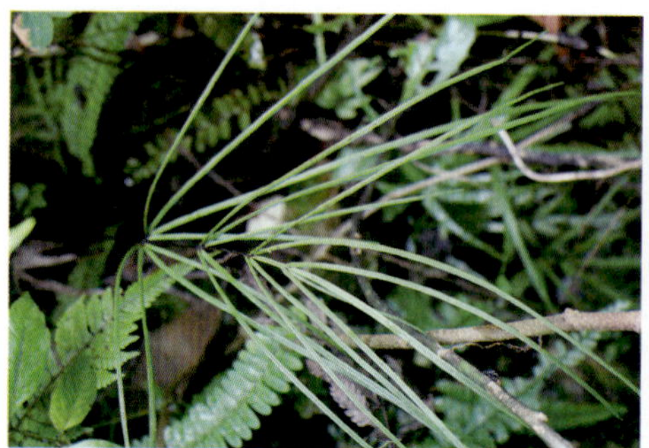

彩片 45　猪鬃凤尾蕨 **Pteris actiniopteroides**

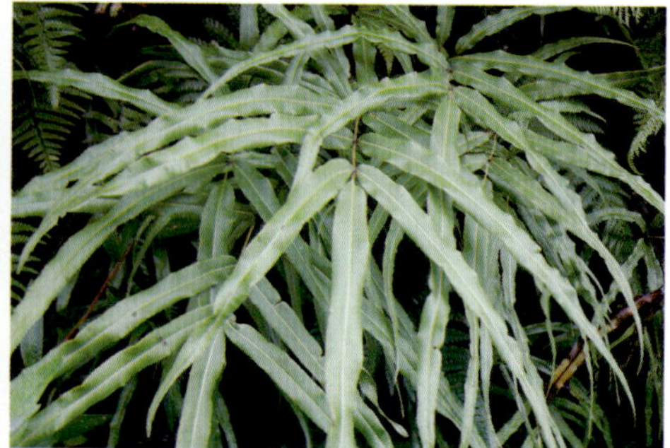

彩片 46　欧洲凤尾蕨 **Pteris cretica**

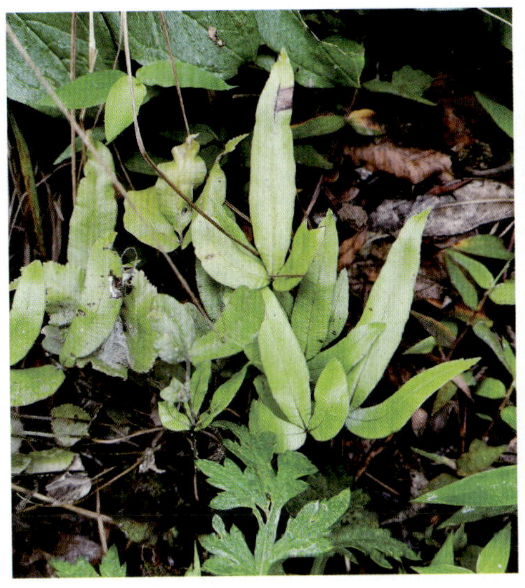
彩片 47　岩凤尾蕨 **Pteris deltodon**

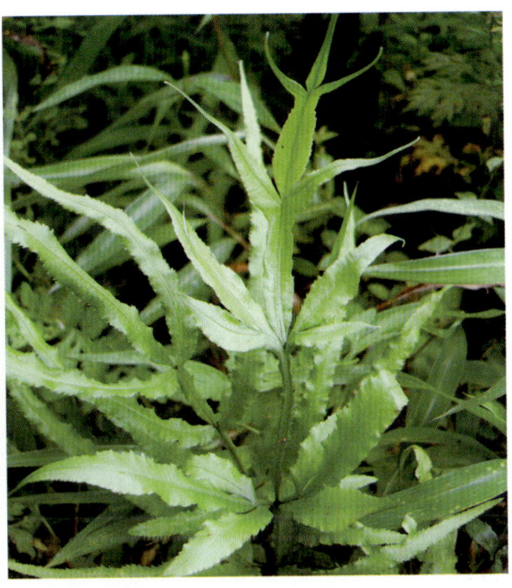
彩片 48　剑叶凤尾蕨 **Pteris ensiformis**

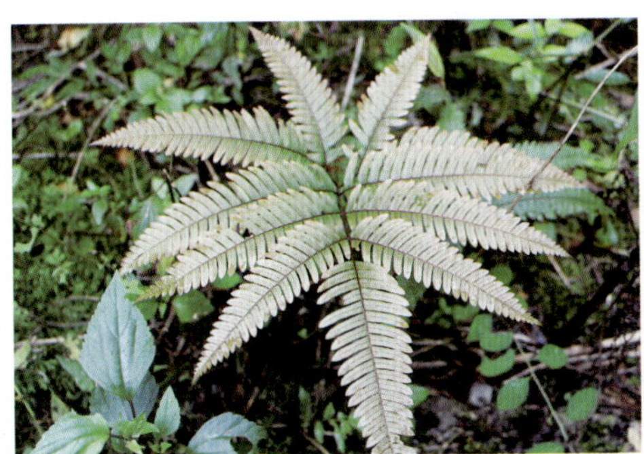
彩片 49　傅氏凤尾蕨 **Pteris fauriei**

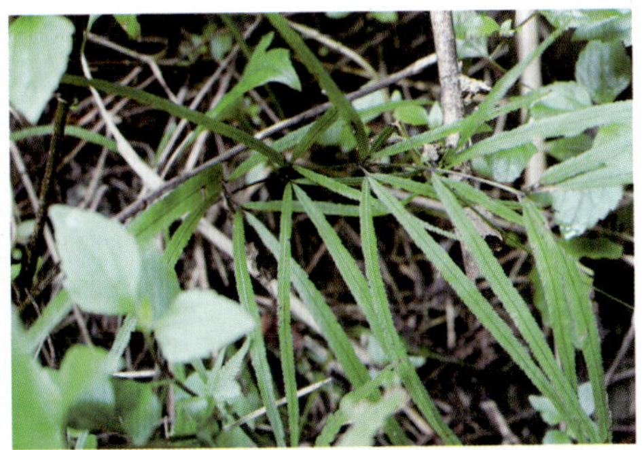
彩片 50　狭叶凤尾蕨 **Pteris henryi**

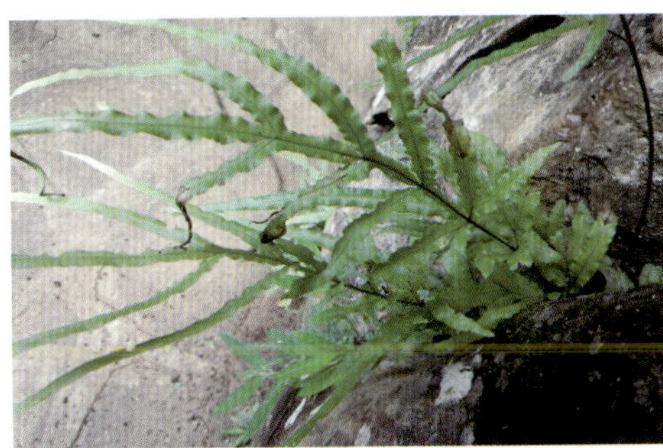
彩片 51　井栏边草 **Pteris multifida**

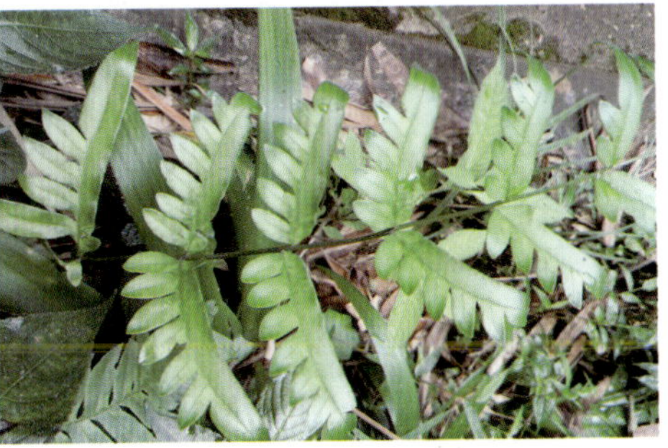
彩片 52　半边旗 **Pteris semipinnata**

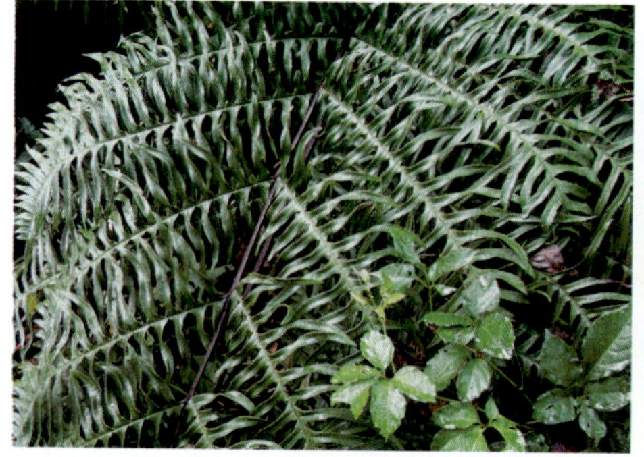

彩片 53　溪边凤尾蕨 **Pteris terminalis**

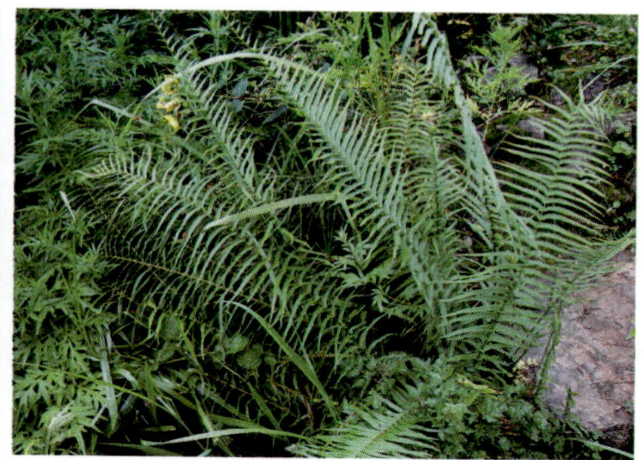

彩片 54　蜈蚣草 **Pteris vittata**

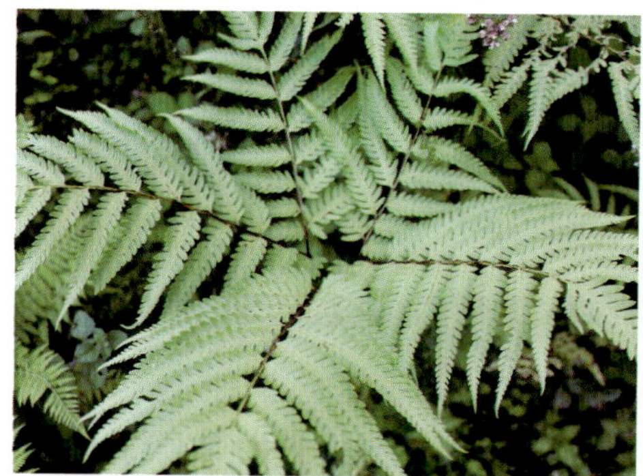

彩片 55　西南凤尾蕨 **Pteris wallichiana**

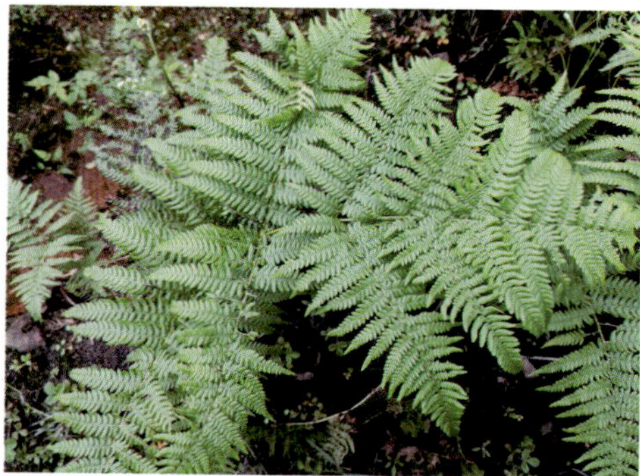

彩片 56　蕨 **Pteridium aquilinum** var. **latiusculum**

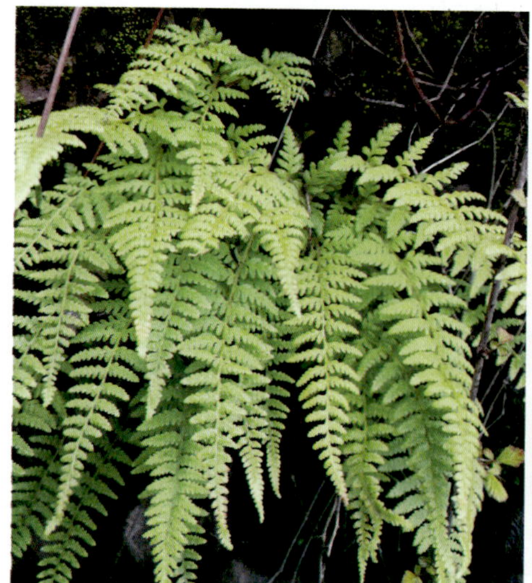

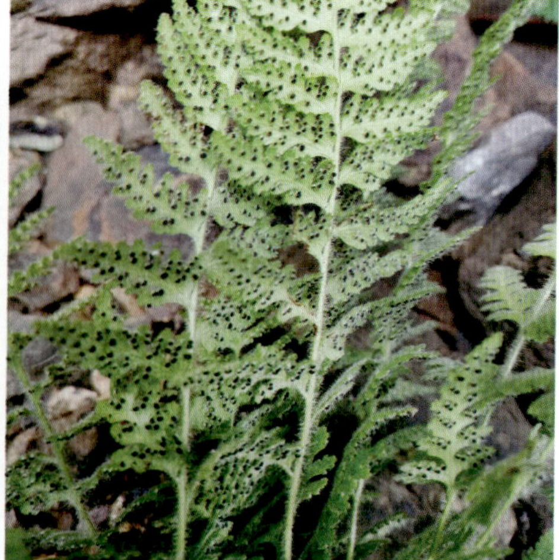

彩片 57　细毛碗蕨 **Dennstaedtia hirsuta**

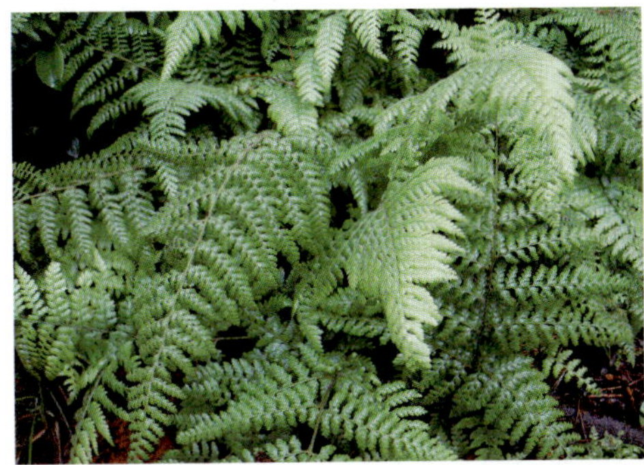
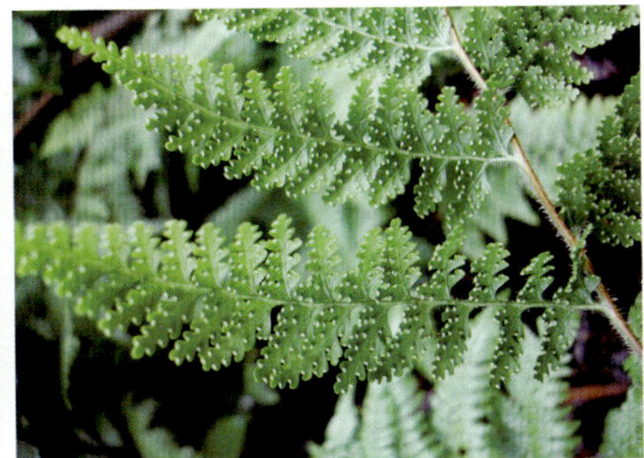

彩片 58　碗蕨 **Dennstaedtia scabra**

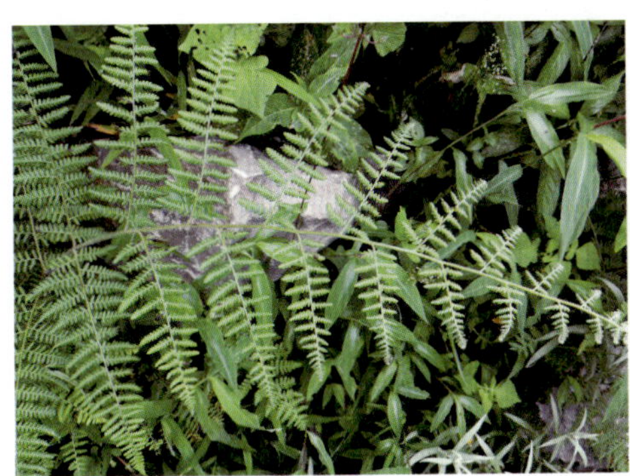
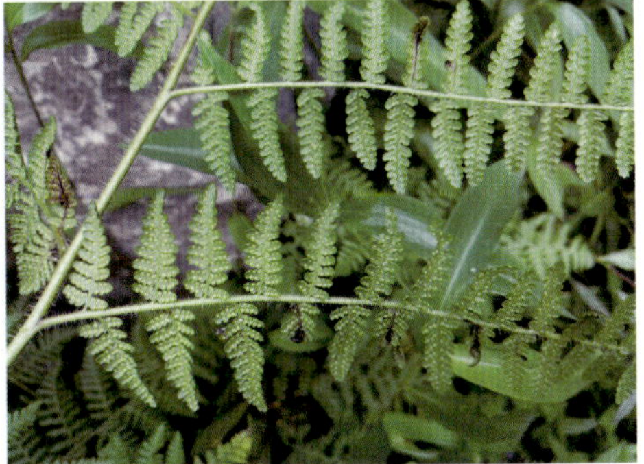

彩片 59　姬蕨 **Hypolepis punctata**

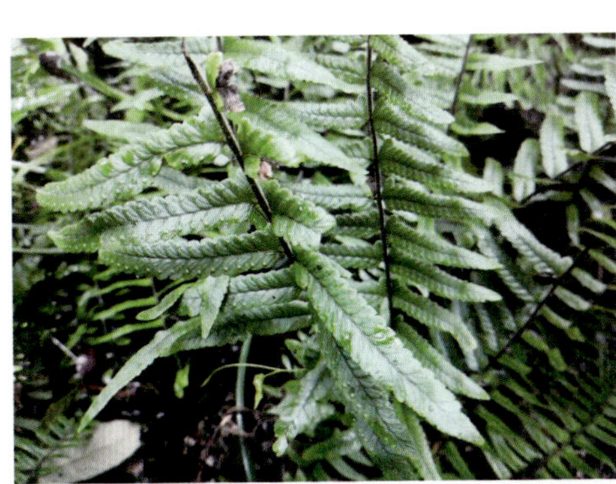
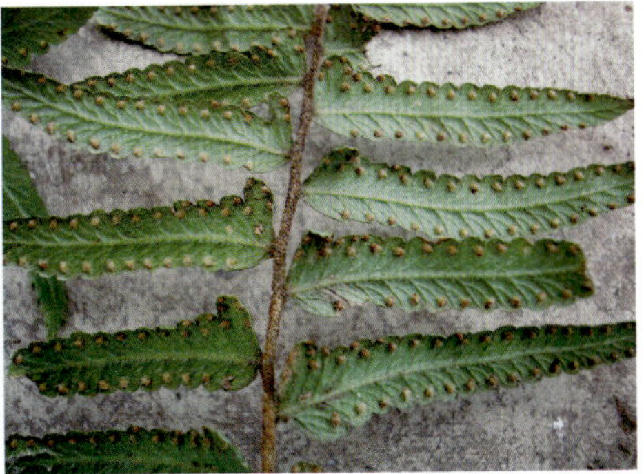

彩片 60　边缘鳞盖蕨 **Microlepia marginata**

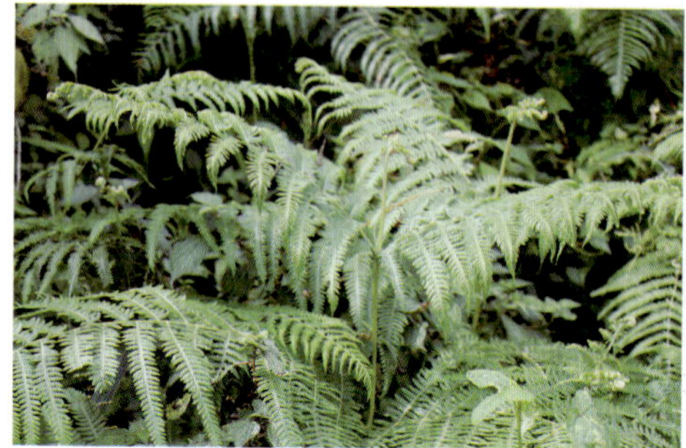
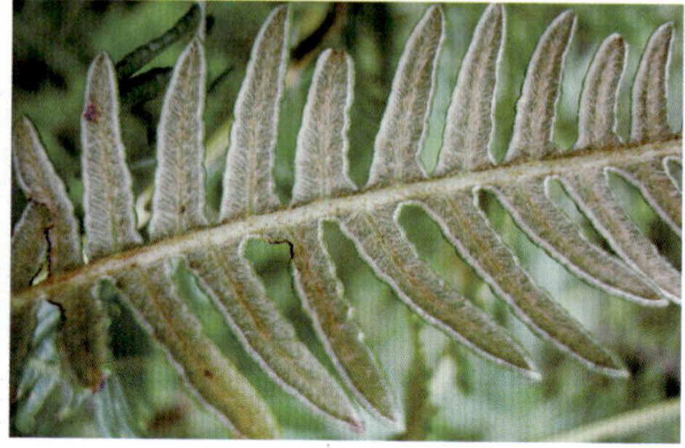

彩片 61　毛轴蕨 **Pteridium revolutum**

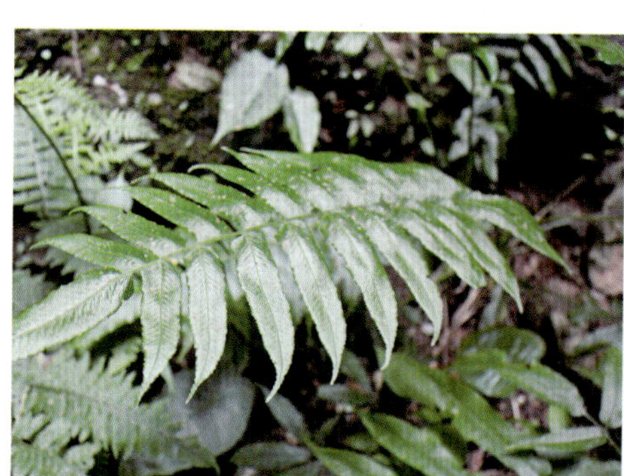
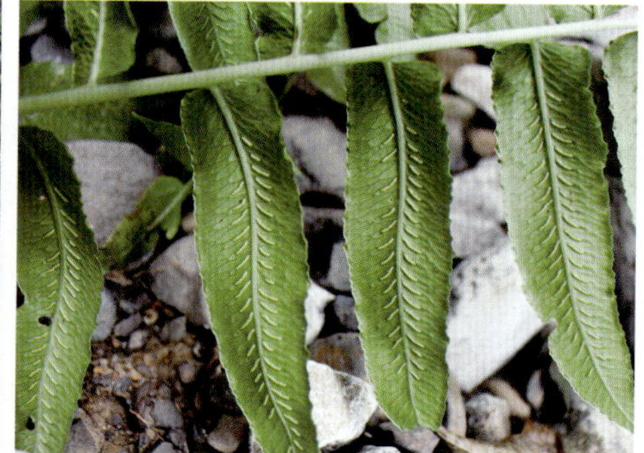

彩片 62　川黔肠蕨 **Diplaziopsis cavaleriana**

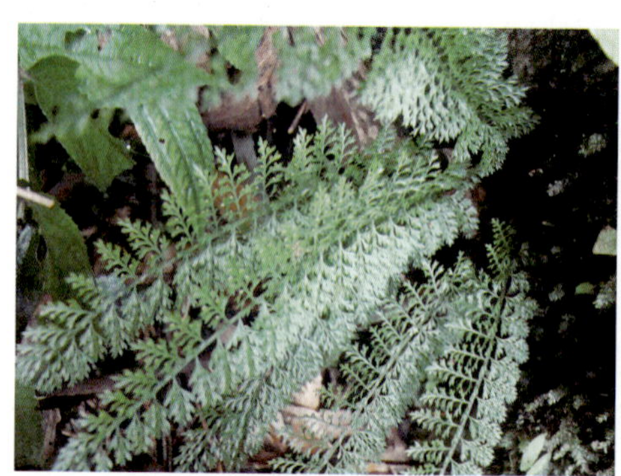

彩片 63　线裂铁角蕨 **Asplenium coenobiale**

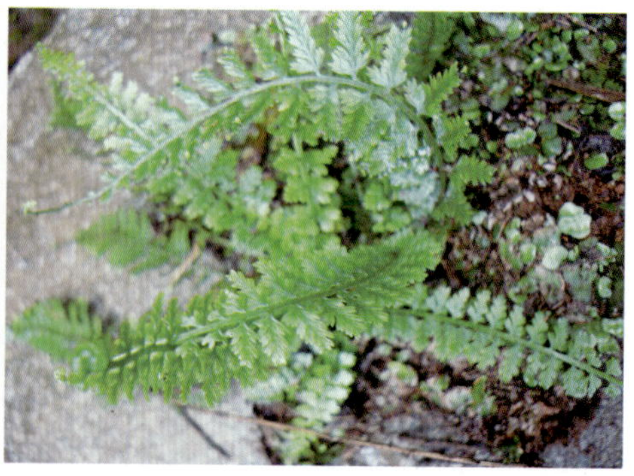

彩片 64　云南铁角蕨 **Asplenium exiguum**

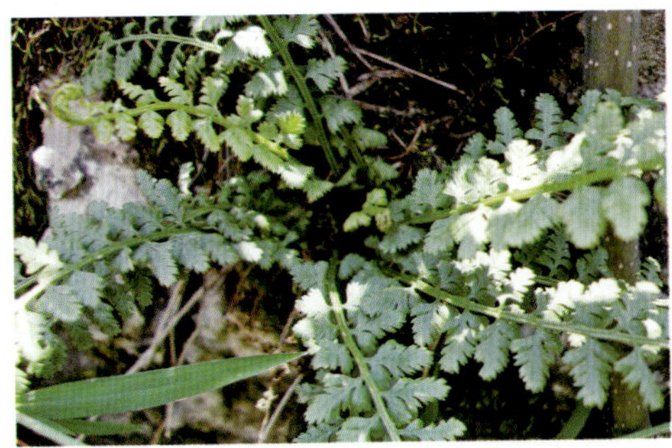

彩片 65　虎尾铁角蕨 **Asplenium incisum**

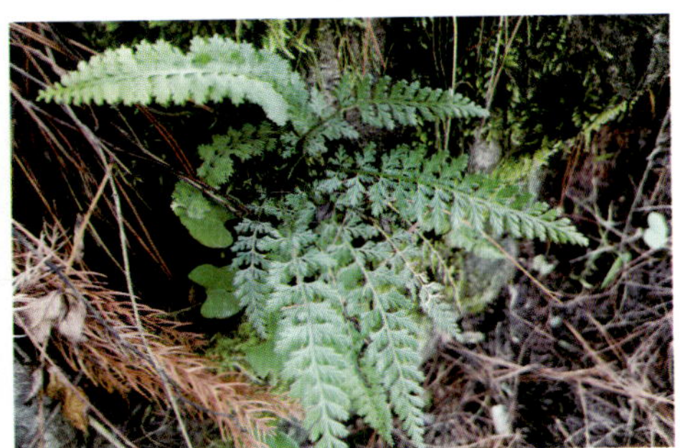

彩片 66　北京铁角蕨 **Asplenium pekinense**

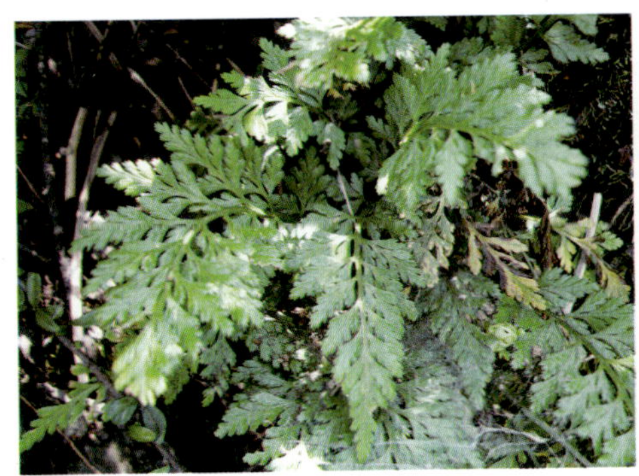

彩片 67　华中铁角蕨 **Asplenium sarelii**

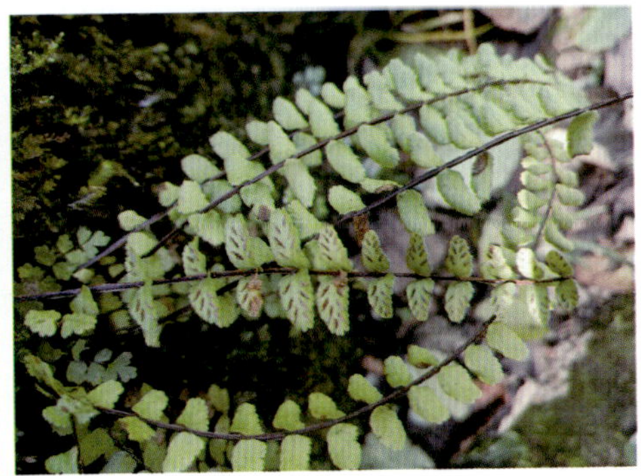

彩片 68　铁角蕨 **Asplenium trichomanes**

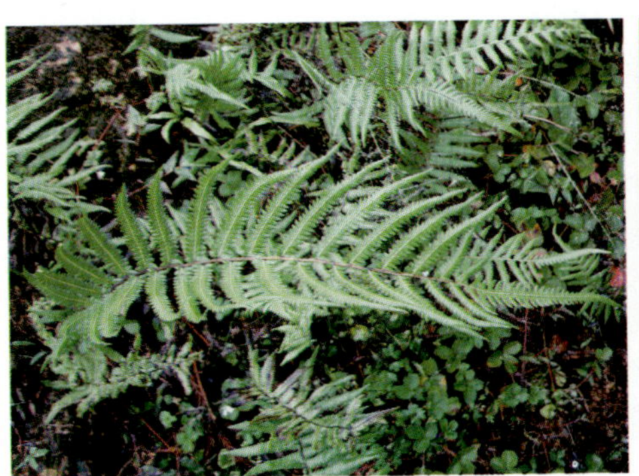

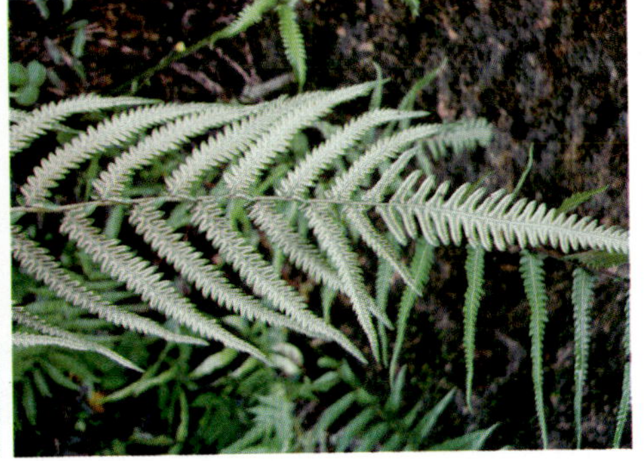

彩片 69　渐尖毛蕨 **Cyclosorus acuminatus**

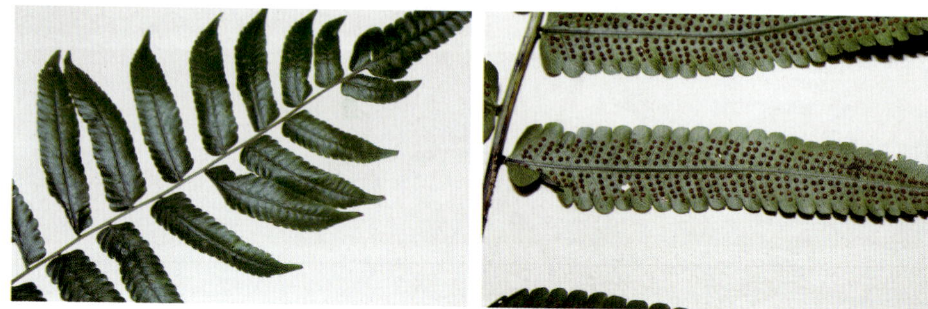

彩片 70　齿牙毛蕨 **Cyclosorus dentatus**

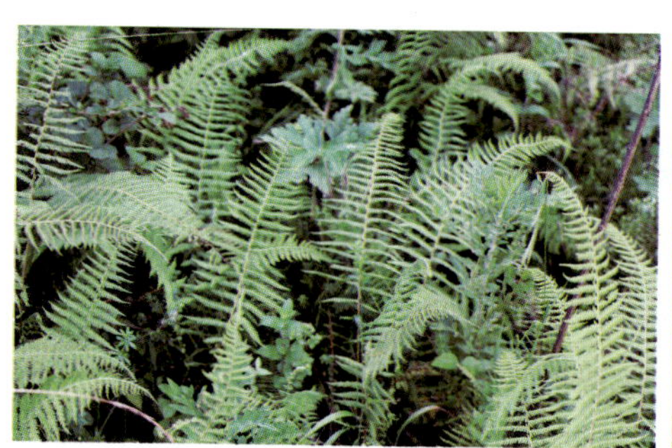

彩片 71　长根金星蕨 **Parathelypteris beddomei**

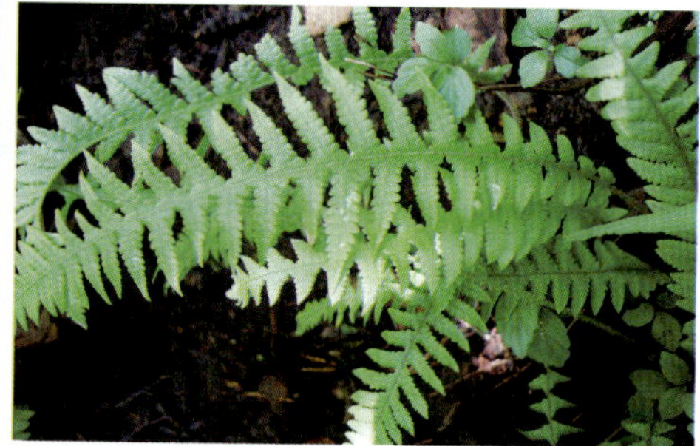

彩片 72　延羽卵果蕨 **Phegopteris decursive-pinnata**

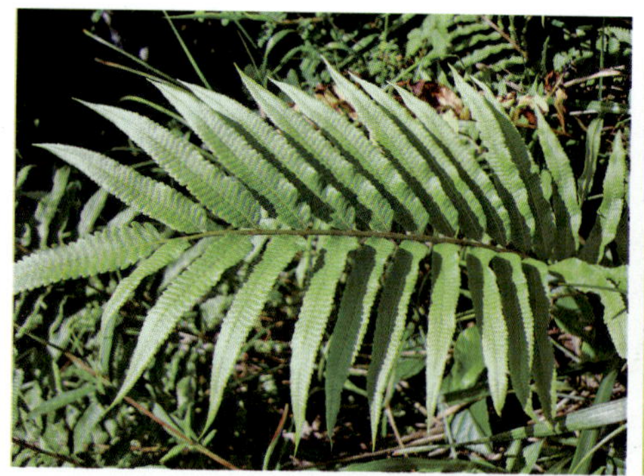

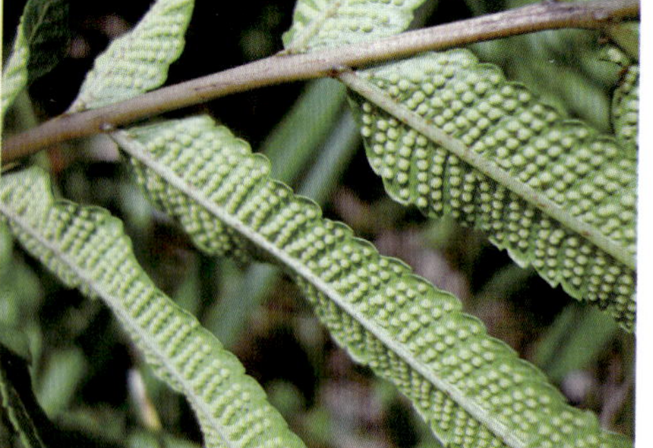

彩片 73　披针新月蕨 **Pronephrium penangianum**

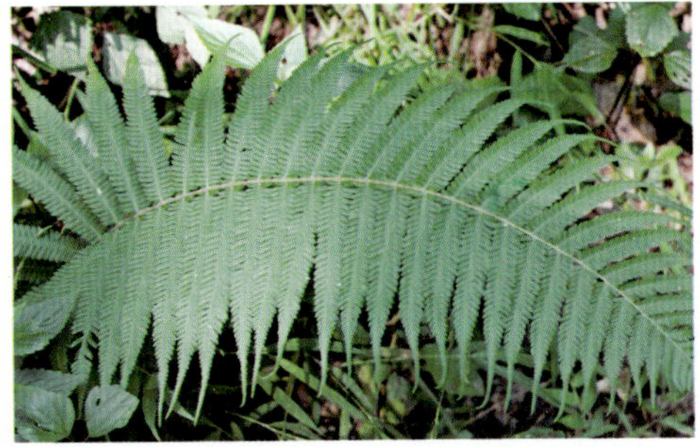

彩片 74　西南假毛蕨 **Pseudocyclosorus esquirolii**

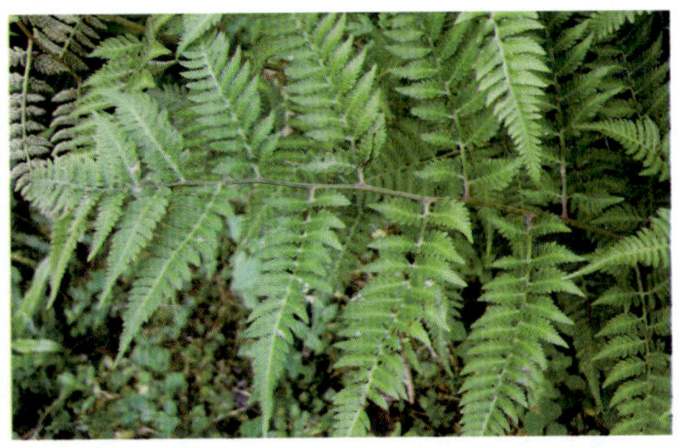

彩片 75　日本安蕨 **Anisocampium niponicum**

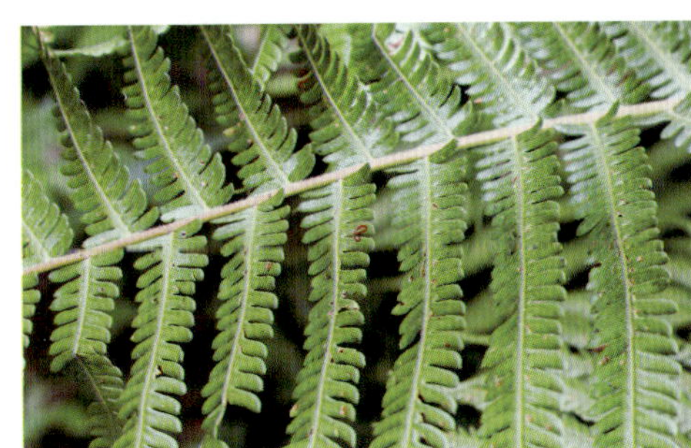

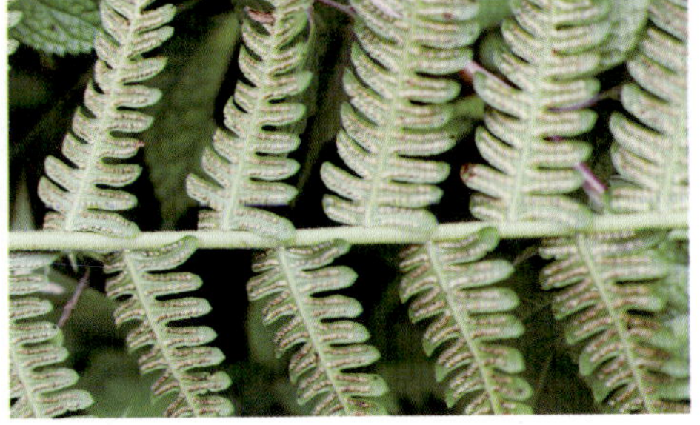

彩片 76　普通假毛蕨 **Pseudocyclosorus subochthodes**

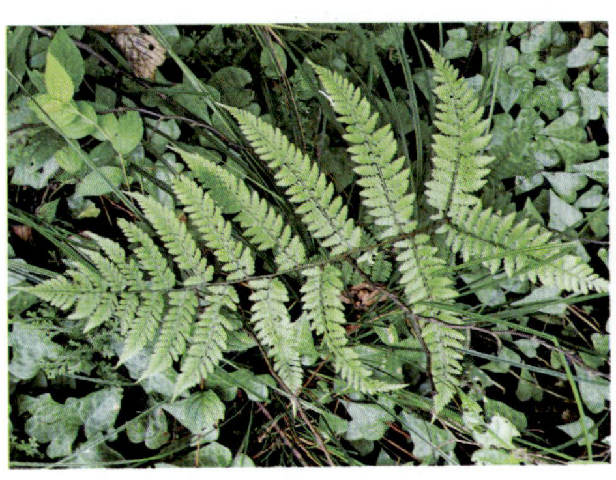

彩片 77　长江蹄盖蕨 **Athyrium iseanum**

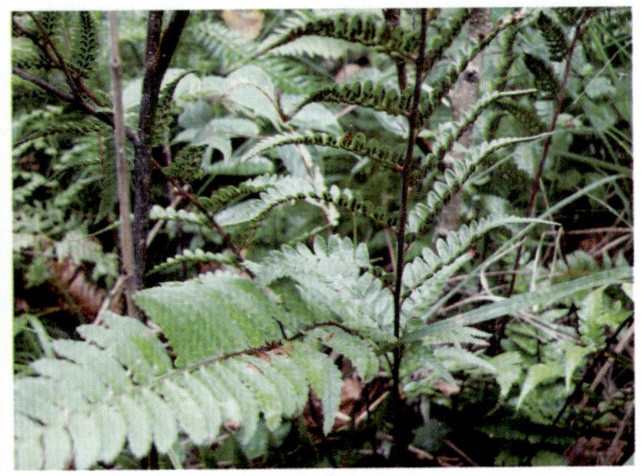

彩片 78　华中蹄盖蕨 **Athyrium wardii**

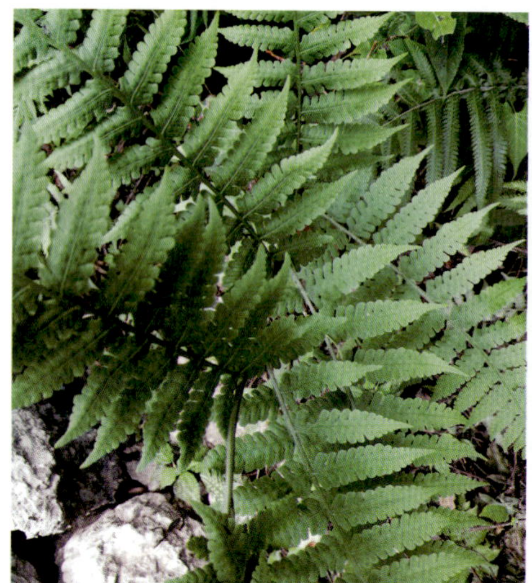
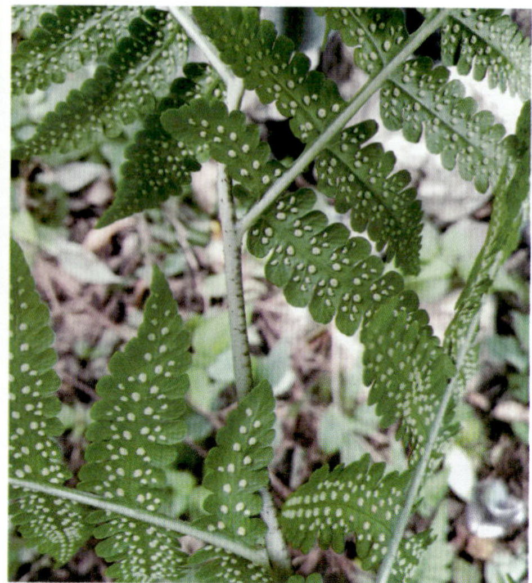

彩片 79　对囊蕨 **Deparia boryana**

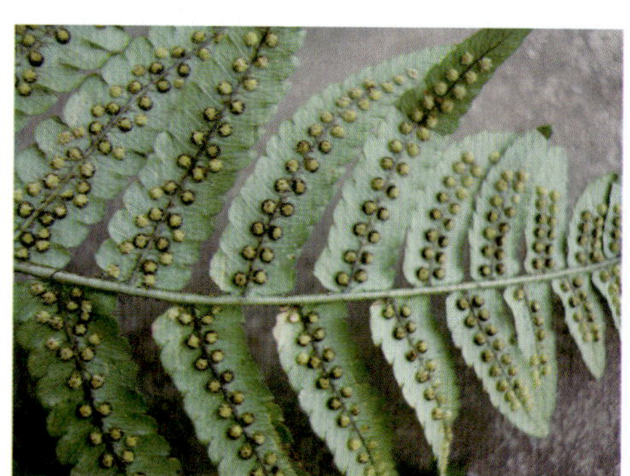

彩片 80　大久保对囊蕨 **Deparia okuboana**

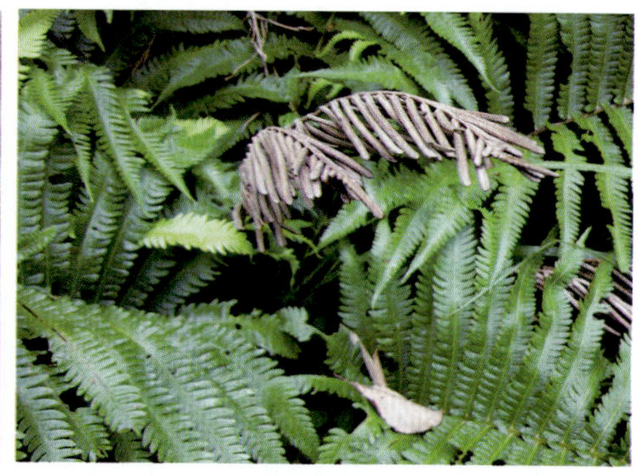

彩片 81　东方荚果蕨 **Pentarhizidium orientale**

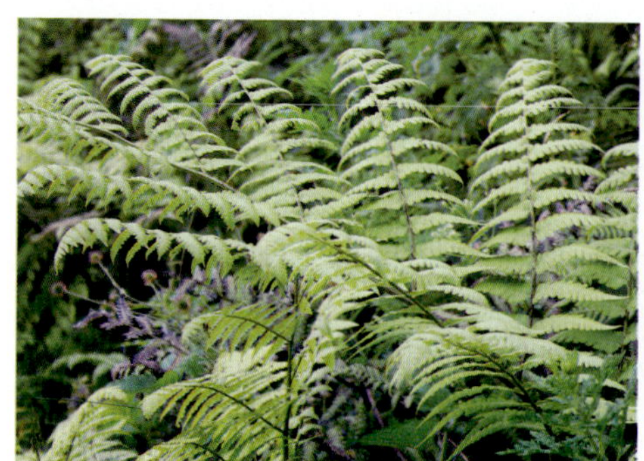
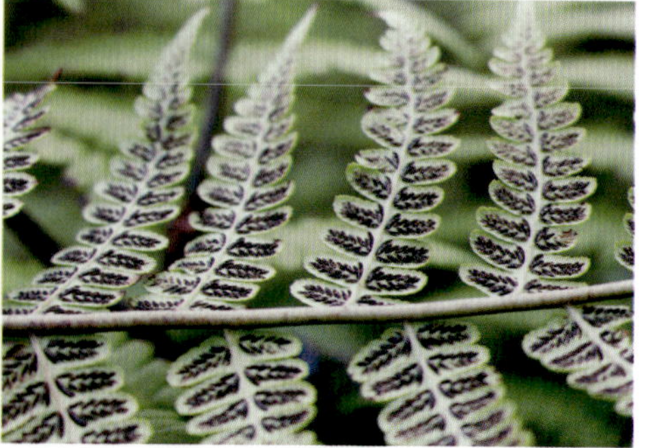

彩片 82　双生双盖蕨 **Diplazium prolixum**

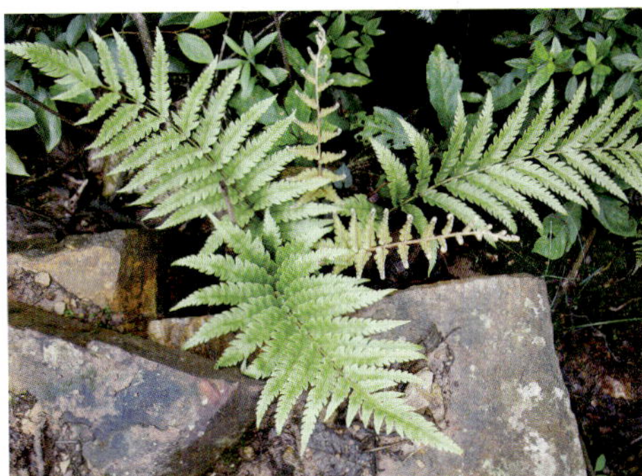
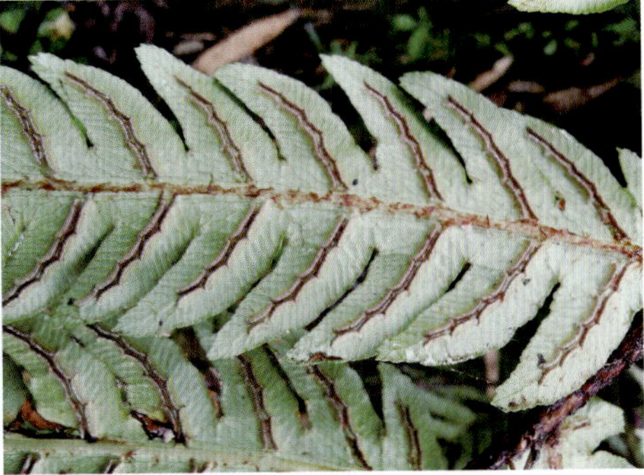

彩片 83 狗脊 **Woodwardia japonica**

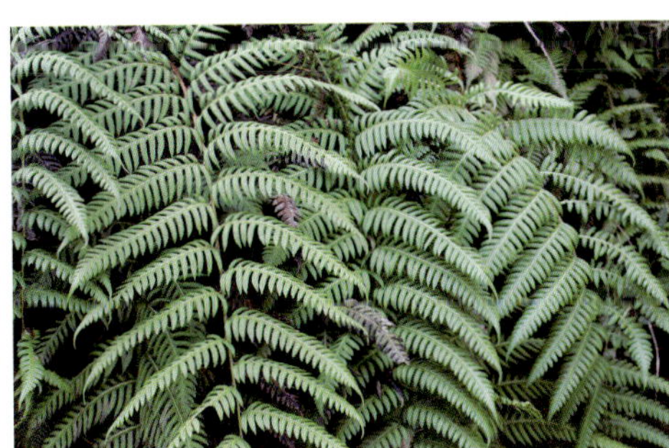
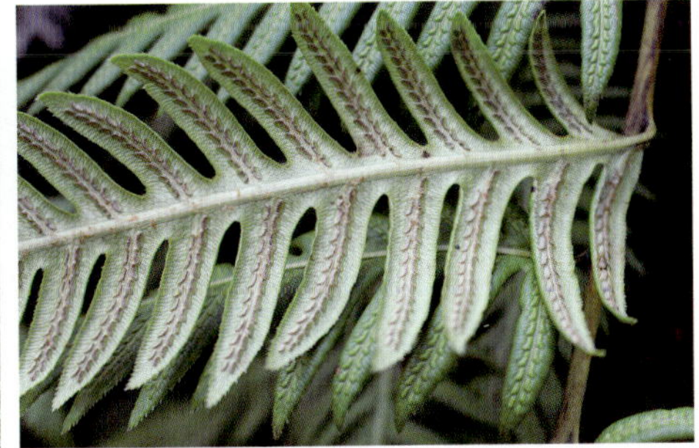

彩片 84 顶芽狗脊 **Woodwardia unigemmata**

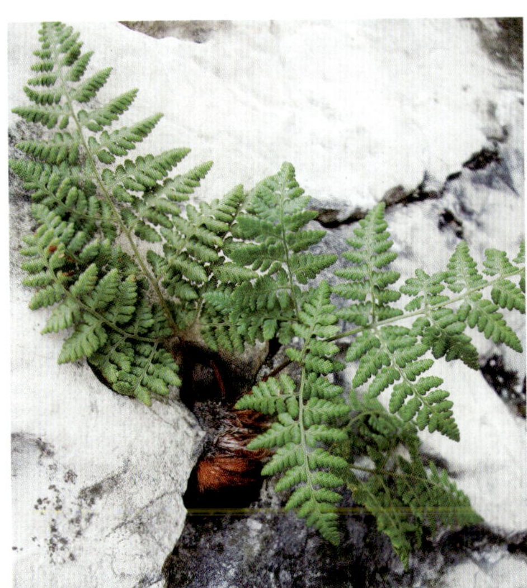
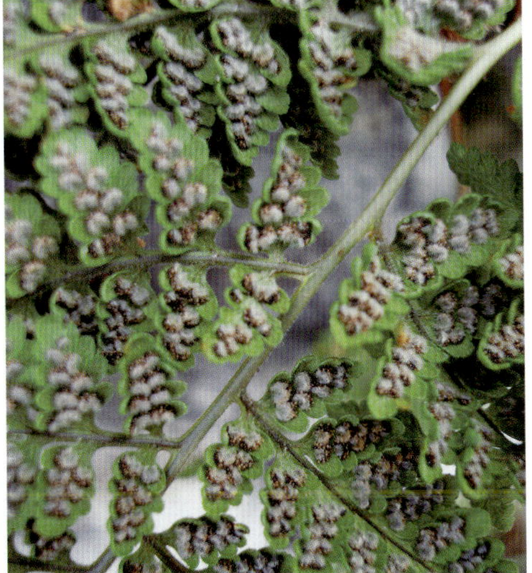

彩片 85 肿足蕨 **Hypodematium crenatum**

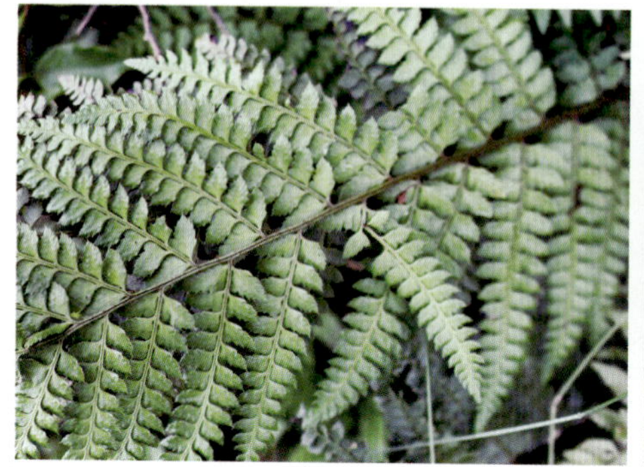

彩片 86　斜方复叶耳蕨 **Arachniodes amabilis**

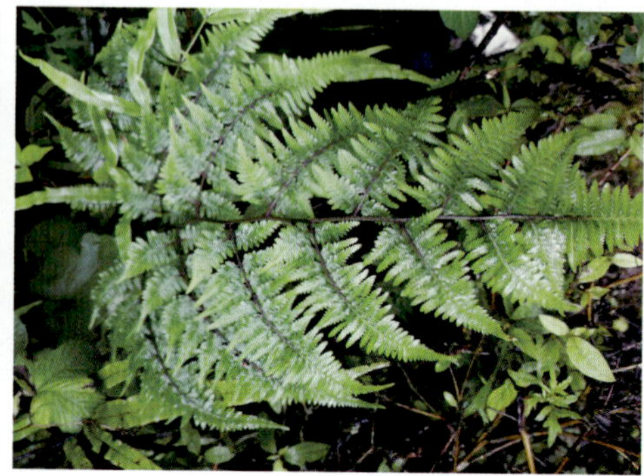

彩片 87　四回毛枝蕨 **Arachniodes quadripinnata**

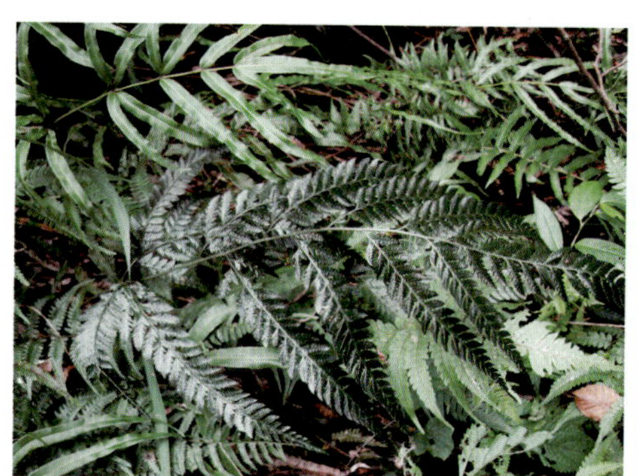

彩片 88　长尾复叶耳蕨 **Arachniodes simplicior**

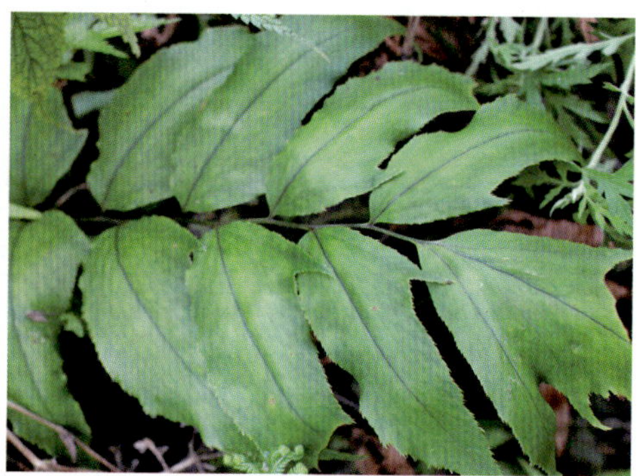

彩片 89　刺齿贯众 **Cyrtomium caryotideum**

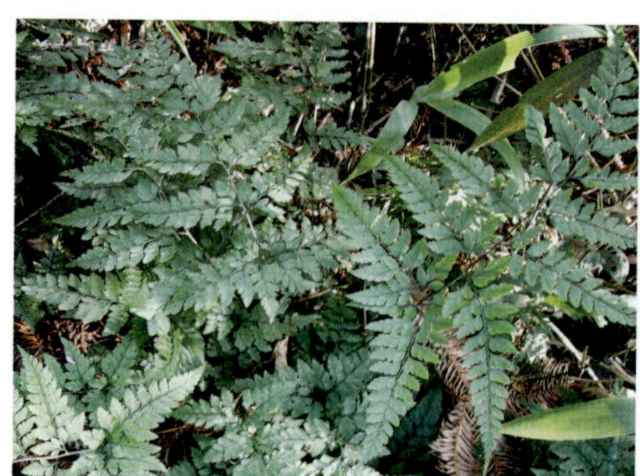

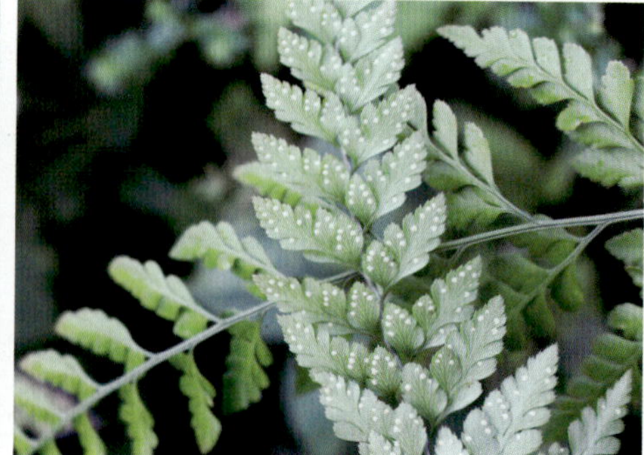

彩片 90　美观复叶耳蕨 **Arachniodes speciosa**

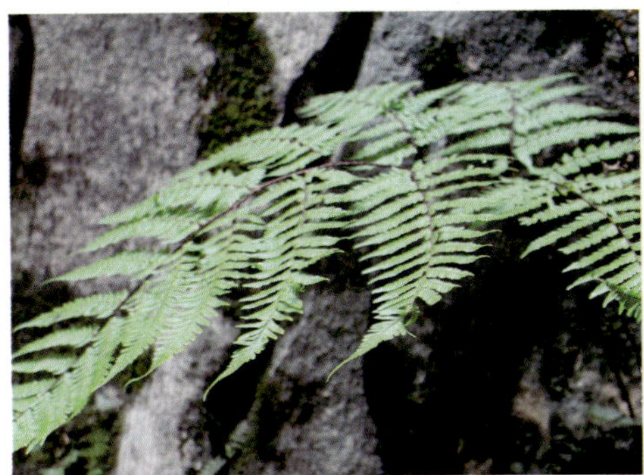

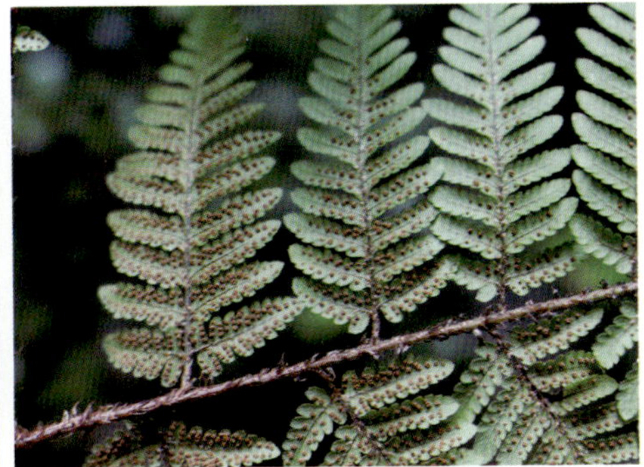

彩片 91　亮鳞肋毛蕨 **Ctenitis subglandulosa**

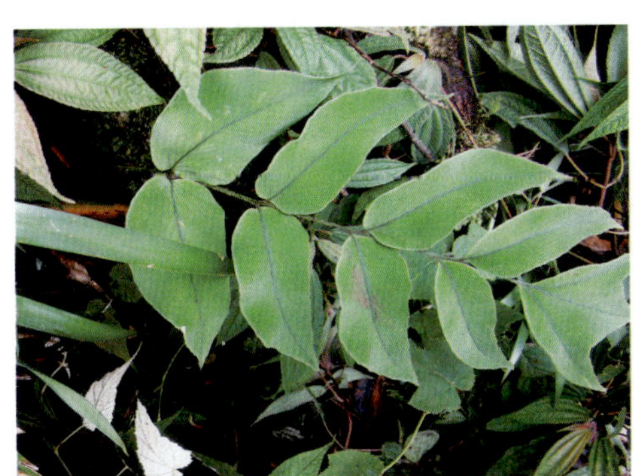

彩片 92　贯众 **Cyrtomium fortunei**

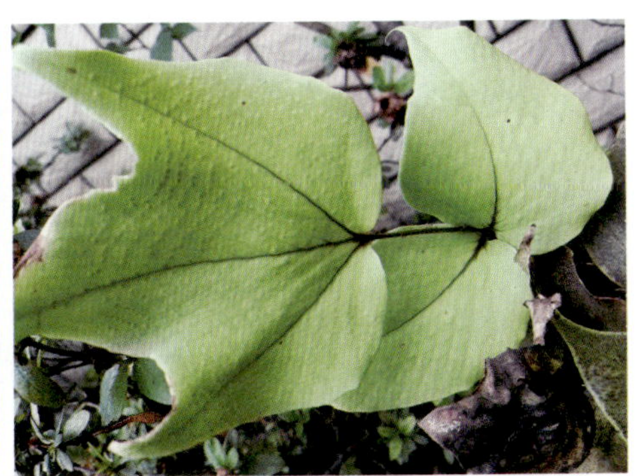

彩片 93　大叶贯众 **Cyrtomium macrophyllum**

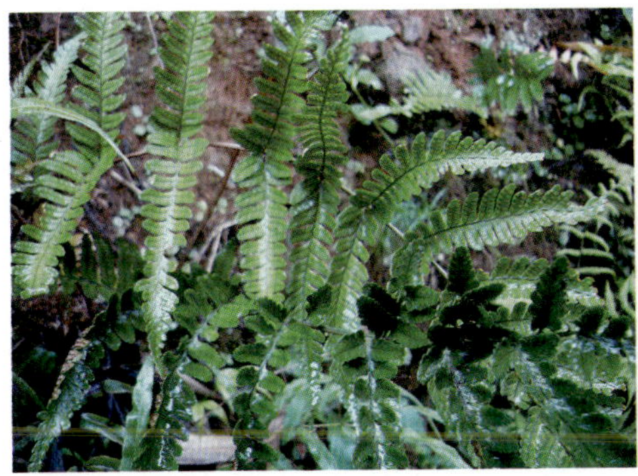

彩片 94　红盖鳞毛蕨 **Dryopteris erythrosora**

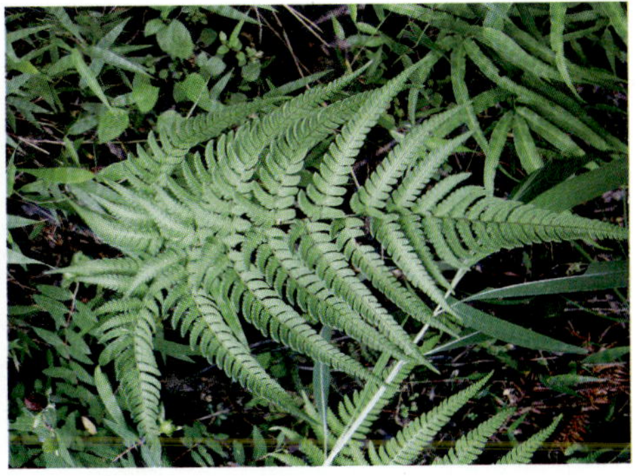

彩片 95　变异鳞毛蕨 **Dryopteris varia**

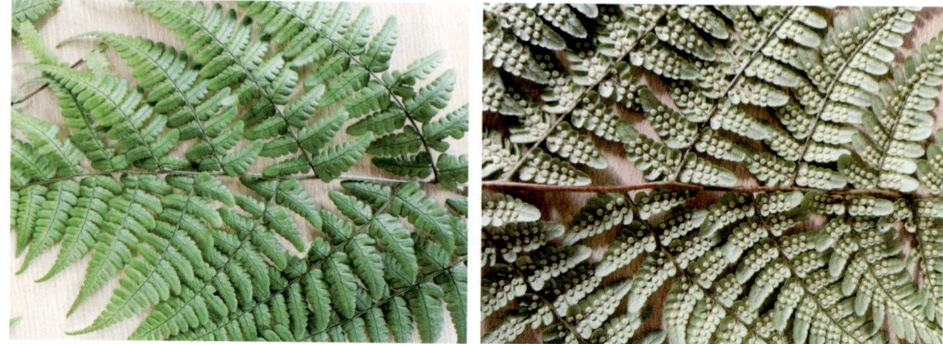

彩片 96　稀羽鳞毛蕨 **Dryopteris sparsa**

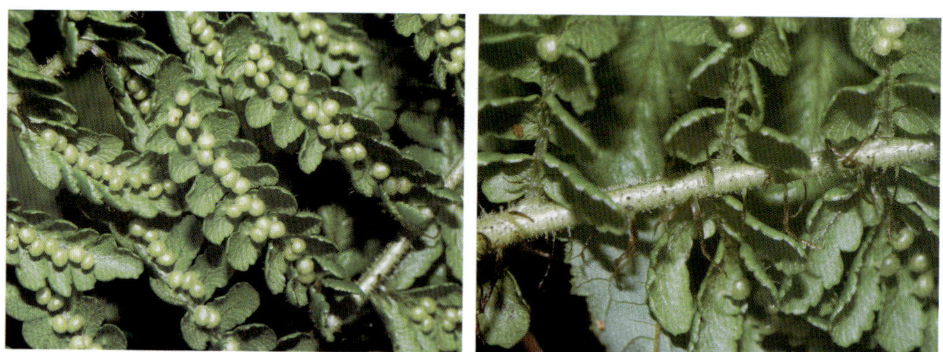

彩片 97　维明鳞毛蕨 **Dryopteris zhuweimingii**

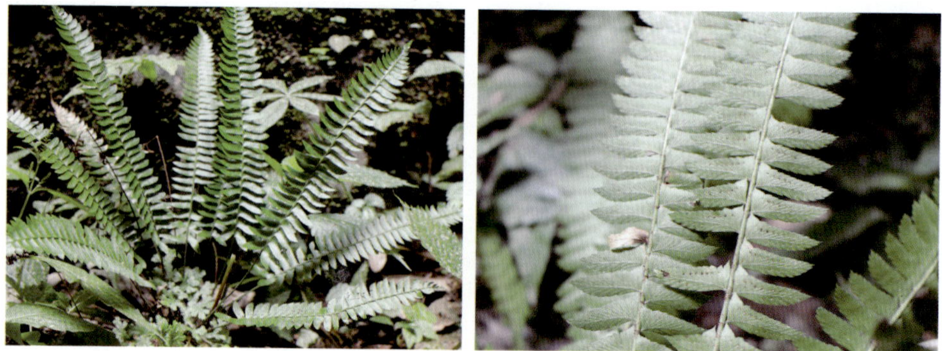

彩片 98　尖齿耳蕨 **Polystichum acutidens**

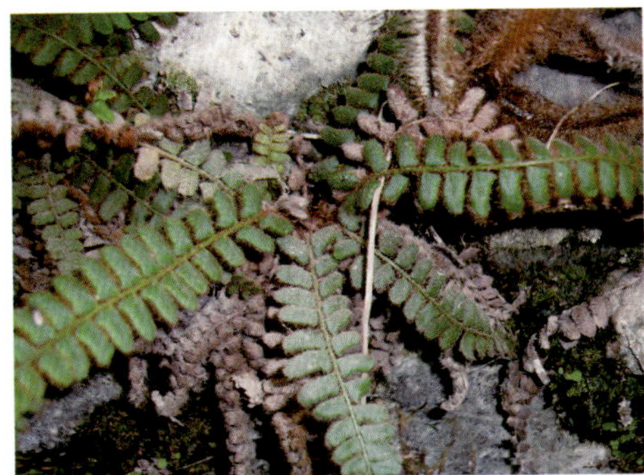
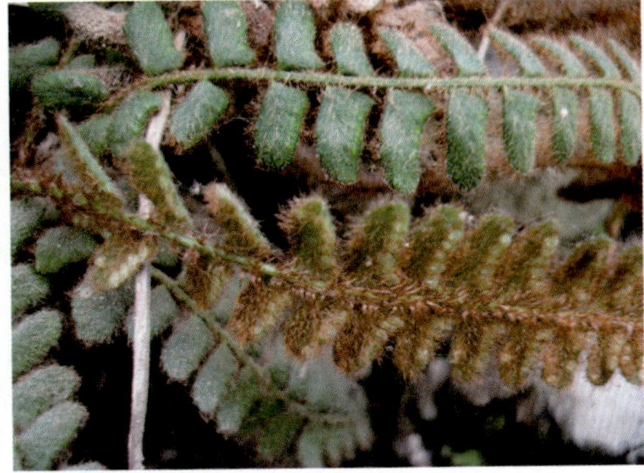

彩片 99　蚀盖耳蕨 **Polystichum erosum**

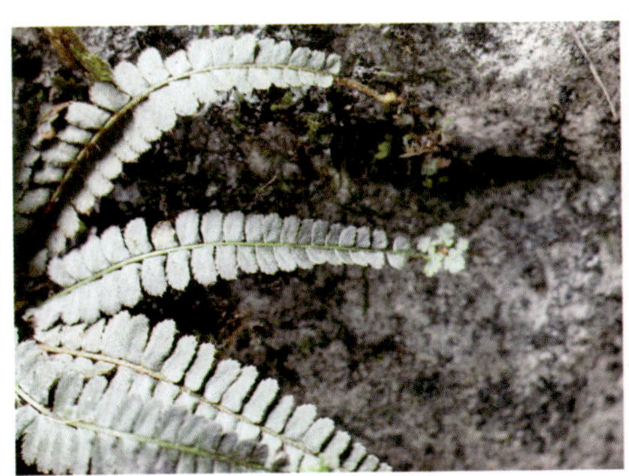

彩片 100　华北耳蕨 **Polystichum craspedosorum**

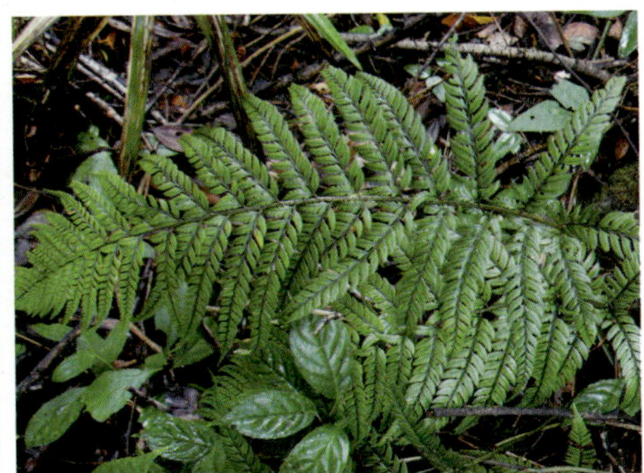

彩片 101　草叶耳蕨 **Polystichum herbaceum**

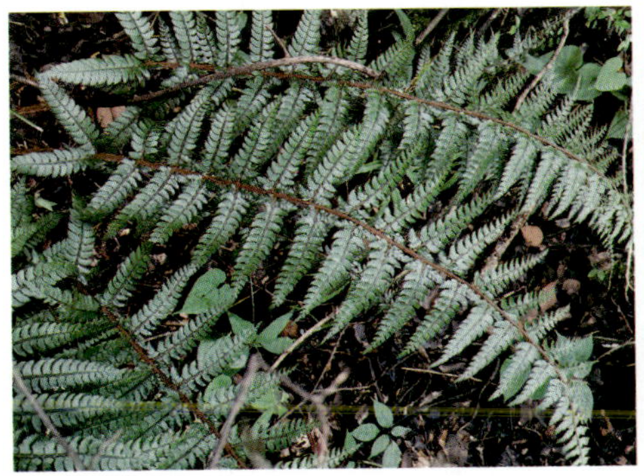

彩片 102　黑鳞耳蕨 **Polystichum makinoi**

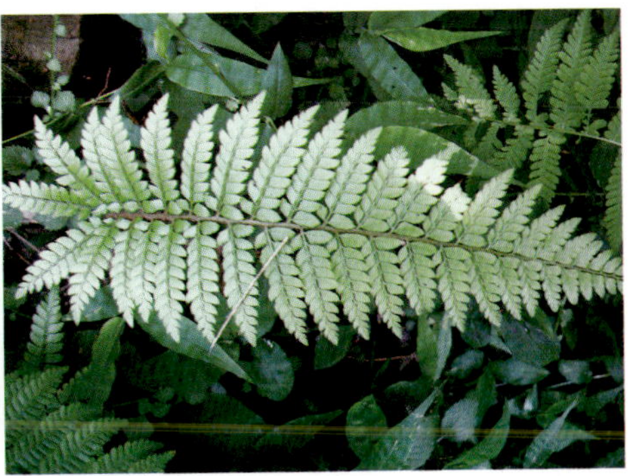

彩片 103　对马耳蕨 **Polystichum tsus-simense**

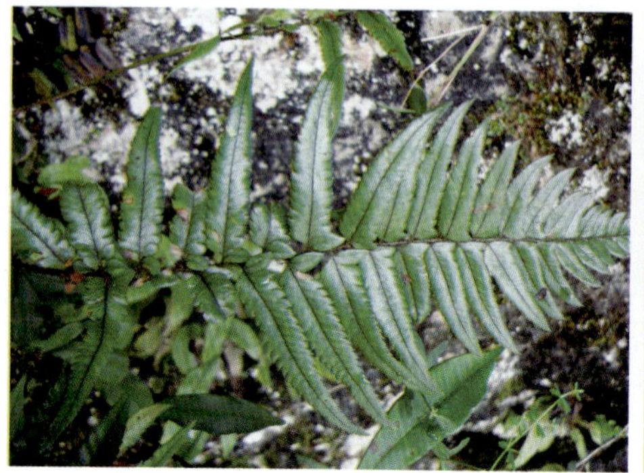

彩片 104　剑叶耳蕨 **Polystichum xiphophyllum**

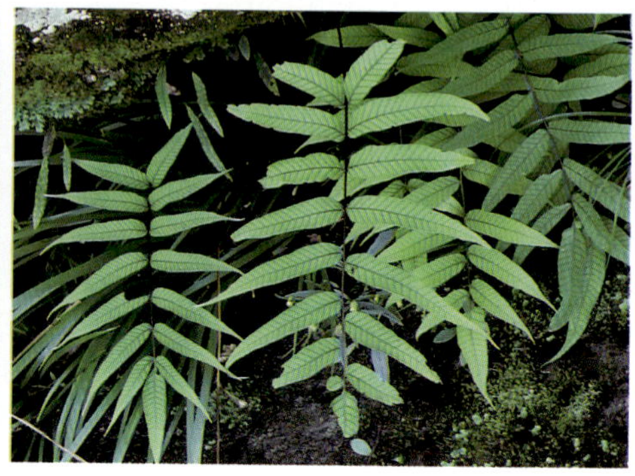

彩片 105　多羽节肢蕨 **Arthromeris mairei**

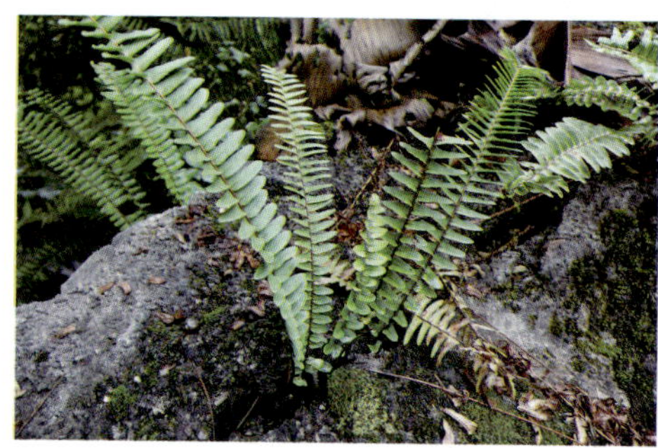

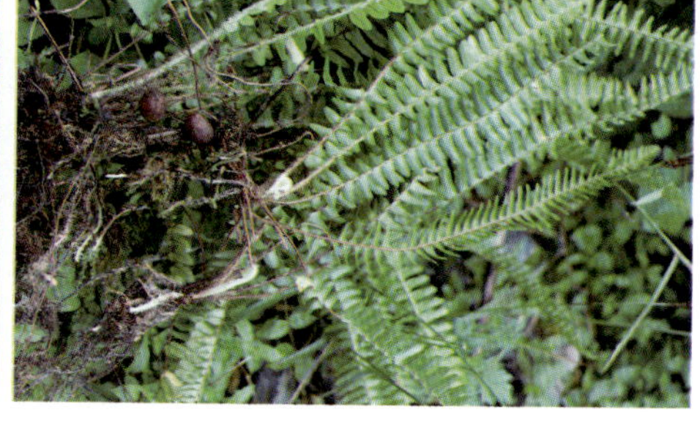

彩片 106　肾蕨 **Nephrolepis cordifolia**

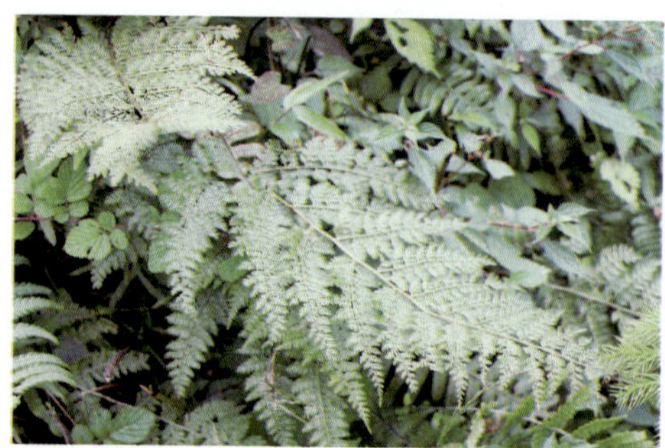

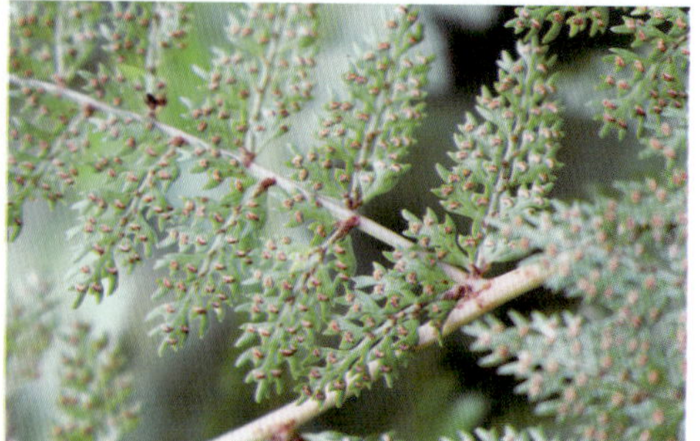

彩片 107　鳞轴小膜盖蕨 **Araiostegia perdurans**

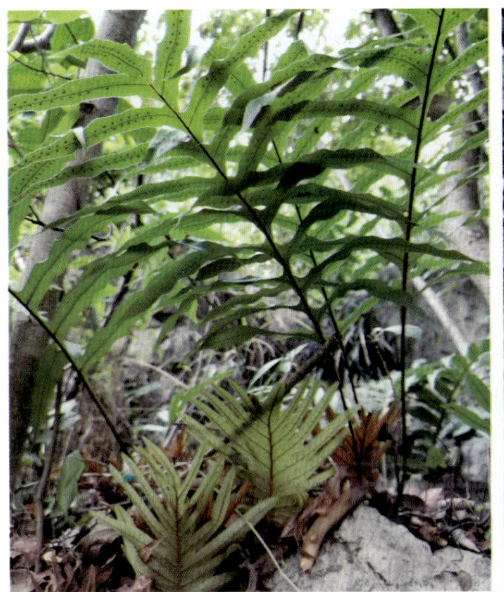
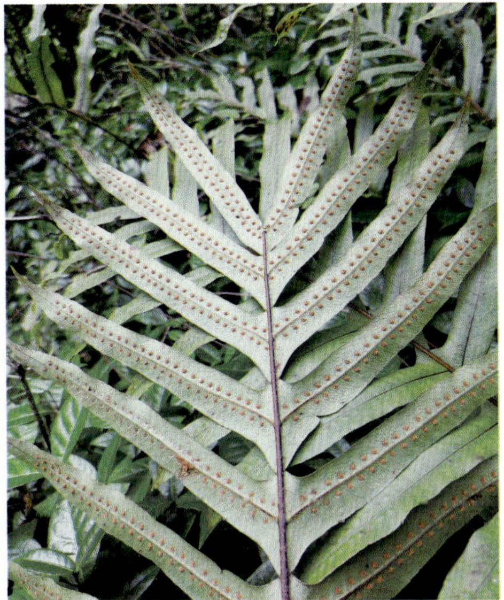

彩片 108　石莲姜槲蕨 **Drynaria propinqua**

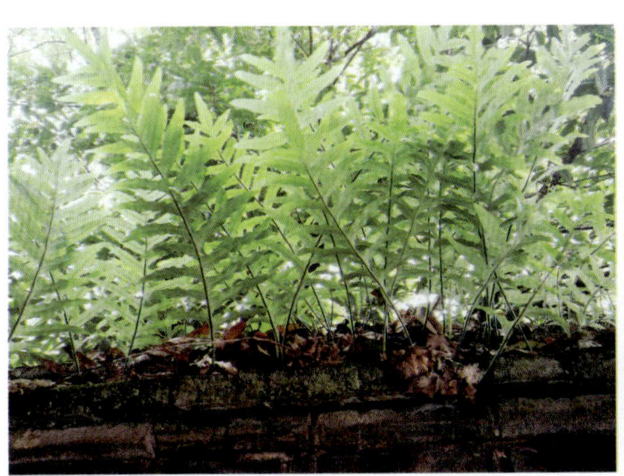

彩片 109　槲蕨 **Drynaria roosii**

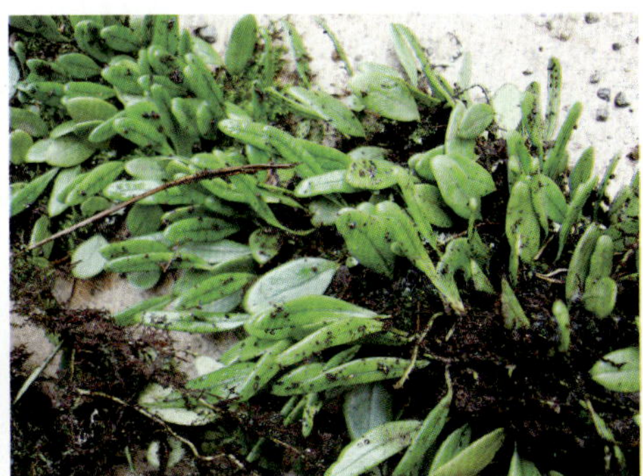

彩片 110　抱石莲 **Lemmaphyllum drymoglossoides**

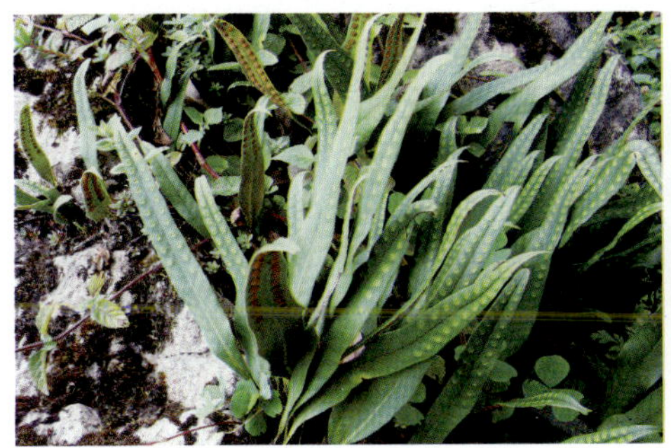

彩片 111　黄瓦韦 **Lepisorus asterolepis**

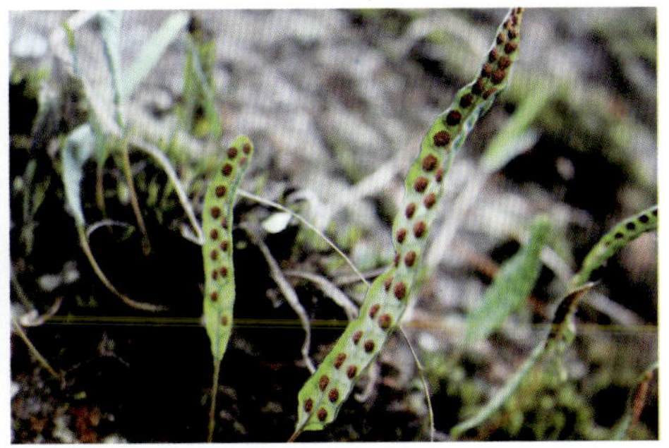

彩片 112　扭瓦韦 **Lepisorus contortus**

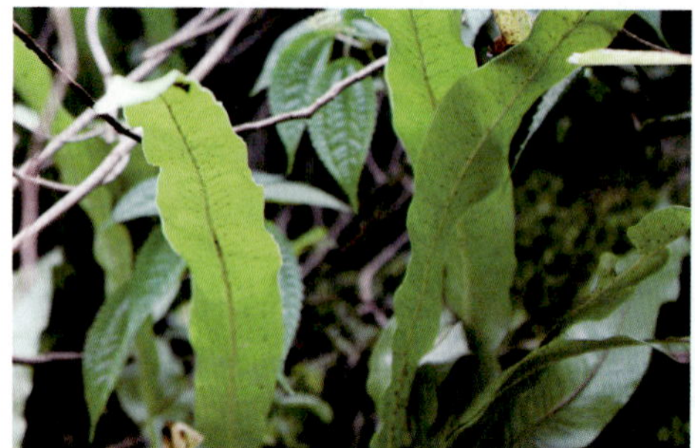

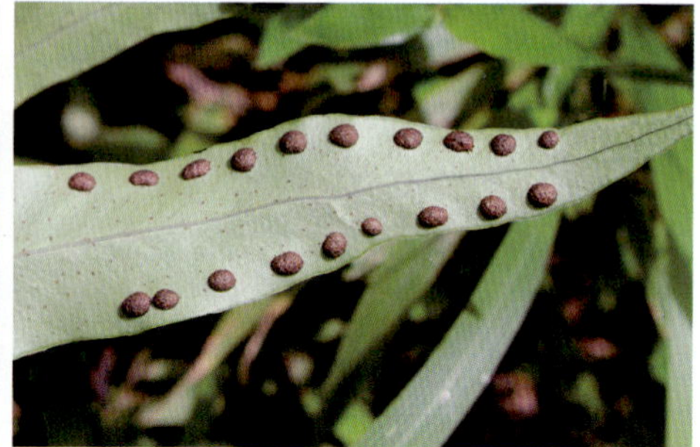

彩片 113　大瓦韦 **Lepisorus macrosphaerus**

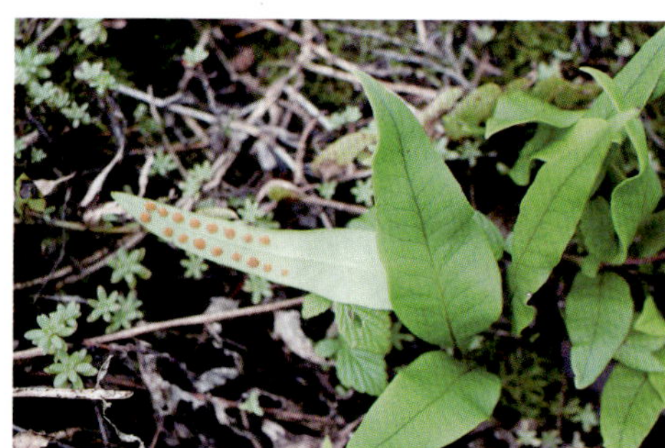

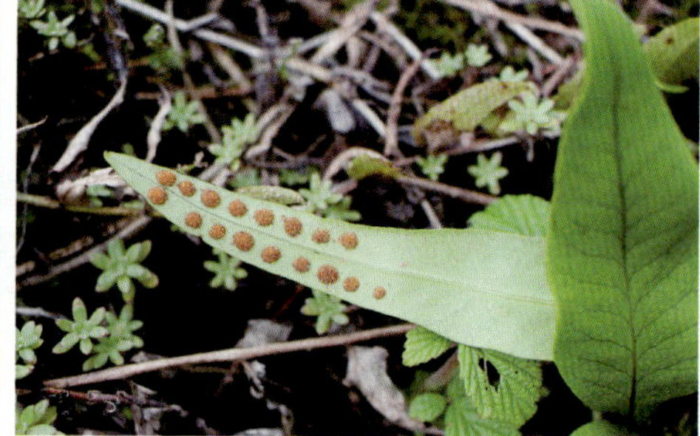

彩片 114　粤瓦韦 **Lepisorus obscurevenulosus**

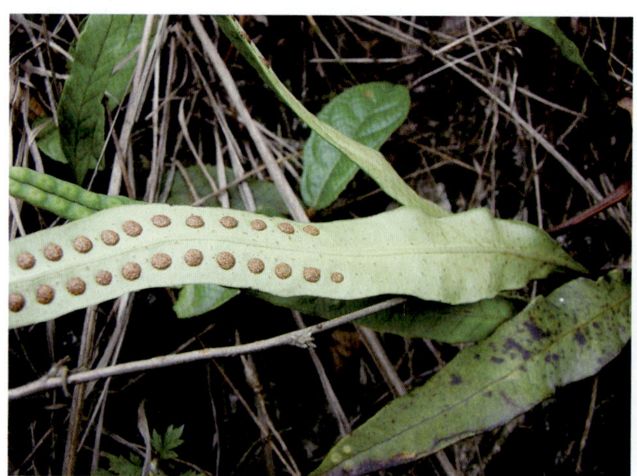

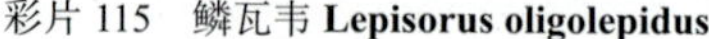

彩片 115　鳞瓦韦 **Lepisorus oligolepidus**

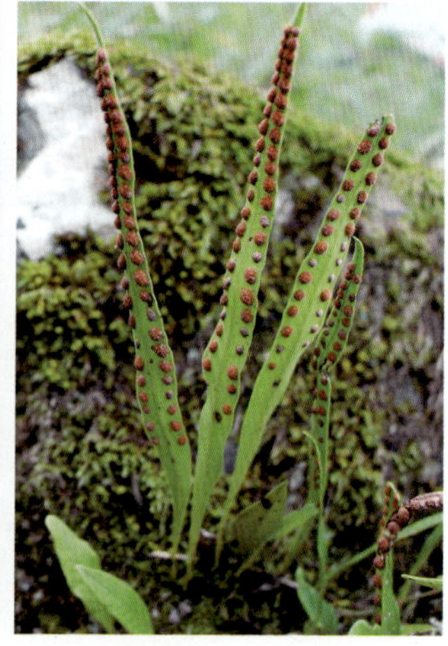

彩片 116　瓦韦
Lepisorus thunbergianus

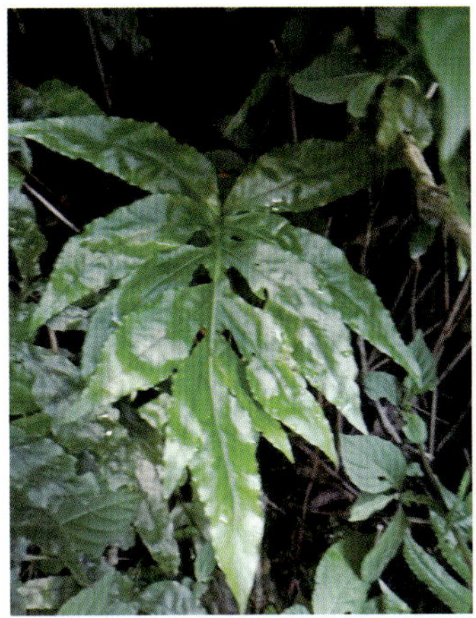

彩片 117　曲边线蕨 **Leptochilus ellipticus** var. **flexilobus**

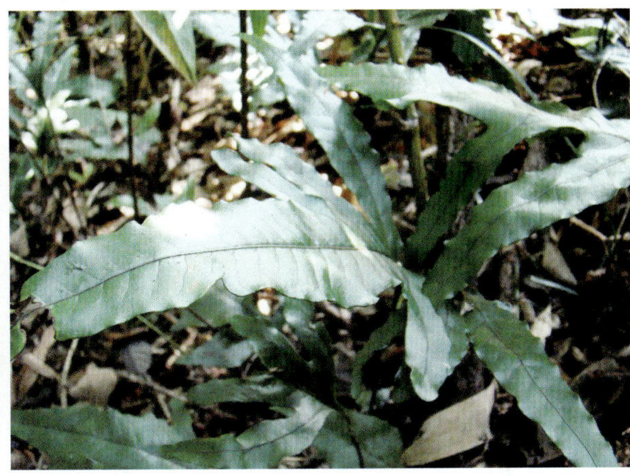

彩片 118　扇蕨 **Neocheiropteris palmatopedata**

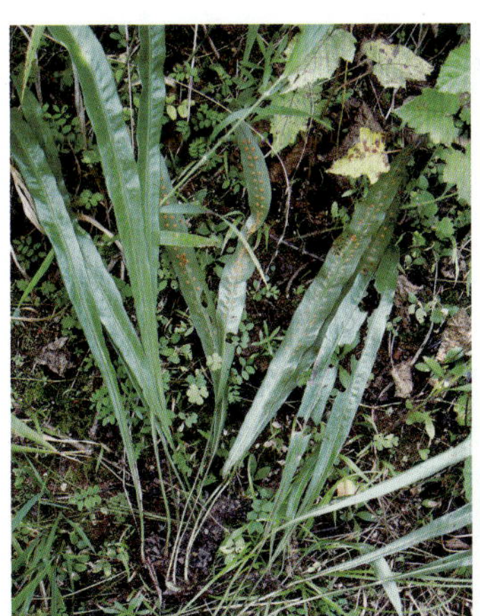

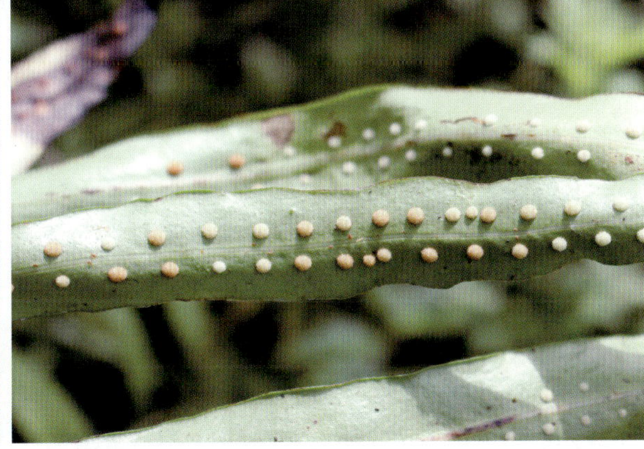

彩片 119　江南星蕨 **Neolepisorus fortunei**

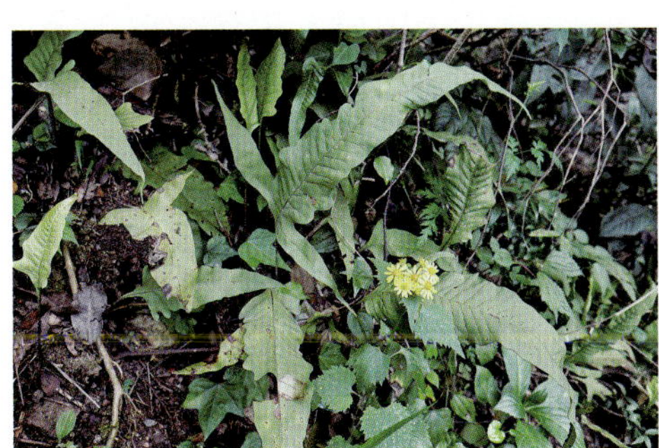

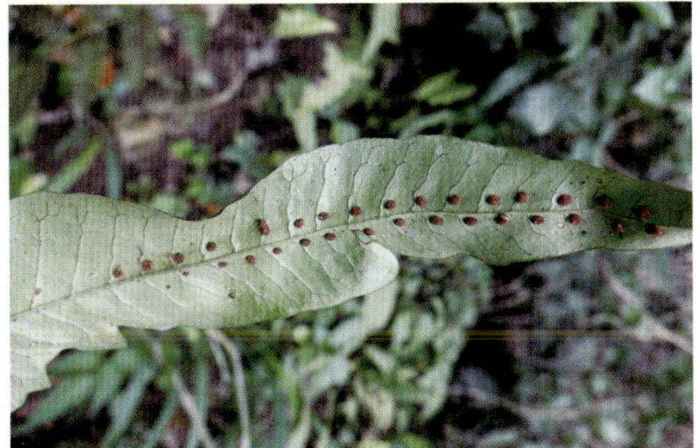

彩片 120　三角叶盾蕨 **Neolepisorus ovatus** f. **deltoideus**

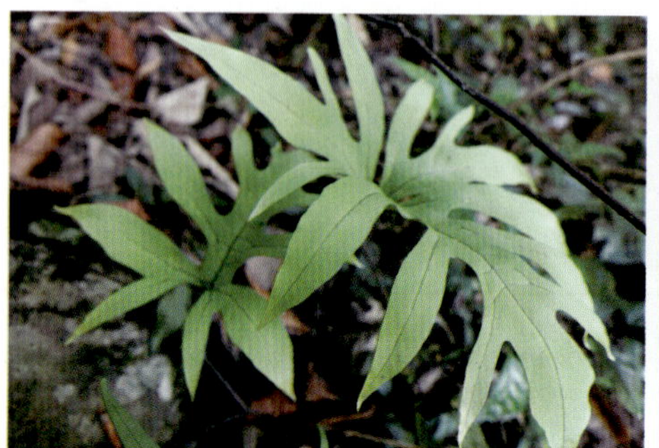
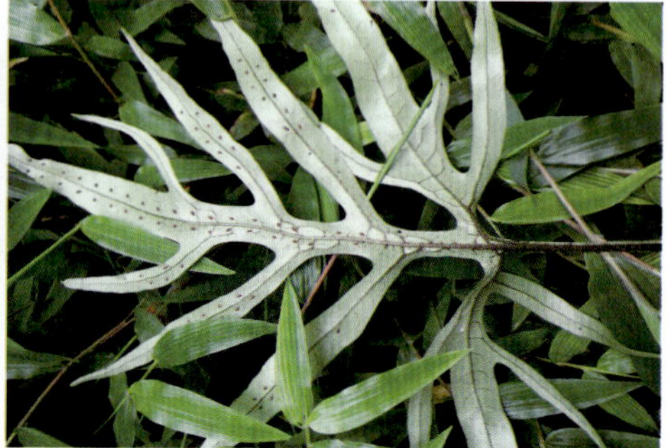

彩片 121　蟹爪叶盾蕨 **Neolepisorus ovatus** f. **doryopteris**

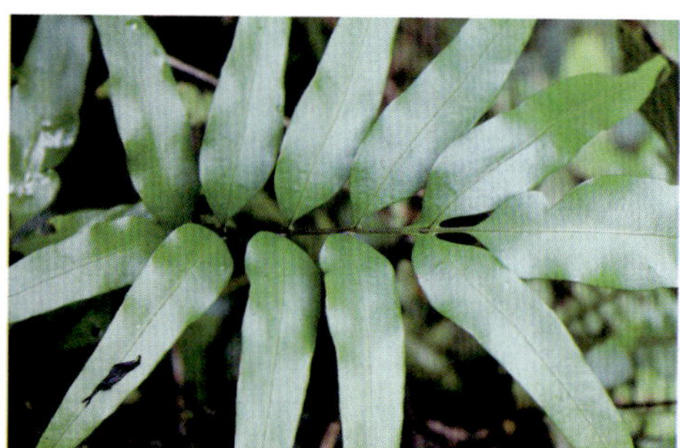
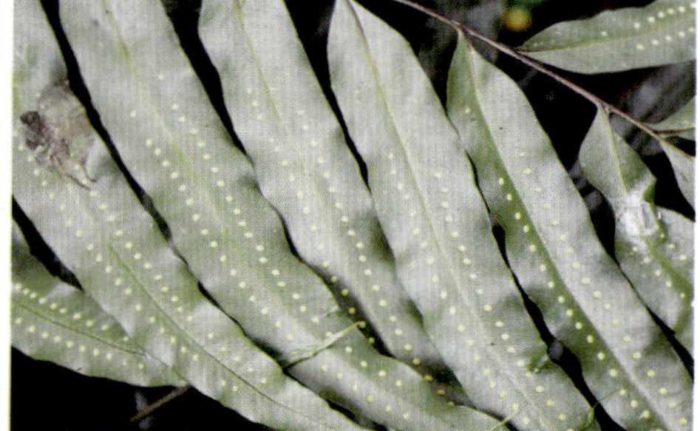

彩片 122　光亮瘤蕨 **Phymatosorus cuspidatus**

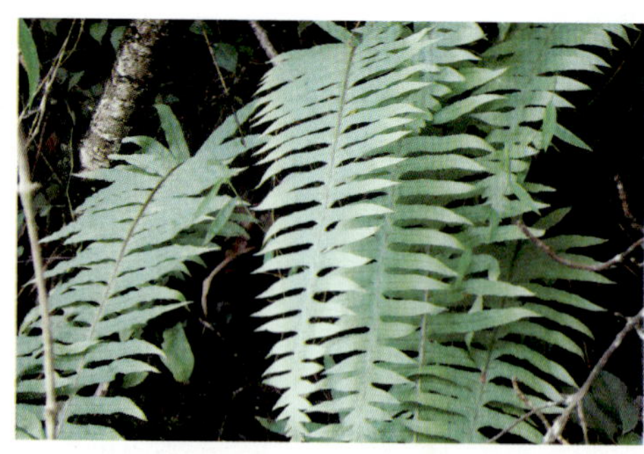
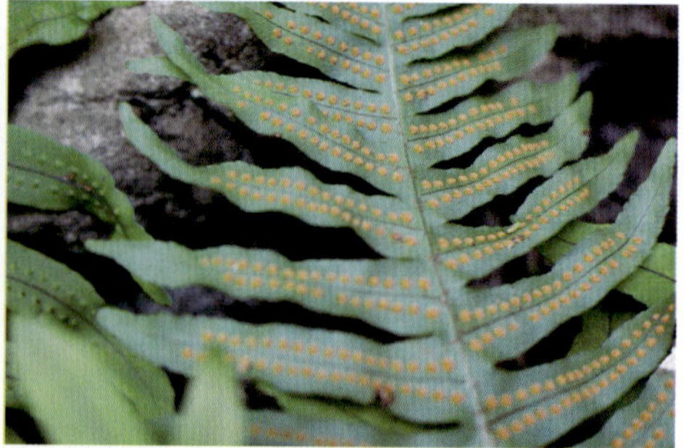

彩片 123　友水龙骨 **Polypodiodes amoena**

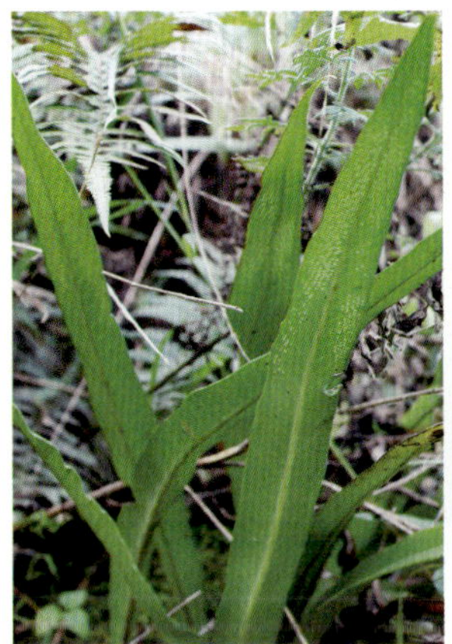
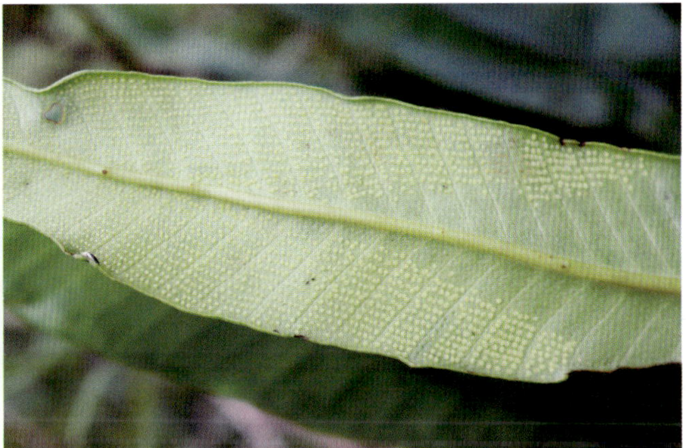

彩片 124　光石韦 **Pyrrosia calvata**

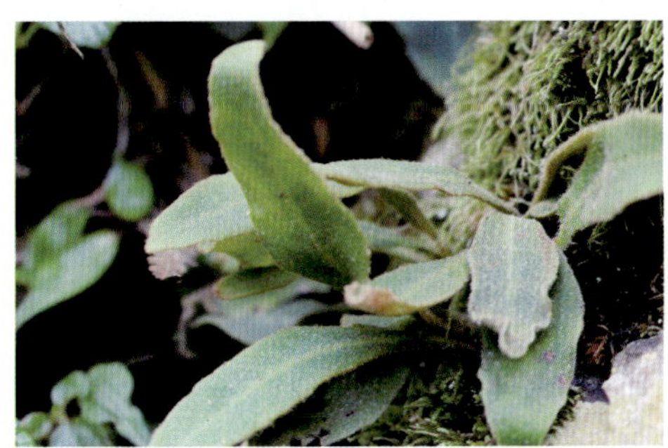
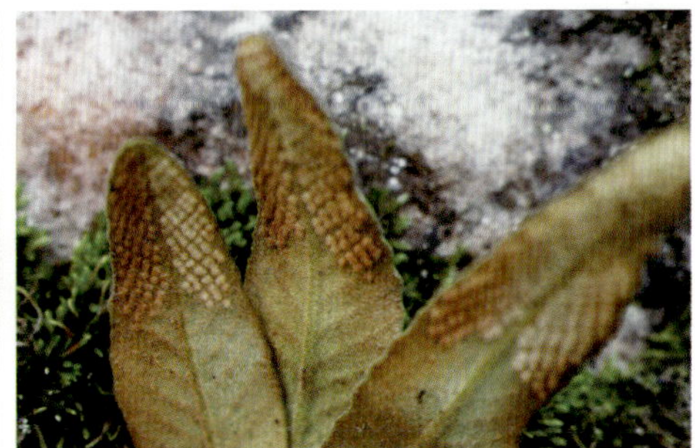

彩片 125　华北石韦 **Pyrrosia davidii**

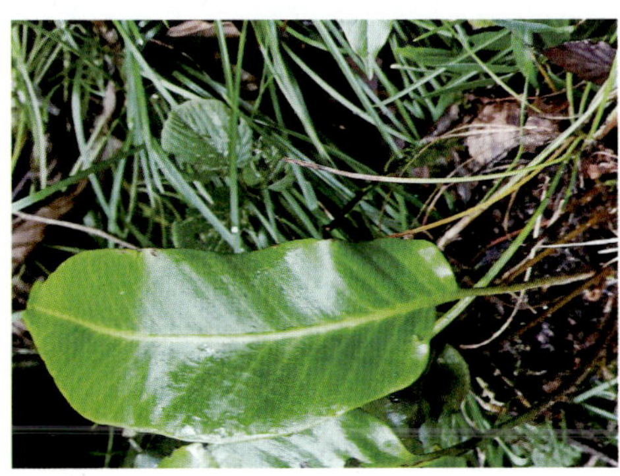
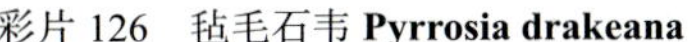

彩片 126　毡毛石韦 **Pyrrosia drakeana**

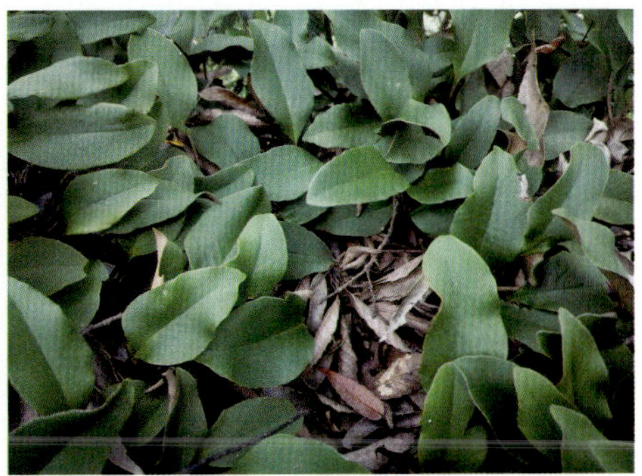

彩片 127　有柄石韦 **Pyrrosia petiolosa**

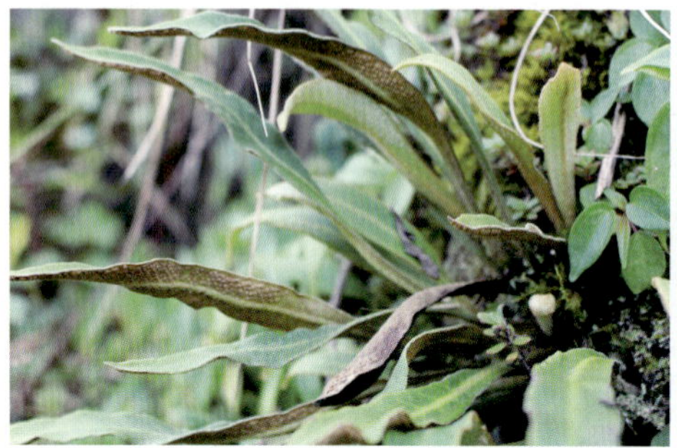
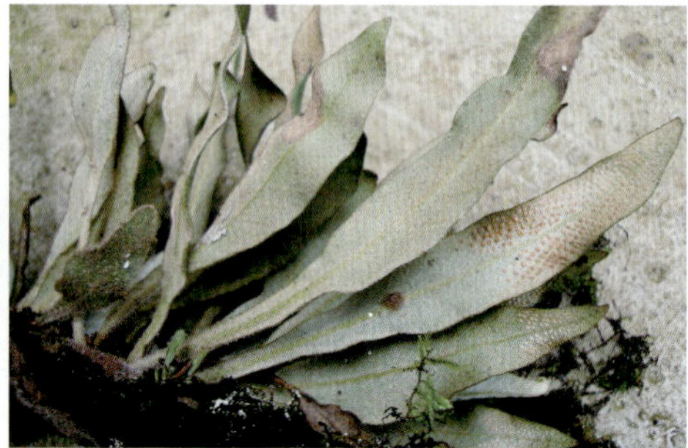

彩片 128　柔软石韦 **Pyrrosia porosa**

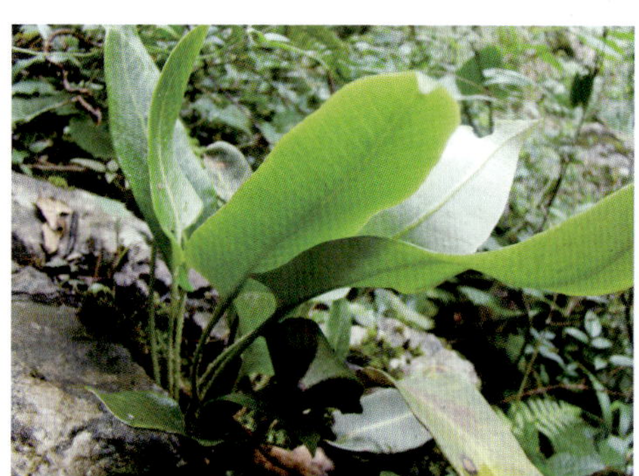
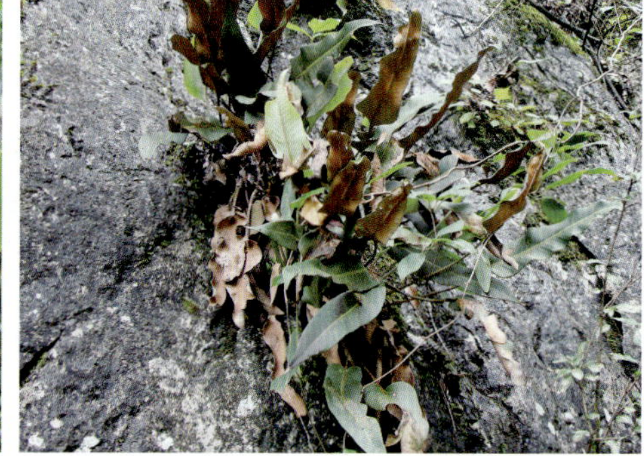

彩片 129　庐山石韦 **Pyrrosia sheareri**

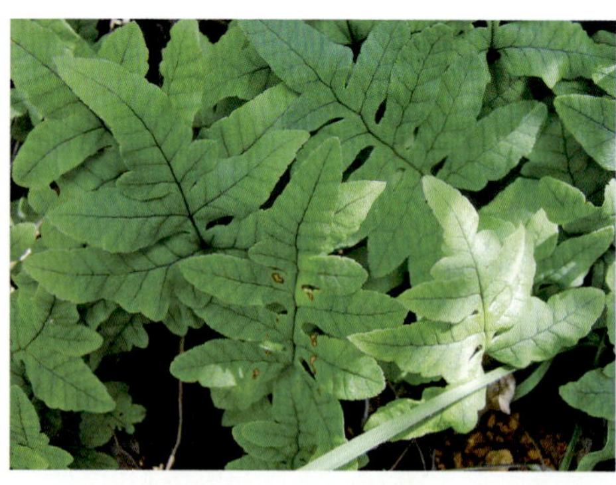
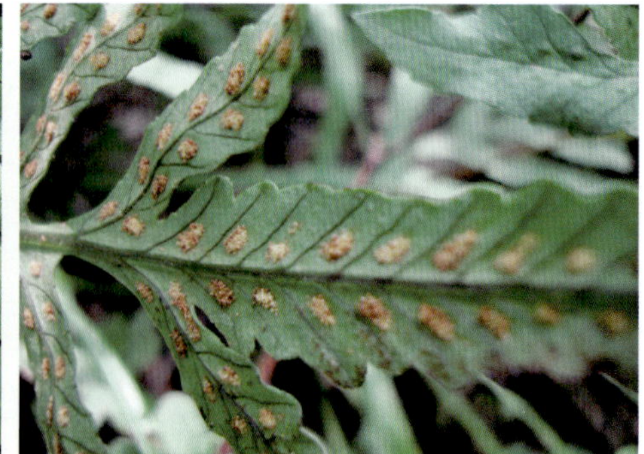

彩片 130　紫柄假瘤蕨 **Selliguea crenatopinnata**

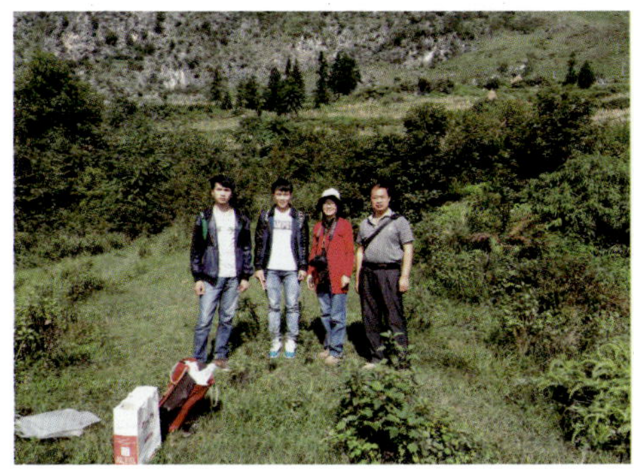

课题组在盘州保基考察

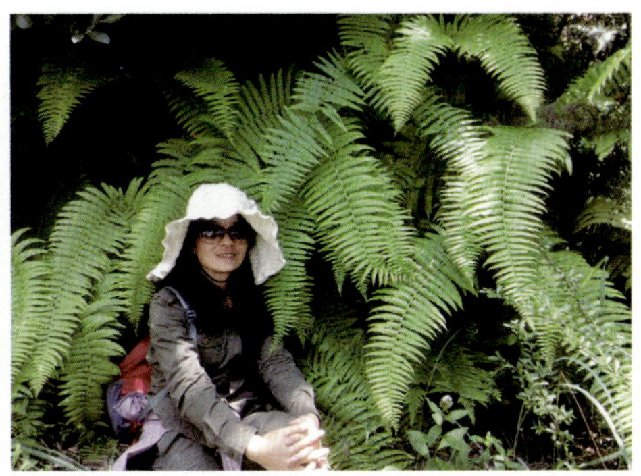

向红教授在盘州普古考察

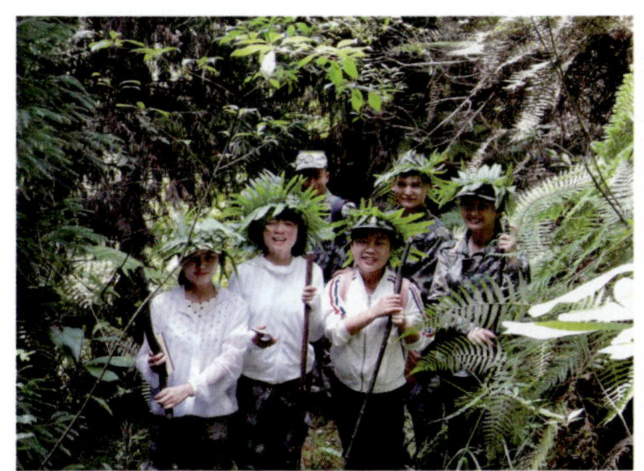

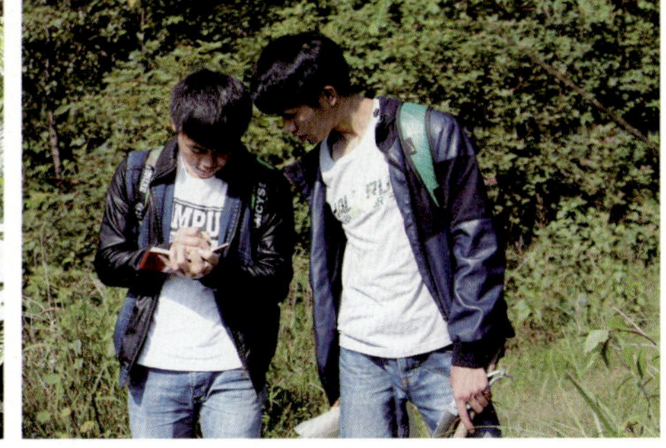

野外采集标本

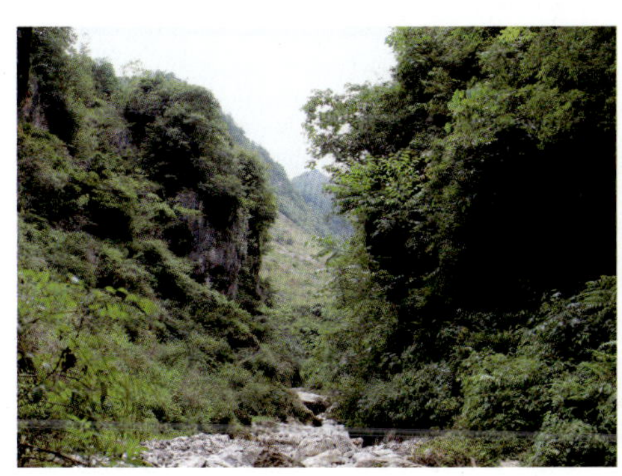

乌蒙大地缝景观

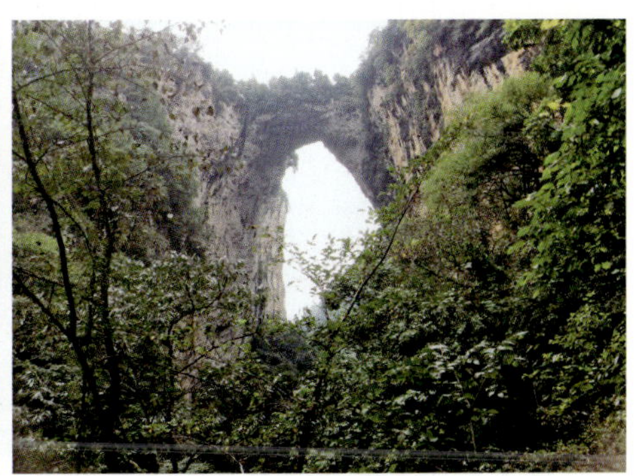

天生桥景观

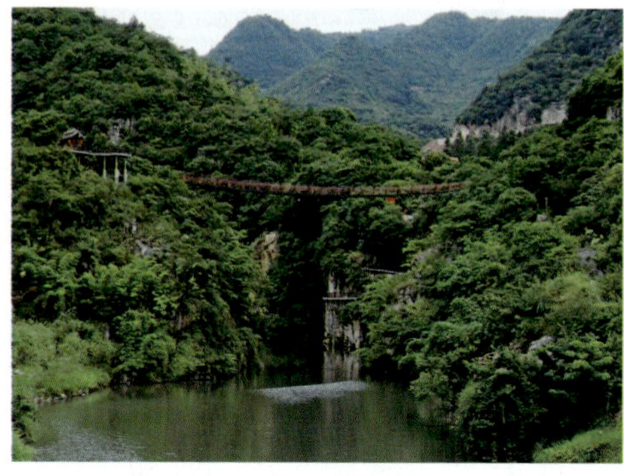

娘娘山湿地景观

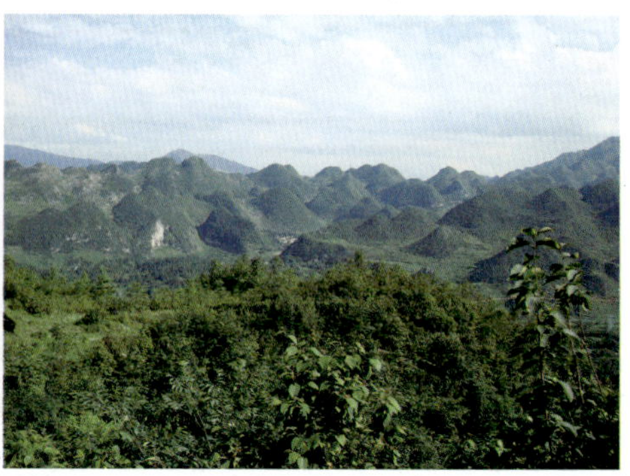

保基峰丛景观

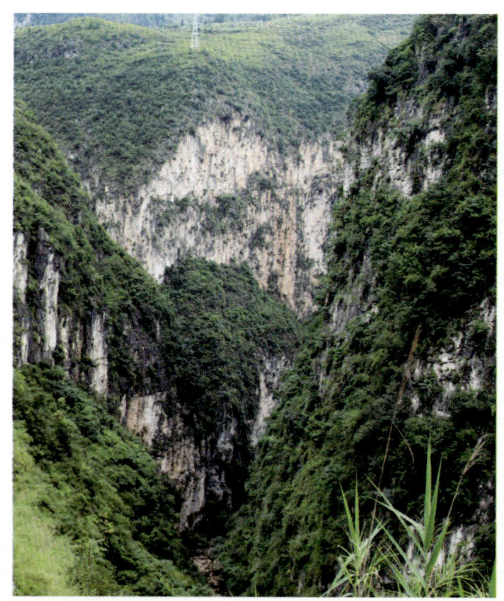

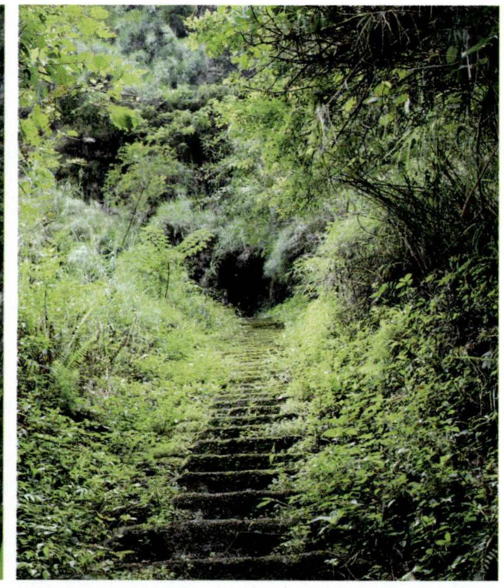

六车河自然景观

娘娘山湿地蕨类植物生境